食品機能性成分の安定化技術

Stabilization Technology of Food Functional Ingredients

監修:寺尾啓二
Supervisor : Keiji Terao

シーエムシー出版

はじめに

　薬局，ドラッグストア，コンビニなどの店頭には健康機能を目的とした凄まじい数の食品，飲料，サプリメントが並んでいます。その背景には，本格的な高齢化社会の到来とそれにともなう健康志向の高まりがあります。中高年にとって最大の関心事はアンチエイジングであり，誰もが「若々しくありたい」と願っています。一方，若年層には生活習慣病に対する不安を持っている人も多く，そうした思いがモチベーションとなって機能性食品の購入へと消費者を向かわせていると考えられます。

　それでは，膨大な数の機能性食品の中から消費者はどのようにして自分にとって有益だと思われる商品を選択するのでしょうか？　たとえば，美しくみずみずしい肌を取り戻したい人はコラーゲン，ヒアルロン酸，アスタキサンチンなどといった美肌素材が複合的に入った商品を選ぶのでしょうか？　高価格だから効果効能が期待できそうな商品として選ぶのでしょうか？　それとも，テレビCMや雑誌，新聞広告の情報，あるいは，友人・知人からの勧めに従うのでしょうか？　大手企業の製品は安心だと考えるのでしょうか？

　しかし，実際には，それらの商品がどのように効くのか，安全なのか，という具体的な情報や根拠については一般消費者には殆ど与えられていません。食品である以上，日本では医薬品医療機器法などの関係から効果効能は医薬品と違って謳えませんので，広告やイメージ，友人などから得られる不確かな情報しかなく，今の自分にどのような商品が合っているのかを判断することは容易ではありません。

　機能性食品の購入に際し，効果効能や安全性に関する情報の得られない日本特有の環境下において，機能性食品の開発者や販売者は重責を担っており，機能性食品に含まれる機能性成分の有効性や安全性に関する知識を十分に持っておく必要があります。

　機能性成分の中には安定性が高くないものも多く，食品加工され生体内に吸収されるまでに変性や分解を受け，目的の機能を十分に発揮できない機能性食品があります。最悪の場合には毒性分解物が生成し健康に悪影響を及ぼすこともあり得ます。

　この書籍は食品機能性成分別の物性や効能，不安定性要因，安定化技術，さらには，高機能化のための生体利用能向上技術，製品適用事例等についての最新の知見をまとめています。この書籍が確かな機能性を有し，消費者にとって安心できる機能性食品を開発するための指南書となることを信じています。

株式会社シクロケム
神戸大学　大学院医学研究科
神戸女子大学　健康福祉学部

寺尾啓二

―――― 執筆者一覧（執筆順）――――

寺尾　啓二	㈱シクロケム　代表取締役社長；神戸大学　大学院医学研究科
	客員教授；神戸女子大学　健康福祉学部　客員教授
上岡　勇輝	日油㈱　食品事業部　食品研究所
飯塚　正男	理研ビタミン㈱　食品改良剤開発部　主事
石田　善行	㈱シクロケムバイオ　テクニカルサポート　CSO
上梶　友記子	㈱シクロケムバイオ　主席研究員
生田　直子	神戸大学大学院　医学研究科　特命助教
松郷　誠一	金沢大学大学院　自然科学研究科　教授
岡本　陽菜子	㈱シクロケムバイオ
王堂　　哲	ロンザジャパン㈱　コンシューマーケア事業部　顧問
西澤　英寿	新田ゼラチン㈱　ペプチド事業部　マネージャー
長谷　篤史	新田ゼラチン㈱　ペプチド事業部
井上　直樹	新田ゼラチン㈱　ペプチド事業部
越智　　浩	森永乳業㈱　素材応用研究所　バイオプロセス開発部　部長
佐藤　浩之	三栄源エフ・エフ・アイ㈱　第一事業部　食品保存技術研究室
小磯　博昭	三栄源エフ・エフ・アイ㈱　第一事業部　食品保存技術研究室
相澤　光輝	焼津水産化学工業㈱　開発本部　開発センター

浅利　　晃	㈱ヒアルロン酸研究所　代表取締役	
黒住　誠司	甲陽ケミカル㈱　研究開発部　研究開発課　課長	
加賀　出穂	甲陽ケミカル㈱　研究開発部　研究開発課　主任	
島田　研作	松谷化学工業㈱　研究所　第一部3グループ　副主任研究員	
古根　隆広	㈱シクロケムバイオ　主任研究員	
椿　　和文	㈱ADEKA　研究開発本部　研究企画部　主席研究員	
中田　大介	㈱シクロケム	
佐藤　慶太	㈱シクロケムバイオ　テクニカルサポート	
笠井　通雄	日清オイリオグループ㈱　中央研究所　食用油開発グループ リーダー	
戸田　登志也	フジッコ㈱　研究開発室　室長	
市川　剛士	サンブライト㈱　代表取締役社長	
眞岡　孝至	(一財)生産開発科学研究所　食物機能研究室　室長	
小暮　健太朗	徳島大学　大学院医歯薬学研究部　衛生薬学分野　教授	
上野　千裕	㈱シクロケムバイオ	
渡邉　由子	三菱化学フーズ㈱　第二事業部　技術グループ　部長	
田川　大輔	森下仁丹㈱　カプセル事業本部　副本部長	

目次

【第Ⅰ編　汎用技術】

第1章　油脂コーティング・可溶化技術による機能性成分の生体利用率向上
上岡勇輝

1　はじめに …………………… 3
2　当社のコーティング技術 ……… 3
　2.1　油脂コーティング技術 ……… 3
　2.2　マルチコーティング技術 …… 4
　2.3　球形コーティング ………… 5
　2.4　ビフィズス菌への耐酸性付与 …… 6
　2.5　水溶性ビタミンの生体利用率の向上 …………………… 6
3　可溶化技術 ………………… 8
　3.1　可溶化技術概要 …………… 8
　3.2　脂溶性ビタミン可溶化液 …… 8
　3.3　脂溶性機能脂質成分可溶化液 …… 9
4　おわりに …………………… 11

第2章　リケビーズ
飯塚正男

1　はじめに …………………… 12
2　マイクロカプセルとは ……… 12
3　安定化のデータ・事例 ……… 14
　3.1　使用例1（機能性成分の酸化安定性の向上，ハンドリング改善）…… 14
　3.2　使用例2（香料；メントール）…… 16
　3.3　使用例3（2成分接触による配合変化防止）………………… 17
4　製品適用事例 ……………… 17
5　リケビーズその他のシェル剤 …… 19
6　まとめ ……………………… 19

第3章　シクロデキストリン
石田善行

1　はじめに …………………… 20
2　シクロデキストリンの性質 …… 20
　2.1　包接機能 ………………… 20
　2.2　シクロデキストリンの水溶性 …… 22
　2.3　シクロデキストリンの消化性 …… 22
　2.4　シクロデキストリンの安全性 …… 22
　2.5　包接化方法 ……………… 23
3　CD包接による機能性食品素材の安定化 ……………………… 23
4　おわりに …………………… 25

【第Ⅱ編 成分別技術】
〈ビタミン・ビタミン様物質〉

第1章　コエンザイムQ10　　上梶友記子

1　はじめに ………………………………… 31
2　コエンザイムQ10の問題点 …………… 31
3　コエンザイムQ10の安定性改善 ……… 32
　3.1　シクロデキストリン ……………… 32
　3.2　熱・光に対する安定性 …………… 32
　3.3　他製剤との配合 …………………… 33
　3.4　サプリメントの開発 ……………… 36
4　おわりに ………………………………… 37

第2章　R-α-リポ酸　　生田直子，松郷誠一

1　R-α-リポ酸とは ………………………… 39
2　R-α-リポ酸の安定化 …………………… 40
3　シクロデキストリンを用いたR-α-リポ酸の安定化技術 ……………………… 42
　3.1　R-α-リポ酸-CD包接複合化法 …… 42
　3.2　R-α-リポ酸-CD包接複合体のSEM解析 ………………………… 43
　3.3　R-α-リポ酸-CD包接複合体のXRD解析 ………………………… 44
　3.4　R-α-リポ酸-CD包接複合体の熱安定性試験 ……………………… 46
　3.5　R-α-リポ酸-CD包接複合体の酸安定性試験 ……………………… 47
　3.6　R-α-リポ酸-γCD包接複合体の吸収性と溶解性試験 …………… 48
　3.7　R-α-リポ酸-γCD包接複合体のヘルシーエイジング効果，抗糖尿作用 ……………………………… 51
4　おわりに ………………………………… 52

第3章　δ-トコトリエノール　　岡本陽菜子

1　はじめに ………………………………… 54
2　γCD包接によるα-TPおよびγ-T3の安定性の改善 …………………………… 55
　2.1　T3-γCD包接複合体の作製 ……… 55
　2.2　T3-γCD包接複合体の熱安定性の検討 ………………………………… 56
3　γCD包接によるT3の生体利用能の向上 ………………………………………… 57
　3.1　γCD包接化によるT3の吸収性への影響 ……………………………… 58
　3.2　γCD包接化によるT3の生理活性への影響 …………………………… 58
　3.3　T3-γCD包接複合体の効果 ……… 59
4　おわりに ………………………………… 60

##〈アミノ酸・ペプチド・タンパク質〉

第4章　L-カルニチン　　王堂　哲

1	はじめに …………………… 62	10.1	脂肪燃焼の促進 …………… 65
2	L-カルニチンの基本物性 …… 63	10.2	体重・血中中性脂肪の減少効果
3	利用上の安定性 …………… 63		…………………………… 65
4	熱安定性 …………………… 63	10.3	アセチルカルニチンを生成しエネ
5	光に対する安定性 ………… 63		ルギー代謝を円滑化 ……… 67
6	安定化技術 ………………… 63	10.4	アセチルカルニチンの神経作用
7	加工実績 …………………… 64		…………………………… 68
8	安全性 ……………………… 64	10.5	スポーツ栄養素としての活用 … 69
9	使用上の留意点 …………… 64	10.6	がん患者の場合 …………… 71
10	機能性と利用分野 ………… 64	11	おわりに …………………… 71

第5章　コラーゲンペプチドの製造方法とその安定化技術の特徴
西澤英寿,　長谷篤史,　井上直樹

1	はじめに …………………… 73		への利用 …………………… 75
	1.1 コラーゲンとは ………… 73		3.1 コラーゲンペプチドの性質や特徴
	1.2 コラーゲン，ゼラチン，コラーゲン		…………………………… 75
	ペプチド，アミノ酸の違い …… 73		3.2 コラーゲンペプチドの反応性 …… 77
2	コラーゲンペプチドの製法と品質への		3.3 コラーゲンペプチドの介護食への
	影響 ………………………… 74		利用 ……………………… 78
	2.1 ゼラチンの抽出技術 …… 74	4	コラーゲンペプチドの機能性 …… 80
	2.2 コラーゲンペプチドの製法 …… 75		4.1 生理活性ペプチド ……… 80
3	コラーゲンペプチドのアプリケーション		4.2 肌への効果 ……………… 80

第6章　乳ペプチドを用いた食品物性安定化と適用事例　　越智　浩

1	はじめに …………………… 83		3.3 チーズの食感向上 ……… 86
2	粘度 ………………………… 84	4	起泡性 ……………………… 87
3	食感向上 …………………… 85		4.1 起泡性ペプチド ………… 87
	3.1 麺の食感向上 …………… 85		4.2 焼成食品への応用 ……… 87
	3.2 魚ねり製品の食感向上 …… 86		4.3 発泡飲料への応用 ……… 88

4.4 ホイップクリームへの応用 ……… 89	5 おわりに ……………………………… 90

第7章　抗菌ペプチド（リゾチーム，ナイシン）　　佐藤浩之，小磯博昭

1　はじめに ……………………………… 92	6　食品添加物としてのナイシン ……… 96
2　リゾチーム …………………………… 92	7　ナイシンの抗菌効果 ………………… 97
3　リゾチームの抗菌効果 ……………… 92	8　ナイシンの安定性について ………… 97
4　リゾチームの安定性 ………………… 93	9　ナイシンの効果的な使用方法 ……… 98
5　リゾチームの効果的な使い方 ……… 94	10　おわりに …………………………… 99

〈糖質・食物繊維〉

第8章　グルコサミンの物性と応用　　相澤光輝

1　はじめに ……………………………… 101	4.3　吸湿性と水分活性 ………………… 104
2　NAGとグルコサミン ………………… 101	4.4　pH安定性 ………………………… 105
3　製造方法 ……………………………… 102	4.5　着色性 ……………………………… 105
4　食品への利用に関わる物性 ………… 104	5　サプリメントへの応用例 …………… 106
4.1　味質と甘味度 …………………… 104	6　安全性 ………………………………… 107
4.2　溶解度 …………………………… 104	7　おわりに ……………………………… 108

第9章　ヒアルロン酸　　浅利　晃

1　はじめに ……………………………… 109	………………………………………… 111
2　ヒアルロン酸の生物学・生化学 …… 109	5　極小のヒアルロン酸（HA4）による組
3　ヒアルロン酸の生理活性は分子量によっ	織恒常性維持 ………………………… 112
て異なる ……………………………… 111	6　おわりに ……………………………… 113
4　極大のヒアルロン酸による抗腫瘍作用	

第10章　キトサン　　黒住誠司，加賀出穂

1　はじめに ……………………………… 115	2.3　キトサンの粘度と分子量の関係 … 117
2　キトサンの酸に対する溶解性 ……… 116	2.4　キトサンの酸解離定数（pK_a）と
2.1　キトサンの溶解方法 …………… 116	pHによるキトサンの性質 ……… 117
2.2　溶解可能な酸の種類 …………… 117	3　キトサンの抗菌性 …………………… 118

- 3.1 キトサンの分子量と各種菌への抗菌性 ……………………… 118
- 3.2 キトサンの各種菌への抗カビ性 … 119
- 3.3 日持ち向上剤としての食品への応用例 ……………………… 119
- 4 キトサンの物性 ………………………… 120
  - 4.1 吸湿性（粉末）………………… 120
  - 4.2 苛酷試験による粘度，および着色変化（粉末）……………… 120
  - 4.3 保存安定性（粉末，ポリエチレン袋入り）………………… 120
  - 4.4 加熱試験による粘度，および着色変化（溶液）……………… 122
  - 4.5 保存試験（溶液）……………… 122
  - 4.6 食品加工を想定した安定性 …… 122
  - 4.7 加工食品の使用例 ……………… 124
- 5 まとめ（キトサンの食品中の安定化）… 124

第11章　難消化性デキストリンの応用　　島田研作

- 1 はじめに ………………………………… 126
- 2 製造方法，分析方法および安全性 …… 126
- 3 物理化学的性質 ………………………… 127
- 4 構造 ……………………………………… 128
- 5 特長 ……………………………………… 129
  - 5.1 マスキング効果 ………………… 129
  - 5.2 安定化効果 ……………………… 132
  - 5.3 その他の特長―生理機能 ……… 133
- 6 今後の展望 ……………………………… 133

第12章　α-シクロデキストリン　　古根隆広

- 1 はじめに ………………………………… 135
- 2 化学的安定性 …………………………… 135
- 3 健康に対する機能性 …………………… 136
  - 3.1 食後の血中中性脂肪値に対する上昇抑制効果 …………………… 136
  - 3.2 脂肪酸の選択的排泄効果 ……… 138
  - 3.3 食後の血糖値の上昇抑制効果 … 139
  - 3.4 LDL-コレステロール低減効果 … 140
  - 3.5 抗アレルギー効果 ……………… 140
- 4 安定化ならびにその他の応用 ……… 142
  - 4.1 色素の褐変化防止 ……………… 142
  - 4.2 タンパクの安定化 ……………… 142
  - 4.3 相乗的な抗菌効果の向上 ……… 142
  - 4.4 水溶性の向上 …………………… 142
  - 4.5 味のマスキング効果 …………… 143
  - 4.6 その他の応用 …………………… 144
- 5 おわりに ………………………………… 144

第13章　大麦由来βグルカン　　椿　和文

- 1 はじめに ………………………………… 146
- 2 大麦βグルカンの食経験と健康強調表示について ………………………………… 146
- 3 大麦βグルカン分子について ………… 147
- 4 抽出された大麦βグルカンの特徴 …… 148
- 5 大麦βグルカンの機能性 ……………… 148

- 5.1 内臓脂肪の蓄積と耐糖能に及ぼす影響 …………… 149
- 5.2 大麦βグルカンの抗酸化作用 …… 151
- 5.3 低分子化大麦βグルカンの免疫活性評価 …………… 152
- 5.4 大麦βグルカンの血圧降下作用 … 152
- 6 おわりに ………………………… 153

〈脂肪酸・ステロール〉

第14章 シクロデキストリンによる不飽和脂肪酸の安定化技術

中田大介,佐藤慶太,寺尾啓二

- 1 はじめに ………………………… 154
- 2 脂肪酸について ………………… 156
- 3 CDによる脂肪酸の安定化 …… 159
  - 3.1 試験方法 …………………… 159
  - 3.2 包接体調製方法 …………… 160
  - 3.3 ω-3不飽和脂肪酸(PUFA)-CD包接体 …………… 160
  - 3.4 ω-6系不飽和脂肪酸(PUFA)-CD包接体粉末 …………… 163
  - 3.5 中鎖飽和脂肪酸-CD包接体 … 163
- 4 おわりに ………………………… 164

第15章 クリルオイル

佐藤慶太,石田善行

- 1 はじめに ………………………… 166
- 2 オキアミ ………………………… 166
- 3 クリルオイル …………………… 167
- 4 クリルオイルの酸化安定性向上 … 168

第16章 α-リノレン酸

笠井通雄

- 1 はじめに ………………………… 173
- 2 α-リノレン酸を含有する食用油 … 173
- 3 α-リノレン酸の安定性 ………… 174
  - 3.1 保存時および開封後の安定性 … 174
  - 3.2 酸化安定化技術 …………… 174
  - 3.3 調理時の安定性 …………… 176
- 4 α-リノレン酸の栄養機能トピックス … 177
- 5 おわりに ………………………… 178

〈ポリフェノール・カロテノイド・テルペノイド・イソチオシアネート〉

第17章 大豆イソフラボン

戸田登志也

- 1 はじめに ………………………… 180
- 2 大豆イソフラボンとは ………… 180
- 3 大豆食品に含まれるイソフラボン … 181
  - 3.1 イソフラボン量 …………… 181

3.2　イソフラボン組成 …………… 182
4　大豆加工中のイソフラボンの変化 …… 184
5　発酵によるイソフラボンの構造変換 … 186
6　シクロデキストリン（CD）による大豆イソフラボンの包接 ………………… 187
7　おわりに ………………………………… 188

第18章　カロテノイド（リコピン，ルテイン，カロテン）　市川剛士

1　カロテノイドとは ……………………… 189
2　主要なカロテノイドについて ………… 190
　2.1　ベータカロテン ………………… 190
　2.2　リコピン ………………………… 190
　2.3　ルテイン ………………………… 191
3　カロテノイド製剤の安定性と安定化技術 ………………………………………… 192
　3.1　酸化防止剤による安定化 ……… 192
　3.2　コーティング等による安定化 … 193
4　おわりに ………………………………… 194

第19章　アスタキサンチン　眞岡孝至，小暮健太朗

1　はじめに　アスタキサンチンの構造と自然界における分布 …………………… 195
2　アスタキサンチンの生理機能 ………… 196
　2.1　抗酸化作用 ……………………… 196
　2.2　その他の生理作用 ……………… 197
3　アスタキサンチンの分解要因 ………… 197
　3.1　熱，光による異性化 …………… 198
　3.2　アルカリ溶液中での反応 ……… 198
　3.3　酸素（活性酸素）やフリーラジカルとの反応 ………………………… 198
4　アスタキサンチンの安定化技術 ……… 201
　4.1　抽出時に熱や酸素への暴露による分解を防ぐための技術 …………… 202
　4.2　製品中のアスタキサンチンの安定化技術 ………………………………… 202
　4.3　光，紫外線遮断の容器の開発 …… 203
5　まとめ …………………………………… 203

第20章　イソチオシアネート類とテルペノイド　上野千裕

1　はじめに ………………………………… 206
2　イソチオシアネート類 ………………… 206
　2.1　ワサビの辛味成分 AITC の安定化 …………………………………… 207
　2.2　大根の辛味成分 MTBI の安定化 … 207
3　テルペノイド …………………………… 209
　3.1　l-メントール …………………… 210
　3.2　ヒノキチオール ………………… 211
　3.3　ゲラニオール …………………… 212
　3.4　リモネン ………………………… 213

〈乳酸菌・ビフィズス菌〉

第21章　プロバイオティクスの先駆け－有胞子性乳酸菌ラクリス™－
渡邉由子

1　はじめに …………………………… 214
2　有胞子性乳酸菌の形成 …………… 215
3　有胞子性乳酸菌の特長 …………… 216
4　有胞子性乳酸菌の腸管内での増殖と影響
　　　　　　　　　　　　　　　…… 218
5　有胞子性乳酸菌の食品への利用 … 220
6　有胞子性乳酸菌の安全性と位置づけ … 220
7　おわりに ………………………… 220

第22章　森下仁丹シームレスカプセル技術とビフィズス菌カプセルへの応用
田川大輔

1　はじめに ………………………… 222
2　森下仁丹シームレスカプセル技術について ………………………… 222
　2.1　森下仁丹シームレスカプセルの製造方法 ………………………… 222
　2.2　森下仁丹シームレスカプセルの機能と特性 ……………………… 224
　2.3　生きた乾燥ビフィズス菌末のカプセル化 ………………………… 225
　2.4　バイオカプセルの開発 ……… 225
3　ビフィズス菌カプセルへの応用 … 226
　3.1　ビフィズス菌カプセル ……… 226
　3.2　ビフィズス菌カプセル接種効果 … 227

第Ⅰ編
汎用技術

第1章 油脂コーティング・可溶化技術による機能性成分の生体利用率向上

上岡勇輝*

1 はじめに

近年,消費者の健康に対する関心は急速に高まっており,セルフケアの観点から特に疾病予防や健康の維持・増進に効果のある機能性成分を含んだ健康志向食品の開発が次々になされている。機能性成分を健康食品で摂取する考え方が定着してきた中で,さらに体内に摂取された機能性成分を効率よく吸収させることが求められている。

当社では,これまでに培ってきた独自の油脂加工技術を生理活性物質に応用することにより,その生体利用率を高める効果を確認している。その加工技術の一つは油脂を被膜とした「油脂コーティング技術」であり,もう一つは油脂をナノスケールの微粒子として水に分散させる「可溶化技術」である。これらの内容についていくつかのデータにより紹介する。

2 当社のコーティング技術

2.1 油脂コーティング技術

近年,あらゆる分野において粉体のコーティング技術が脚光を浴びている。その応用範囲は,多岐にわたっており,医薬品,化学品,飼料,セラミックス材料,食品などほぼ全産業分野を網羅している。当社では,広く食品および食品添加物の粉体を芯材とし,粉末状の硬化油を被膜材として使用する「独自の油脂コーティング技術」を展開している。一般に使用される油脂コーティング技術は,芯材を溶融油脂に均一分散させたのちスプレー冷却・固化させる方法,あるいは流動する芯材に直接溶融油脂をスプレーし被膜化させる方法等がとられてきた。しかし,この方法では油脂を溶融するために大量の熱エネルギーが必要であり,かつ加熱で失活してしまうような芯材成分に適用するのは難しかった。

当社の方法は,粉末状の硬化油を芯材となる粒子に物理的に付着させ,さらに機械的衝突させ展延・膜化させる方法である。被膜メカニズムの概略を図1に示す。この方法の特徴は,芯材となる粉体に殆ど熱がかからない,溶剤などによる化学的ダメージがないなどの利点が挙げられる。油脂コーティングにより付与できる効果は,①内容成分の安定化(吸湿防止,褐変抑制),②徐放性付与,③風味のマスキングなどが挙げられる。

＊ Yuki Kamioka　日油㈱　食品事業部　食品研究所

ただし，以下のような芯材では十分なコーティング品を得ることが難しい場合もあり，その場合には次に紹介するマルチコーティング技術を利用する。
a）粒径および嵩密度が小さい粉末：運動エネルギーが不十分で，被膜化が十分になされない
b）油溶性の粉末：どちらも油溶性のため粒子同士が合一してしまう

2.2 マルチコーティング技術

マルチコーティング技術は，溶媒に溶解させた水溶性または難水溶性の被膜材を芯材表面にスプレーし，乾燥・被膜化させることにより，コーティングを行う造粒コーティング技術と前述の油脂コーティング技術を組み合わせたものである。マルチコーティングのメカニズムの概略を図2に示す。

マルチコーティングにより，油脂コーティング単独では得ることのできなかった機能を付与することが可能となる。その特徴は，造粒コーティングにおいて芯物質の粒子径を調整し均質化す

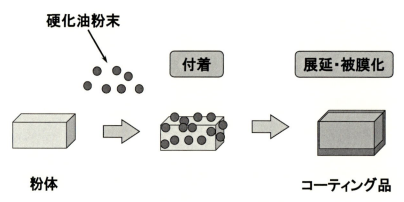

図1　油脂コーティング技術の概略図

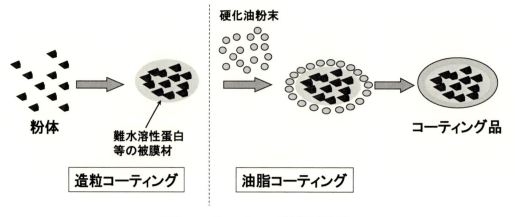

図2　マルチコーティング技術の概略図

第1章　油脂コーティング・可溶化技術による機能性成分の生体利用率向上

ることにより，油脂コーティングの効果を向上させると共に，造粒コーティングに使用する被膜材のもつ機能により新たな機能を付与することが可能となることである。

2.3　球形コーティング

　球形コーティング技術は，芯材を球形に加工した後に，油脂などの被膜材によりコーティングを行う技術である。球形コーティングのメカニズムの概略を図3に示す。球形に加工することにより均一なコーティング被膜を形成することが可能となり，芯物質の溶出制御が容易となる。油脂コーティングおよび球形コーティングを施したビタミンCの溶出挙動を図4に示す。溶出試験は日本薬局方に則り試験を実施し，徐放性の効果は図4に示すとおり，球形コーティング品は油脂コーティング品よりも優れた徐放性を付与することができる。

　これらのコーティング技術を生かして機能性成分の効果を高めることが可能であり，以下にその具体例について紹介する。

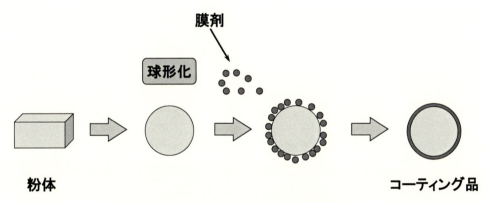

図3　球形コーティング技術の概略図

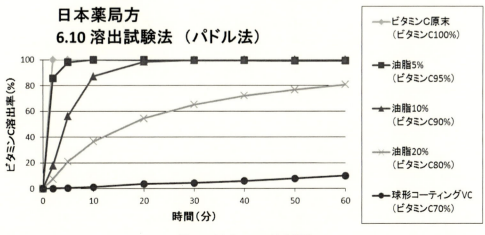

図4　ビタミンCの溶出挙動

2.4 ビフィズス菌への耐酸性付与

ビフィズス菌が持つ生理効果は，整腸作用をはじめとして，下痢予防効果，免疫賦活効果，がん抑制効果，感染防御効果などが言われており，ビフィズス菌がプロバイオティクスの代表格と言われるように，人の健康に与える効果は大きい。しかし，ビフィズス菌は酸に非常に弱く，経口摂取後，胃酸，胆汁酸などによってほとんどが死滅してしまい，その効果を十分に発揮することができない。そこで，ビフィズス菌をコーティングし，耐酸性を付与する検討を行った。

ビフィズス菌数が100億個／gとなるようなコーティング品を調製し，1日あたりのビフィズス菌の摂取量が50億個となるように設定し，摂取期間14日間のモニター試験を行った。対照試験として未被覆のビフィズス菌投与による試験を行い，便中のビフィズス菌数の測定およびアンケートによるデータを得た。

試験前後において摂取した便中のビフィズス菌数の割合変化を図5に示した。対照区の上昇が2.1％であったのに対して，コーティング区では6.4％の上昇が見られた。また，アンケート結果から排便回数，便の色調，においなどの項目においてもコーティング品を摂取することで良好な結果が得られた。これらの結果は，ビフィズス菌をコーティングすることで胃酸耐性が高められたことによる効果と考えている。

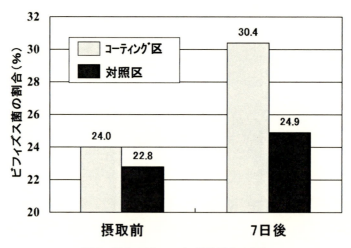

図5　便中のビフィズス菌数割合の変化

2.5 水溶性ビタミンの生体利用率の向上

球形加工したビタミンCに油脂コーティングを施し，ビタミンCを70％含有するコーティング品（以下，球形コーティングVC）を調整し，無作為化二重盲検プラセボ対照クロスオーバー比較試験により，球形コーティングVCのビタミンCの吸収性を評価した。ビタミンC摂取量は200mgとし，摂取前と摂取後1, 2, 6, 10, 24時間後に被験者より採血を実施し，ビタミンC濃度の測定を行った。

第1章　油脂コーティング・可溶化技術による機能性成分の生体利用率向上

　血中ビタミンC濃度変化を図6に示す。血中ビタミンC濃度は，原末群で2時間後，球形コーティングVC群では6時間後にピークに達し，さらに24時間後でも球形コーティングVC群は高い値を示した[1]。この測定結果からAUC（血中濃度 − 時間曲線下面積）を算出したものを図7に示す。AUCにおいても球形コーティングVC群が高い値を示した。

　これらの結果は，水溶性ビタミンは一度に多量に摂取しても尿中に排出されてしまうが，コーティングすることによりビタミンが被膜から徐々に放出され，高い血中ビタミンC濃度が持続的に保たれるために，吸収効率が高まり血中に取り込まれる量が増加したと考えられる。

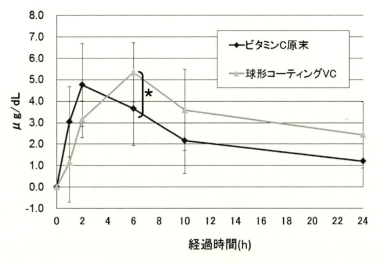

図6　血中ビタミンC濃度変化量

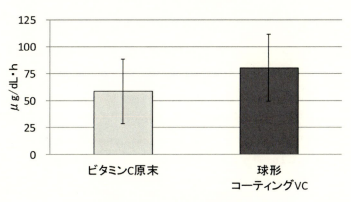

図7　ビタミンC生体吸収量

3 可溶化技術

3.1 可溶化技術概要

　互いに溶け合わない2種の液体の一方の液体中に他方の液体が微細粒子として分散したものを乳化物（emulsion）という。乳化物自体は一般的に広く用いられており，食品においてはマーガリン，マヨネーズ，ドレッシング，牛乳などが挙げられる。

　乳化の型には水中に油が分散した水中油型（O／W型），油中に水が分散した油中水型（W／O型），さらに前記の乳化型が複合された複雑な型（多重乳化）などがある。また乳化の方法としては大きく界面化学的な乳化と機械的な乳化があるが，これらの方法は単独で用いられることは少なくほとんどの場合には両方の方法を組み合わせることによって乳化を行っている[2]。詳細については各種文献などを参考にされたい。

　また，乳化を安定にするためには乳化剤の利用が一般的であると共に重要なファクターを担っている。乳化剤は分散粒子の周囲（界面）に配位し，界面張力を下げると同時に分散粒子の表面を保護し，凝集や合一を妨げる役割を果たしている。食品においては使用可能な乳化剤が安全性の面から制限されており，その中で複合形態である食品を作るため，各社の独自の技術が生かされている。

　一般に水中油型の乳化液は通常数μm程度の粒子径で水相中に油滴粒子が分散している状態であるが，臨界ミセル濃度に達した乳化剤が形成するミセル中の親油性部分に油溶性成分を超微細な粒子として安定包接させた状態が可溶化液（microemulsion）である。可溶化状態にある油溶性物質は乳化剤ミセル内部に取り込まれているため，見かけ上界面が存在せず一液相となり，熱力学的な安定性が増すと共に半透明から透明な外観であることを特徴としている（図8）。

　油溶性の風味成分や栄養成分を可溶化した可溶化液は，その機能を利用して様々な飲料や食品に使用されている。

　当社では可溶化液の新たな機能として，微細化による生体利用性の改善効果に着目して検討を行っている。以下にその検討について具体例を紹介する。

3.2 脂溶性ビタミン可溶化液

　油溶性物質として脂溶性ビタミンであるビタミンE（トコフェロール，以下Toc）を含有する可溶化液（粒子径48 nm）と粉末油脂（水への溶解時粒子径472 nm）をそれぞれ調製し，30歳から40歳代の男性4名にToc純分として600 mgとなるように製剤を投与し，血中のToc濃度を測定した。なお，剤形の影響を評価するため試験はクロスオーバーとし，試験の間隔を2週間空けて行った。

　図9に血中濃度の推移を示した。可溶化液および粉末油脂両群の血中濃度は，共に投与後経時的な上昇を示し，試験終了の投与後24時間目まで上昇を続けたが，6時間目以降においては，明らかに可溶化液投与群の濃度が上回る結果であった。このことから，粒子径を微細化すること

第1章　油脂コーティング・可溶化技術による機能性成分の生体利用率向上

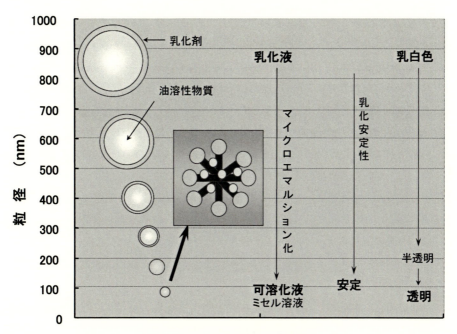

図8　可溶化液と乳化液の概念図

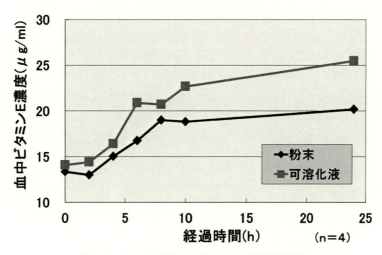

図9　ヒトによる脂溶性ビタミン吸収性試験結果

で投与したTocの血中移行，すなわち生体利用性が向上することを確認した。

3.3　脂溶性機能脂質成分可溶化液

脂溶性機能脂質成分の一つに，運動能力増強効果や基礎代謝の増進効果が知られているオクタコサノール（以下OCT）がある。このOCTの生体利用性の評価のため，運動能力の評価法で

食品機能性成分の安定化技術

あるマウスの遊泳試験を行った。試験は粒子径の異なる3種のOCT可溶化液（55，82，128 nm）を調製し，OCTとして400μgを投与した。投与前の遊泳時間に対する投与後の遊泳時間の比を伸び率として図10に示した。図10に示したように粒子径の微細な可溶化液を投与した群ほど，遊泳時間の伸び率のピークが早く現れ，最も微細な55 nmの可溶化液投与群では投与後約1～2時間で遊泳時間のピークを迎えている。

OCTでは機能発現のピーク時間が早くなり，前述の脂溶性ビタミンの結果とは異なる傾向であるが，いずれの結果も生体内での脂溶性成分の吸収経路に対し，粒子径の違いが与えた影響により生じたと考えている。すなわち，脂溶性成分は通常の吸収経路では複合ミセラとして小腸の上皮細胞から拡散により移行し，カイロミクロンに取り込まれ腸管リンパ管を経由して静脈に入り肝臓に達するが，可溶化液の場合は脂溶性成分の粒子径が微細であり水溶性であることによる中鎖脂肪のようなショートカット，例えば複合ミセラの形成を行わず直接に上皮細胞への拡散や，小腸からリンパ管を経ずにそのまま門脈経由で肝臓へという経路に変化したなどが仮説として挙げられる。

また，油脂を可溶化することによる物性変化（バルクの油脂と比較して融点が降下する）に関しても判明しており[3,4]，今回の高融点（融点75℃）脂質であるOCTについても可溶化による低融点化が期待される。さらに，微細に可溶化したOCTは原末と比較して明らかに表面積が増加しているため，これらの複合的な状況が利用性の向上に影響を与えたものと考えられる。

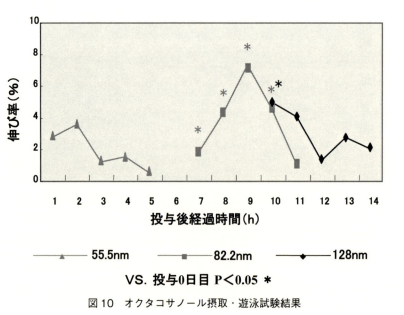

図10　オクタコサノール摂取・遊泳試験結果

第 1 章　油脂コーティング・可溶化技術による機能性成分の生体利用率向上

4　おわりに

　現在の健康食品市場は成分の摂取目安量を配合していれば良いという状況ではなく，加工や配合により生体吸収性を向上させるなど，特徴をもたせた商品設計が求められている。

　本稿でご紹介した当社のコーティング技術や可溶化技術はこのような課題を解決するのに役立つものと自負している。今後も市場の商品の高付加価値化，差別化に寄与し，利用されることを期待したい。

文　　献

1)　大久保剛ほか，第 68 回日本栄養・食料学会大会要旨（2014）
2)　戸田善郎ほか，食品用乳化剤－基礎と応用－，p.167，光琳（1997）
3)　樋上雅朗ほか，日本農芸化学会大会講演要旨，p.107（2002）
4)　樋上雅朗ほか，日本油化学会大会講演要旨，p.152（2002）

第2章 リケビーズ

飯塚正男*

1 はじめに

　例えば強い抗酸化作用を持つ β-カロテンは熱，光，酸素などに弱いことが知られている。このような不安定物質を流通させるためには，各種方法にて安定性の改善を図ることが求められる。この対策法としては，冷暗所にて保管する（包材に注意喚起を記載することを含む），遮光性・ガスバリア性の高い包材を使用するなどの物理的対応と不安定物質を製剤化する化学的対応の双方を用いることが一般的である。

　不安定物質の製剤化方法として，代表的なものにカプセル化技術が挙げられる。不安定物質をタンパク質や多糖類で被覆する，またはカプセル中にマトリクス状に存在させるなどの各種技術が知られている。特に近年主流となっているのはマイクロカプセル化技術であり，食品分野，医薬化粧品分野，工業分野，飼料分野などで幅広く用いられている。

　安定性の改善には上記した熱，光，酸素による成分の分解の改善に加え，香味劣化の防止，色調など見た目の変化の抑制，直接接触することで反応する物質の片方を製剤化することによる配合変化防止など様々ある。

　本稿ではマイクロカプセル化技術による各種安定性の改善を中心に報告するとともに，各種マイクロカプセル剤の製法，用途，その他の機能・特徴について記載する。

2 マイクロカプセルとは

　カプセルは容器を意味するもので，そのサイズが1～1,000 μm のものをマイクロカプセルと呼ぶ。1～10 mm のものをミリカプセル，10～1,000 nm のものをナノカプセルと概略的に分類されているが，製法が同じであれば総じてマイクロカプセルと呼ぶこともある[1]。

　マイクロカプセルはシェル剤（被膜剤）とコア剤（芯物質剤）から構成されており，シェル中でのコアの分布状態により3種に大別される。具体的には芯物質が単一の場合は単核型，芯物質が複数の場合は多核型，芯物質が微細な状態で点在している場合はマトリクス型とそれぞれ呼ばれる。また，カプセルの形状が球形か異形かによっても種類が分かれ，求める性能や製剤化コストにより使い分けられている。

　カプセルの製造方法は，例えば液中硬化法，噴霧乾燥法，スプレークーリング法，吸着法など

---

* Masao Iizuka　理研ビタミン㈱　食品改良剤開発部　主事

第 2 章　リケビーズ

様々あり，さらにはそれら方法からの発展型としてメーカーごとに独自技術が開発されている。

　球形単核型の例としてシームレスカプセルが挙げられる。シームレスカプセルは一般的にシェル剤としてゼラチンが用いられる。芯物質の安定化やフレーバーの放出制御に用いられる事例があり，また粒度分布の均一性や外観の美しさを持つ特徴を有している。一方で微細粒子を作ることは難しいとされており，500 μm 以下の粒子サイズを製造することは困難とされ，ミリカプセルの領域を得意としている。また，油中に 1 滴ずつ滴下する製法となることから，特に細かい粒子の大量生産には不向きとされている。

　マトリクス型の例として噴霧乾燥法（スプレードライ法）や噴霧冷却法（スプレークーリング法）によるマイクロスフェア型カプセルが挙げられる。噴霧乾燥品は一般的にシェル剤としてカゼイン Na や乳化性加工でんぷんが用いられる。生産効率が良いために，製剤コストに制限がある場合に適している。本法は 150 μm 前後の微細粒子の調整を得意としている反面，300 μm 以上の粒子を調製することは難しい。また高温で瞬時に乾燥されるために，ポーラス状になることや内部が空洞となることから，耐圧性に課題があり，打錠機や混練機などで加工する際には注意を要する。安定性や徐放性の向上のために各社ノウハウを持っている。

　噴霧冷却法は油脂ビーズまたは油脂コーティングと呼ばれるものが一般的であり，硬化油や天然ワックス中に水溶性または不溶性のコア剤を分散させたものをスプレーし粉末化させる。

　本稿でとりあげるマイクロスフェア型マイクロカプセルである「リケビーズ®」（理研ビタミン社製）はスプレークーリング法の発展型ともいえる。シェル剤は主にゼラチンが用いられ，ゼラチン溶液中にコア剤を乳化・分散させた溶液をスプレークーリングし，スプレー後の含水ゲルを乾燥させることで製造される。リケビーズは球形度の高い乳化・分散タイプのいわゆる球形マトリクス型マイクロカプセルとなる（図 1）。リケビーズはコア剤の安定化に優れており，また配合する素材を選ばないことから油溶性物質に限らず，水溶性，不溶性物質でも包含可能である。粒子径は 150～1,000 μm の間で調整可能であり，マイクロカプセルの領域を得意としている。本製法ではゼラチンゲルを保ったまま徐々に乾燥されるため内部が緻密構造となることから，不安

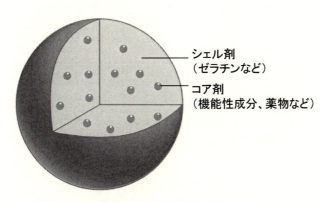

図 1　リケビーズのイメージ

定物質の閉じ込めが良好であり,機能性成分の安定化に優れている。さらには構造上"締まった"構造となることから打錠時などの機械に対する圧力耐性は他の製剤と比較して著しく高い。これらの特性よりビタミンやカロテノイドの安定化,香料の放出制御,配合変化防止,苦味マスキングなど様々な用途で用いられている。

3　安定化のデータ・事例

本稿のテーマであるリケビーズによる安定性の改善事例について以下紹介する。

3.1　使用例1（機能性成分の酸化安定性の向上,ハンドリング改善）
3.1.1　ビタミンD3

リケビーズはビタミンAの安定化を目的に開発された技術を利用した商品であり,噴霧乾燥品や吸着粉末と比較して安定性が向上することから,医薬品向けビタミンAカプセルとして長年使用されている[2]。その後各種ビタミンの安定化についても高い効果を有することがわかってきており,本稿ではビタミンD3の安定化技術について紹介する。

ビタミンD3は紫外線照射により皮膚で生成されるものであるが,日照の乏しい季節や太陽光の照射を受けにくい大気環境あるいは住環境では皮膚でのビタミンD3産生量が生体の需要を満たすことができない場合がある。そのような状況ではくる病や骨軟化症などのビタミンD3欠乏症の発症リスクが高まり,予防のためにビタミンD3摂取が推奨されている[3]。一方でビタミンD3は光,熱,空気酸化に対して不安定で容易に分解するために安定化技術が求められている。リケビーズにすることにより安定化が図れたデータが得られたために紹介する。

ゼラチンをシェル剤としたビタミンD3含量200,000 IU/gのマイクロカプセル（以下VD3-MC,中心粒子径$D_{50}=250\mu m$）を調製した。VD3-MCを40℃で保存した際のVD3残存率を測定し,経時的な安定性を評価した結果を図2に記す。

VD3-MCは市販のスプレードライ製剤（VD3-粉末製剤）と比べて優れた安定性を示した。ビタミンD3は室温での安定性が低い上,液状油であるため通常油脂に溶解させて使用するため,固形製剤への配合には難があるが,マイクロカプセル化により長期保管に耐える,ハンドリングの良い製剤とすることができる。

3.1.2　ルテインエステル

カロテノイド類は強い抗酸化作用を持つことから,細胞の保護や紫外線から皮膚や目を守ることで注目されている。過去の試験よりリケビーズによるβ-カロテンの安定化は優れたものであることがわかっている[4]。本稿では別のカロテノイド類の一種であるルテインエステルの安定化技術について紹介する。

ゼラチンをシェル剤としたトータルカロテノイド含量約11%のマイクロカプセル（以下LE-MC,中心粒子径$D_{50}=400\mu m$）を調製した。LE-MCを40℃で保存した際のトータルカロテノ

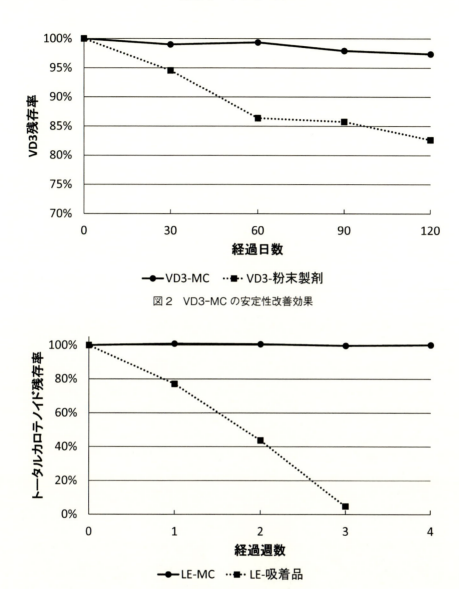

図2 VD3-MCの安定性改善効果

図3 LE-MCの安定性改善効果

イド残存率を測定し，経時的な安定性を評価した結果を図3に記す。比較対照品としてルテインエステルオイルをデキストリンに倍散させた製剤（LE-吸着品）を使用した。

　40℃・4週間の保存試験においてLE-MC中のトータルカロテノイド残存率は100%のままであり非常に安定であったのに対して，LE-吸着品は3週間で1%以下，4週間では測定不可のレベルまで減衰していた。なお，ルテインについては油溶性であるエステル体のみならず，不溶性のフリー体でも安定化を図れることが分かっており，不溶性物質に対しても有効性が確認できている。

3.2 使用例2（香料；メントール）

リケビーズは香料製剤としての利用価値も高い。具体的には昇華性物質の安定化，経時での劣化や分解の抑制，フレーバーリリースのコントロールなどが挙げられる。ここでは昇華性物質であるL-メントールの安定化技術について紹介する。

L-メントールはガム，キャンディ，口中清涼菓子などの食品類や，湿布剤，歯磨き粉，口腔洗浄剤，デオドラントボディペーパーなどの医薬化粧品類などに幅広く使用されている。L-メントールの沸点は200℃超であるが，本品は40℃程度で昇華する性質を持っており，ウィスカーと呼ばれる綿毛状の結晶物が析出してくることが知られている。リケビーズにすることによりウィスカーの発生を抑制できることが分かったので紹介する。

ゼラチンをシェル剤としたL-メントール含量40％のマイクロカプセル（以下メントールMC，中心粒子径$D_{50}=400\mu m$）を調製した。本品を2％配合した錠剤を作製し，5℃・24時間後の状態を観察した。比較対象として噴霧乾燥品を用いた錠剤を使用した。写真1に示す通り，噴霧乾燥品を配合した錠剤はウィスカーが生成されていたことに発生したのに対して，メントールMCを配合した錠剤は状態変化が見られなかった。リケビーズにすることで外観上の状態変化を抑制する効果を示した。

香料は食品や香粧品への香りや味の付与に用いられる。食品用香料はフレーバーと言われ，香粧品用香料はフレグランスと一般的に呼ばれている。フレーバーは香味付与に加えて，食品の劣化時に発生するオフフレーバー（異臭）のマスキング剤としての効果もある。しかし，フレーバー自体が熱，光，酸素などの外的要因にて劣化，分解し異臭を放つケースもあり，香料自体の安定性も考慮した設計が必要となる。その際に固形製剤であれば，使用例1記載のビタミン類やカロテノイド類と同様，リケビーズにすることで安定性を向上させることができる。

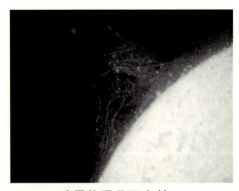 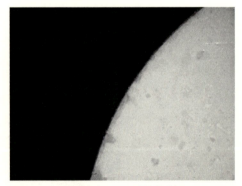

噴霧乾燥品配合錠　　　　　　　　　　　メントールMC配合錠

写真1　メントールMCによるウィスカー抑制効果

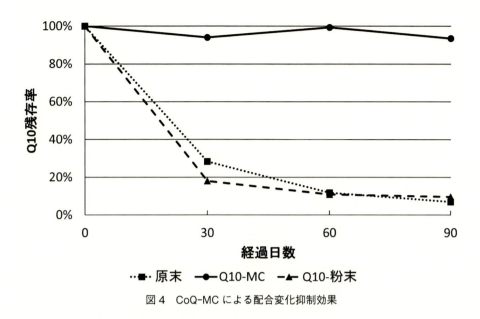

図4　CoQ-MC による配合変化抑制効果

3.3　使用例3（2成分接触による配合変化防止）

医薬品やマルチビタミンなどの健康食品では薬物や機能性成分を1剤中に複数配合するケースがある。2成分接触による配合変化を防止する目的で一方または両方の薬物をリケビーズにすることにより分解を抑えることが可能となる。

例としてコエンザイム Q10（以下 Co-Q10）を挙げる。Co-Q10 はアルカリ性物質との共存で分解が進行することが知られている。Co-Q10 を機能性成分として用い，ゼラチンを基材とした Co-Q10 含量 40% のマイクロカプセル（Q10-MC，中心粒子径 $D_{50}=250\mu m$）を調製した。Q10-MC とアルカリ性物質としてメタケイ酸アルミン酸マグネシウムを配合した錠剤を作製し，光の影響を無視できる条件として褐色瓶中 40℃で保存した際の残存率を測定した。継時的な安定性を評価した結果を図4に記す。

対照として，Co-Q10 原体（原末）と噴霧乾燥製剤（Q10-粉末）を用いたところ，Q10-MC 配合錠は両者と比較して著しく優れた残存率を示した[2]。酸性物質やアルカリ性物質との共存を不得手としている機能性成分の安定化技術として応用できる。

4　製品適用事例

上記の通り，リケビーズはビタミンAの安定化をテーマに開発された技術を利用した商品である。現在リケビーズは主として医薬品，健康食品，加工食品の錠剤に使用されている。医薬品では，油溶性ビタミンの A, D, E, K，水溶性ビタミンの B12 の安定化のために使用されている。配合するビタミンは単一成分のものもあれば，ビタミン A, D, E など混合物のケースもある。

食品機能性成分の安定化技術

　健康食品では特に熱や酸素による分解が起こりやすいカロテノイド類であるβ-カロテン，ルテイン，アスタキサンチン，β-クリプトキサンチンの安定化のために使用されている。

　加工食品では主に香料の放出挙動を変化させる目的でチューインガムや口中清涼菓子に使用されている。これまで使用された香味はメントールなどの冷感剤，ミント系，シトラス系，ベリー系など多岐にわたっている。

　チューインガムにおいては多種多様な香料が配合されているが，油溶性香料は原体で配合するとガムベースに取り込まれてしまい，咀嚼中に一定量しか溶出してこない。リケビーズはシェル剤が水溶性成分であり，強度も高いことから，ガム製造工程中でガムベースに取り込まれることがないために，香料の香味付与という観点から最大のパフォーマンスを発揮する。原体とそれを用いたリケビーズを比較するとL-メントールでは溶出量が約4倍，香料によってはさらに溶出量に大きな差が出ると言われている。ガム中のL-メントール含量を0.8％に固定した条件で，6名のパネラーによる官能評価を行ったところ，メントール原体に対してリケビーズを用いたものはグラフ面積比で約4倍溶出されたデータが得られた（図5）。

　口中清涼菓子では主に香料の劣化防止や，初発のインパクト付与目的で使用されている。油溶性香料は味を感じにくい性質を持つが，リケビーズは乳化製剤であることから，強く香味を感じることができる。またシェル剤にゼラチン分解物（コラーゲンペプチド）を用いることにより口中で素早く溶出させることができるため，口中に入れた瞬間に爽やかで，かつ強い香味を与えることができる。

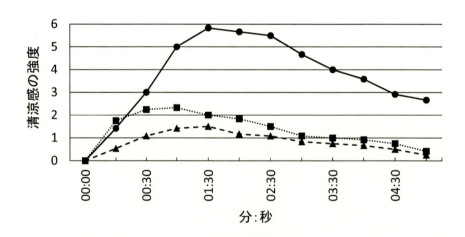

図5　メントールMCによる清涼感増強効果

5　リケビーズその他のシェル剤

　本稿ではシェル剤としてゼラチンを用いたリケビーズの安定化技術や特性について紹介したが，シェル剤としてはゼラチンを酵素処理することで得られる不溶化ゼラチンや多糖類である寒天なども選択することができる。

　不溶化ゼラチンは製造工程中に酵素と接触させることでゼラチンを不溶化させる技術であり，熱湯中に入れても溶解しない。選択されたコア剤の苦味が強い際にマスキング効果の付与を目的として，また香料の徐放性製剤として利用されている。

　寒天は宗教上の理由，アレルギー表記の忌避を目的にゼラチン以外のシェル剤を求められるケースで利用されている。寒天の特性として熱湯溶解が必要となるので，揮発性の高い香料や熱に著しく弱いコア剤のカプセル化には不向きだが，製剤化後の安定性は向上するために需要は増えている。また，寒天シェルのリケビーズについても口中では溶解しないため，こちらも苦味マスキング用途での使用が可能である。

6　まとめ

　リケビーズは錠剤，ハードカプセル，ガム，顆粒剤向けに販売されており，現在はそれら以外の用途開発やより顧客要望に応えられるような技術開発を進めている。本技術が食品，医薬品，工業製品などの製剤開発の一助となることを期待する。

文　　献

1) 田中眞人, ナノ・マイクロカプセル調製のキーポイント, テクノシステム（2008）
2) 井上伊佐男, 五十嵐肇, 食品と開発, **30**, 45（1995）
3) ビタミン総合辞典, 日本ビタミン学会（2010）
4) 早坂秀樹, フードケミカル, **4**, 82（2010）

第3章 シクロデキストリン

石田善行＊

1 はじめに

シクロデキストリン（CD）はデンプンを原料にして生産されるオリゴ糖の一種であり，食品添加物として利用することができる。CD はいくつかのグルコースが α-1,4 結合により環状に連結した構造を有し（図1），構成しているグルコースの数が 6，7，8 個のそれぞれ天然型の α-，β-，γCD と呼ばれる3種類および分岐 CD と呼ばれるそれらのマルトシル化 CD が食品添加物であり，さらにその他の化学修飾型 CD も含めて食品，家庭用品を中心に幅広く利用されている。

本章では CD の基本的な性質や，機能性食品素材の安定化において CD を利用した例を紹介する。

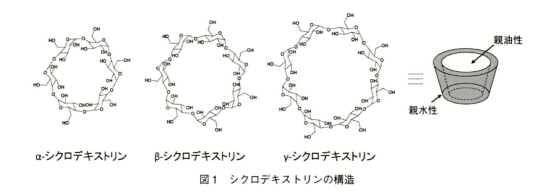

図1 シクロデキストリンの構造

2 シクロデキストリンの性質

2.1 包接機能

CD はその特徴的な構造により環の内側の空洞は親油性を示すことから，水中において脂溶性の物質をその空洞内に取り込むことができる（図2）。この現象は一般的に包接と呼ばれ，CD は包接した脂溶性物質に対し様々な機能を付与することができ[1,2]，それらは食品加工における物性改善や機能性成分の安定性や機能性の向上に非常に有用である[3〜6]。以下に CD 包接の効果について，いくつか例を示す。

＊ Yoshiyuki Ishida ㈱シクロケムバイオ テクニカルサポート CSO

第3章 シクロデキストリン

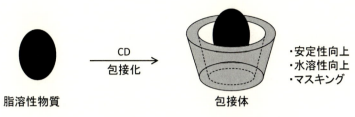

図2 シクロデキストリンによる脂溶性物質の包接

(1) **安定性の向上**

光（紫外線）や熱などに弱い物質や，酸化，加水分解されやすい不安定な物質を包接することで安定化できる。

(2) **水分散性・水溶性の向上**

脂溶性成分の多くは水中で凝集して存在している。そのような水に溶けにくい物質を包接し凝集を抑制して，水中における分散性や溶解性を向上させることができる。

(3) **生体利用能（バイオアベイラビリティ）の向上**

CD 包接による脂溶性の機能性成分の安定化や水分散性・水溶性の向上は，製品の保存性や品質の向上のみならず，それらの成分を摂取した後の消化管内においても同様であり，それにより機能性成分の生体利用能を向上させることができる。また γCD 包接体の場合，腸内における消化液の成分との相互作用により，包接した成分の吸収性を向上させるという特徴的な効果を示すことが明らかにされている[7]。

(4) **粉末化**

揮発しやすい成分や気体を包接することで安定した粉末に変換し，それらのハンドリングを容易にすることができる。

(5) **徐放**

香辛料や香料などの揮発性成分を包接することにより，揮発性を抑制し成分を徐々に放出（徐放）できる。それにより保存安定性を高めると同時に香辛料や香料の風味の持続性を向上させることができる。また温度や湿度により徐放速度を制御できる[4,5,8]。

(6) **マスキング**

嫌な臭い，苦味などの元となる成分を包接することで，それらの受容体との相互作用を阻害し，臭みや苦味・渋味を低減（マスキング）できる[4,6]。

(7) **粘度調整**

粘性の高い物質を CD で包接化して分子間力を弱め粘度を下げることができる。

(8) **吸湿・潮解性の抑制**

上記のような CD 包接により得られる効果により，一般食品や保健機能食品において香料や辛味などの成分を安定化させたガムや練りワサビ，ミルクダウンを抑制したミルクティー，苦味渋

味などを抑制した緑茶や青汁，泡立ちを安定化させたミルクセーキ，機能性成分の吸収性を高めたサプリメントなど様々な製品にCDが利用されている。

2.2 シクロデキストリンの水溶性

α，β，γの天然型CDは，分子構造の違いからそれぞれの水溶性が大きく異なる（図3）。100 mL（25℃）の水に対してβCDはわずか1.8 gしか溶けないが，αCDは14.5 g，γCDはβCDの10倍以上で23.2 g溶ける[2]。

2.3 シクロデキストリンの消化性

CDの消化性について，γCDは小腸内でアミラーゼによる消化を受けるのに対し，αCDとβCDは小腸内では消化を受けず，大腸にて腸内細菌叢により分解されることが知られている[9~11]。特にαCDは高い水溶性を有することから，水溶性食物繊維として抗メタボリックシンドローム効果を示すことも明らかにされており[12~14]，包接効果と併せてこれまでにない食物繊維として近年注目されている（食物繊維としてのαCDの機能については本書 第Ⅱ編 第12章を参照されたい）。

2.4 シクロデキストリンの安全性[15]

WHO（世界保健機関）とFAO（国連食糧農業機関）が共同で組織したJECFA（世界食品添加物合同専門家会議）は，α-，β-，γCDの天然型CD3種の安全性に関する評価を行い，結果としてαCDとγCDは1日の許容摂取量を特定する必要のない安全な物質であると評価し，βCDは1日の許容摂取量を5 mg/kgと設定している。このJECFAの安全性評価に基づいて多

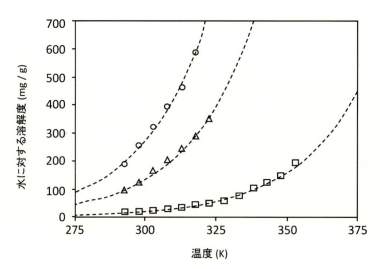

図3 シクロデキストリンの水に対する溶解度（αCD：△，βCD：□，γCD：○）[2]

第3章　シクロデキストリン

表1　食品添加物としてのシクロデキストリンの性質

	大きさ	水溶性	代謝性	1日摂取許容量（ADI）
αCD	小 （グルコース6つ）	○ (14.5 g/100 mL)	消化されない	上限値なし
βCD	中 （グルコース7つ）	△ (1.8 g/100 mL)	消化されない	制限あり (5 mg/kg/day)
γCD	大 （グルコース8つ）	○ (23.2 g/100 mL)	消化される	上限値なし

くの国が食品添加物としてこれらの天然型3種CDの使用制限を定めている（表1）。

　EU（欧州連合）では，JECFAの安全性評価を考慮して，食品1kg当たり添加できるβCDの量は1gと決定している。αCDとγCDについては"安全な食品"を意味するノーベル・フード（Novel Food）となっている。また，米国では食品医薬品局（FDA）によってβCDは「食品香料キャリア」に限ってGRAS（Generally Recognized As Safe）認可されている。一方，αCDとγCDは「広範囲用途」でGRAS認可されている。

　つまり"αCDとγCDは制限なし"，"βCDは制限あり"という，天然型CD3種に関する世界での使用基準に対して，日本ではαCD，βCD，γCDの3種すべて，食品への添加に使用制限がないのが実情であり，安全性に関する責任はCDを使用する各々の食品業者に任されている。

2.5　包接化方法

　CDによる包接体の作製方法としては特別な技術は必要とせず，包接させる素材とCD水溶液を混合することを基本とし，調製された混合液を噴霧乾燥または凍結乾燥させることにより包接体粉末を得るのが一般的である。包接に影響する要因としては，溶液の濃度や温度，pH，溶剤の添加，撹拌の仕方などが挙げられる。さらにCDはその種類により，つまり環の大きさの違いにより包接する成分に対して結合選択性を示し[16,17]，それが包接の効率や効果にも影響する。また乾燥方法について，噴霧乾燥の際の加熱で揮発や分解がみられる香料などに対しても，CD包接による熱安定性の向上により安定に粉末化できることもCDを用いる利点である。

3　CD包接による機能性食品素材の安定化

　予防医学，代替医療を目的としてサプリメントやヘルスフードに利用されている機能性成分の多くは，生体内で機能性を発揮する際に化学反応を伴う。その反応性は生体内のみならず摂取する前の状態においても同様であることから，そのような機能性成分は化学反応を起こしやすい不安定な物質としての取扱いが必要である[15]。

　機能性食品素材に対し，CD包接による安定性改善，水溶性や生体利用能の向上などの報告が数多くなされている[18]。いくつかの例を以下に示す（表2〜4）。

表2 機能性食品素材に対するCD包接の効果-1

分類	成分	CDによる効果	Ref.
香料	アリルイソチオシアネート メントール など	安定化 水溶性の向上 揮発性の抑制	本書 第Ⅱ編 第20章 を参照されたい
不飽和脂肪酸	DHA EPA リノール酸 共役リノール酸 リノレン酸 リン脂質	安定化 水分散性の向上	本書 第Ⅱ編 第14章 および第15章を参 照されたい

表3 機能性食品素材に対するCD包接の効果-2

分類	成分	CDによる効果	Ref.
ポリフェノール フェノール酸	クルクミン	安定化 水溶性の向上 生体利用能の向上	19, 20, 21, 22
	レスベラトロール	安定化 水溶性の向上	23, 24, 25
	ルチン	安定化 水溶性の向上 生体利用能の向上	26, 27
	カテキン	水溶性の向上 苦味のマスキング	28, 29
	ケンフェロール	安定化 水溶性の向上	30, 31
	ケルセチン	水溶性の向上	32
	アントシアニン	安定化 水溶性の向上	33, 34
	ヘスペリジン	水溶性の向上 苦味のマスキング	35, 36
	ナリンジン	水溶性の向上 苦味のマスキング	36, 37, 38
	イソフラボン	水溶性の向上 生体利用能の向上	39, 40
	コーヒー酸	水溶性の向上	41
	コーヒー酸フェネチルエステル	安定化 水溶性の向上 生体利用能の向上	42
	クロロゲン酸	安定化 水溶性の向上	43
	クマル酸	水溶性の向上	44
	フェルラ酸	安定化 水溶性の向上	41, 45

表4　機能性食品素材に対するCD包接の効果-3

分類	成分	CDによる効果	Ref.
イソプレノイド	コエンザイムQ10	安定化 生体利用能の向上	本書 第Ⅱ編 第1章を参照されたい
	カロテン	安定化 水溶性の向上	46, 47
	リコペン	安定化 水分散性・水溶性の向上	48, 49
	ビタミンE	安定化 水溶性の向上 生体利用能の向上	本書 第Ⅱ編 第3章を参照されたい
	ビタミンK	安定化 水溶性の向上	50
	アスタキサンチン	安定化 水溶性の向上 生体利用能の向上	51, 52
その他	R-α-リポ酸	安定化 水溶性の向上 生体利用能の向上	本書 第Ⅱ編 第2章を参照されたい
	カプサイシン	安定化 水溶性の向上	53
	10-ヒドロキシデセン酸	安定化	54
	S-アデノシルメチオニン	安定化	55

4　おわりに

　近年，先進国では食生活に由来する肥満や生活習慣病が社会問題となっていることから，健康意識が高まる中，医療に頼らないための運動や食生活の重要性が見直され，大きな関心を集めている。その一端を担う食品分野では特定保健用食品，栄養機能食品および機能性表示食品の開発に限らず，広く健康食品について機能性食品素材の研究開発が産学において活発になされている。今回はCDの基本的な性質および包接による効果について紹介した。工業的な利用が容易になった天然型CD 3種はそれぞれの特性をいかした利用法が開発されており，今後，食品の物性や風味の調節のみならず，生体利用能の向上といった機能性食品素材の可能性を高めるCDの有用性に興味を持っていただき，それを利用した製品開発がさらに活発になれば幸いである。

文　　献

1) A. R. Hedges, *Chem. Rev.*, **98**, 2035 (1998)
2) 寺尾啓二，池田宰（監修），シクロデキストリンの科学と技術，シーエムシー出版 (2013)

3) 橋本仁, 調理化学, **19**, 29 (1986)
4) 和田秀樹, 食品工業, 28 (2009)
5) L. Szente et al., *Trends Food Sci. Technol.*, **15**, 137 (2004)
6) G. Astray et al., *Food Hydrocoll.*, **23**, 1631 (2009)
7) Y. Uekaji et al., Bio-Nanotechnology: A Revolution in Food, Biomedical and Health Sciences, p.179, Wiley & Sons, U. K. (2013)
8) T. A. Reineccius et al., *J. Food Sci.*, **67**, 3271 (2002)
9) M. Suzuki et al., *J. Nutr. Sci. Vitaminol.*, **31**, 209 (1985)
10) A. T. H. J. De Bie et al., *Regul. Toxicol. Pharmacol.*, **27**, 150 (1998)
11) B. Van Ommen et al., *Regul. Toxicol. Pharmacol.*, **39**, 57 (2004)
12) G. Grunberger et al., *Diabetes Metab. Res. Rev.*, **22**, 56 (2007)
13) K. B. Comerford et al., *Obesity*, **19**, 1200 (2011)
14) P. A. Jarosz et al., *Metabolism*, **62** (10), 1443 (2013)
15) 坂本憲広 (監修), 機能性食品・サプリメント開発のための化学知識, 日本食料新聞社 (2011)
16) Y. Inoue et al., *J. Am. Chem. Soc.*, **115**, 475 (1993)
17) M. V. Rekharsky et al., *Chem. Rev.*, **98**, 1875 (1998)
18) E. Pinho et al., *Carbohydr. Polym.*, **101**, 121 (2014)
19) S. Rahman et al., *Drug Deliv.*, **19**, 346 (2012)
20) N. Rocks et al., *Br. J. Cancer*, **107**, 1083 (2012)
21) H. Tønnesen et al., *Int. J. Pharm.*, **244**, 127 (2002)
22) M. P. Nagaraju et al., *J. Incl. Phenom. Macrocycl. Chem.*, **78**, 471 (2014)
23) S. Sapino et al., *J. Incl. Phenom. Macrocycl. Chem.*, **63**, 171 (2008)
24) H. Li et al., *Thermochimica Acta*, **510**, 168 (2010)
25) X. Li et al., *Thermochimica Acta*, **521**, 74 (2011)
26) K. Miyake et al., *Pharm. Dev. Technol.*, **5**, 399 (2000)
27) T. A. Nguyen et al., *Food Chem.*, **136**, 186 (2013)
28) K. Dias et al., *Med. Chem. Res.*, **21**, 2920 (2012)
29) N. Hayashi et al., *J. Agric. Food Chem.*, **58**, 8351 (2010)
30) M. C. Bergonzi et al., *Bioorg. Med. Chem. Lett.*, **17**, 5744 (2007)
31) M. T. Mercader-Ros et al., *J. Agric. Food Chem.*, **58**, 4675 (2010)
32) C. Jullian et al., *Spectrochimica Acta A*, **67**, 230 (2007)
33) I. Mourtzinos et al., *J. Agric. Food Chem.*, **56**, 10303 (2008)
34) 伊藤和子ほか, 日本食品科学工学会誌, **62**, 201 (2015)
35) R. Ficarra et al., *J. Pharm. Biomed. Anal.*, **29**, 1005 (2002)
36) A. Konno et al., *Agric. Biol. Chem.*, **46**, 2203 (1982)
37) P. E. Shaw et al., *Food Sci.*, **48**, 646 (1983)
38) F. K. J. Yatsu et al., *Carbohydr. Polym.*, **98**, 726 (2013)
39) C. Li et al., *Int. J. Mol. Sci.*, **13**, 14251 (2012)
40) A. E. Daruházi et al., *J. Pharm. Biomed. Anal.*, **84C**, 112 (2013)

41) S. Divakar *et al.*, *J. Incl. Phenom. Macrocycl. Chem.*, **27**, 113 (1997)
42) R. Wadhwa *et al.*, *J. Cancer*, **7**, 1755 (2016)
43) M. Zhao *et al.*, *Food Chem.*, **120**, 1138 (2010)
44) M. Stražišar *et al.*, *Food Chem.*, **110**, 636 (2008)
45) D. Monti *et al.*, *AAPS PharmSciTech*, **12**, 514 (2011)
46) L. Szente *et al.*, *J. Incl. Phenom. Macrocycl. Chem.*, **32**, 81 (1998)
47) E. Karangwa *et al.*, *Food Bioprocess Technol.*, **5**, 2612 (2012)
48) F. Quaglia *et al.*, *J. Incl. Phenom. Macrocycl. Chem.*, **57**, 669 (2007)
49) G. P. Blanch *et al.*, *Food Chem.*, **105**, 1335 (2007)
50) J. Szejtli *et al.*, *Die Pharmazie*, **38**, 189 (1983)
51) X. Chen *et al.*, *Food Chem.*, **104**, 1580 (2007)
52) 中田大介ほか，特開 2008-291150
53) C. Shen *et al.*, *J. Incl. Phenom. Macrocycl. Chem.*, **72**, 263 (2012)
54) 中田大介ほか，第 26 回シクロデキストリンシンポジウム講演要旨集，p.146 (2009)
55) 高野健太郎ほか，WO2008/090905

第Ⅱ編
成分別技術

〈ビタミン・ビタミン様物質〉

第1章　コエンザイム Q10

上梶友記子*

1　はじめに

　ビタミン Q と呼ばれているコエンザイム Q10（図1）は，ミトコンドリアの電子伝達系で ATP 産生に関わる重要な成分であり，強力な抗酸化作用，エネルギー産生，コラーゲン産生補助作用を有している。コエンザイム Q10 はその性質や作用により，日本では従来から心臓疾患の治療に有効とされ，医薬製剤として利用されてきた。そして，2001年には食品への利用が可能となった。コエンザイム Q10 は人体内で生合成されるので厳密にはビタミン類には属さないが，その生合成能力は20歳前後から急激に低下してくる。中高年以降は生合成されるコエンザイム Q10 の減少量を食事のみで補うことは困難であり，健康維持や老化防止の目的で毎日サプリメントとして摂取する人が増えている。

2　コエンザイム Q10 の問題点

　コエンザイム Q10 の構造は光・酸化反応，熱分解を受けやすく，イソプレノイド部位とともに他成分と容易に反応する p-キノン部位を有することから，複数の反応によって分解する非常に不安定な物質である。他の反応しやすい官能基を有する機能性物質とともに配合することによっても速やかに消失してしまう。未分解のコエンザイム Q10 は，ラットによる毒性試験において高い安全性が示されている。しかしながら，コエンザイム Q10 の光分解生成物，熱分解生成物，油脂配合で酸化促進され生成した酸化分解物は，その毒性が懸念され，サプリメントなどの健康食品にコエンザイム Q10 を配合する際，必ず安定化製剤の検討が必要である。

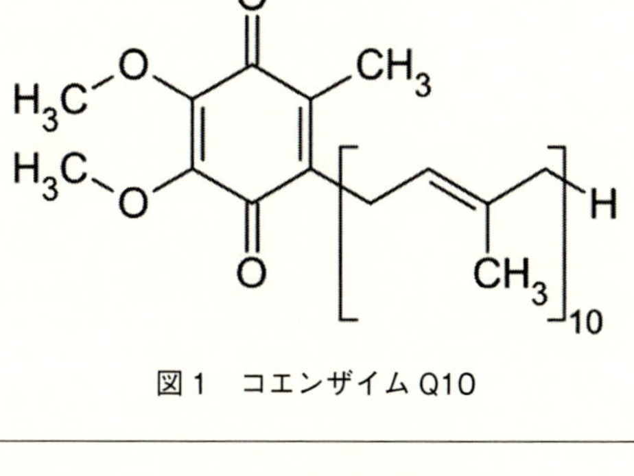

図1　コエンザイム Q10

＊　Yukiko Uekaji　㈱シクロケムバイオ　主席研究員

3 コエンザイムQ10の安定性改善

3.1 シクロデキストリン

シクロデキストリン（CD）は6, 7, 8ユニットのグルコピラノース残基がα-1,4グリコシド結合で環状に繋がったオリゴ糖であり、ユニット数によってαCD、βCD、γCDと命名されている。CDは底のないバケツのような構造で、空洞内部が疎水性で外部が親水性を示す。このユニークな構造から、様々な疎水性物質をその空洞内に取り込み、包接複合体を形成する。使用目的としては、熱や酸素、光に対する安定化、水への可溶化、生物学的利用能の改善など、実に幅広い。そのため、CDは工業品や食品のみならず、化粧品や医薬品としても使用されている[1~4]。CDの詳細については、本書『第Ⅰ編 汎用技術 第3章 シクロデキストリン』を参照されたい。

疎水性物質の一分子一分子をCDに包接化することで、熱や酸素、光などに対して安定性を確保できる。また、配合禁忌の関係にある物質同士の配合においても、その物質のどちらか一方を、あるいは双方を包接化することで、その同時配合が可能となる。安定性の低いコエンザイムQ10をγCDで包接化することで、従来品に比べて安定性の向上が確認されている[5~7]。

3.2 熱・光に対する安定性

コエンザイムQ10のイソプレノイド部位は熱や光に対して不安定であるが、γCD包接することで安定化できる。特に、熱に対する安定化は顕著で、各種の試験によっても明らかにされている。「コエンザイムQ10原末」、「コエンザイムQ10-セルロース混合物」、「市販水溶化コエンザイムQ10」、そして「コエンザイムQ10-γCD包接複合体」、4種のコエンザイムQ10製剤を40℃、遮光なしの条件で2週間保存した場合のそれぞれのコエンザイムQ10残存率を調べた結果を図2に示した。

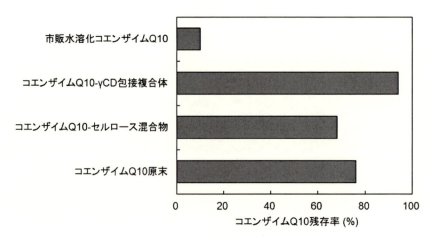

図2 各種コエンザイムQ10製剤の安定性
（保存条件：温度40℃、遮光なし、2週間）

第 1 章　コエンザイム Q10

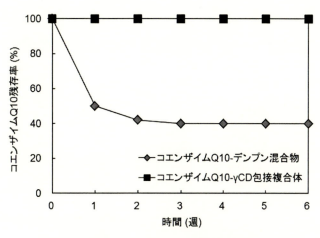

図 3　各種コエンザイム Q10 製剤の安定性
（保存条件：温度 60℃，遮光あり）

「コエンザイム Q10-γCD 包接複合体」でコエンザイム Q10 残存率は最も高く，94％で残存率の低下は抑えられているが，光による分解は γCD 包接でも完全に防ぐことはできないことがわかった。そこで，「コエンザイム Q10-デンプン混合物」と「コエンザイム Q10-γCD 包接複合体」について，60℃の高温下，遮光ありの条件でコエンザイム Q10 の残存率を調べた。図 3 に示す通り，γCD で包接すると 60℃の高温下でも，遮光すればコエンザイム Q10 の分解は一切みられないことがわかった[8〜10]。このように，γCD 包接化による熱安定性は傑出している。

3.3　他製剤との配合
3.3.1　ビタミン E
　ビタミン類と混ざっているコエンザイム Q10 の安定性改善にも，CD は効果がある。コエンザイム Q10 の各種 CD 包接複合体にビタミン E を配合し，40℃，遮光ありの条件下にて 3 週間保存し，その安定性評価を行った。その結果，γCD を用いた包接複合体で 90％以上の高い残存率を示した。これより，αCD でも βCD でもなく，γCD で包接化させた場合でのみ安定性が保たれることが確認された（図 4）[11,12]。

3.3.2　求核性物質
　コラーゲンは分子量 50 万以上の高分子であり，体内吸収性が低いため，生体内におけるコラーゲン生成の原料としてコラーゲンペプチド（加水分解コラーゲン）が用いられている。この検討では，コエンザイム Q10 としては安定性を高めたコエンザイム Q10-γCD 包接複合体を使用した。
　しかしながら，表 1 の処方 A に示すように，コエンザイム Q10-γCD 包接複合体にグルコサミンとコラーゲンペプチドを配合した場合，温度 40℃，湿度 75％の加速試験保存条件下，1 ヶ月

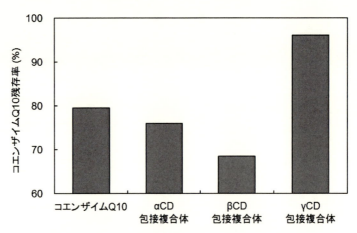

図4 ビタミンEを配合した際のコエンザイムQ10の安定性
（保存条件：温度40℃，遮光あり，3週間）

表1 サプリメント処方例と安定性
（保存条件：温度40℃，湿度75％）

処方A		処方B	
原材料名	配合量（mg/粒）	原材料名	配合量（mg/粒）
フィッシュコラーゲン	135	ビタミンC	28.3
グルコサミン	60	大豆抽出物	12.9
コエンザイムQ10-γCD包接複合体	6	コエンザイムQ10-γCD包接複合体	18
ラクトフェリン	25.05	ビタミンB群	1.3
その他賦形剤	73.95	その他賦形剤	139.5
合計	300	合計	200
コエンザイムQ10残存率：80％（1ヶ月後）		コエンザイムQ10残存率：100％（1ヶ月後，2ヶ月後）	

後のコエンザイムQ10残存率は80％となってしまった。これはグルコサミンやコラーゲンペプチドが持っている求核性のアミノ基がコエンザイムQ10へ求核置換反応し，コエンザイムQ10が別物質に変化したものと考えられた。

この推察の裏付けとして，グルコサミンとコラーゲンペプチドを外した処方Bによる検討を行った。その結果，同条件下でコエンザイムQ10はまったく分解していないことを確認した。このように，コエンザイムQ10はグルコサミンやコラーゲンペプチドとは同時に配合すべきではないことが明らかとなった。

コエンザイムQ10のp-キノン部位は求核性物質と反応し易い。コラーゲン，塩基性アミノ酸，グルコサミンなどの求核種を配合すると，コエンザイムQ10は求核反応によって容易に変質してしまう。そこで，γCD包接によるコエンザイムQ10の安定性の改善を試みたが，p-キノン部位に対する求核反応は阻害できないことが判明した。

3.3.3 包接複合体の構造

コエンザイム Q10-γCD 包接複合体の構造は，図 5 に示すように 2 分子のコエンザイム Q10 が 5 分子の γCD で包接され，親水性のキノン部位が環の外側に，そしてイソプレン部位が内側に位置する形が推定されている[13]。そこで，推定構造からも明らかなようにイソプレン部位が反応してしまうような酸素や熱に対する安定性は高いが，露出している p-キノン部位は求核攻撃を受けやすい。また，CD は光（紫外線）を透過してしまうため光反応も阻害できない。以上，コエンザイム Q10 の γCD 包接によってできる安定化とできない安定化をまとめると図 6 のようになる[14,15]。

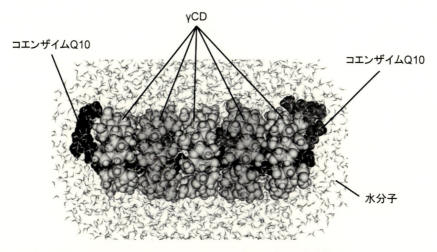

図 5　コエンザイム Q10-γCD 包接複合体の推定構造

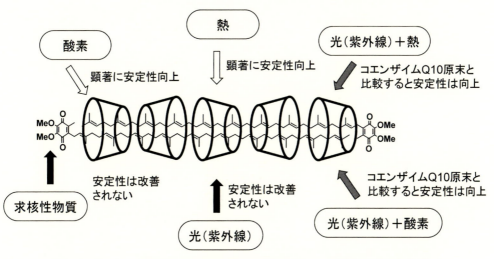

図 6　コエンザイム Q10-γCD 包接複合体の推定構造および安定性改善効果のまとめ
（できること，できないこと）

3.4 サプリメントの開発

γCD 包接によってコエンザイム Q10 の熱や酸素に対する安定性は確保できるものの、光や求核性物質に対する安定性を改善することはできないことが判明した。しかしながら、膝関節痛や腰痛に有効なサプリメントを開発するためにはコエンザイム Q10 やビタミン C と共に求核性物質であるコラーゲンペプチドやグルコサミンを同時に摂取する必要がある。さらに、コエンザイム Q10 が光によって分解することを CD は防御できない。そこで、そのようなコエンザイム Q10 の分解条件をすべて考慮すると、図 7 のようなコエンザイム Q10-γCD 包接複合体とビタミン C を配合した錠剤とコラーゲンペプチドとグルコサミンを配合した錠剤の 2 錠剤混合のアソートタイプのアルミ包装が必要となる。当然、アルミ包装アソートタイプは製造コストのアップとなるが、すべての物質を安定に、そして安全に体内に効率よく取り込むためにはこのような工夫が必須だと考えられる。

膝関節痛を患う 16 名の被験者を対象に、12 週間にわたり、アルミ包装アソートタイプにしてコエンザイム Q10-γCD 包接複合体、ビタミン C、コラーゲンペプチド、そしてグルコサミンを同時に摂取してもらった。アンケート調査 VAS（Visual Analog Scale）にて、膝関節痛軽減効果の検証を行った。その結果、摂取 8 週以降は膝関節痛において有意な改善効果が確認された（図 8）[16]。我々は既に、コエンザイム Q10 の γCD 包接化による吸収性の向上について報告している[17,18]。γCD を用いることでコエンザイム Q10 の吸収性と安定性の双方の向上によって、生体利用能は顕著に高まる。その結果、線維芽細胞は活性化され、コラーゲン、ヒアルロン酸、コンドロイチン硫酸の産生が促進し、明白な膝関節痛軽減効果が得られたものと推察できる。

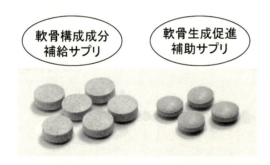

◆ コラーゲンペプチド　　◆ コエンザイムQ10-γCD包接複合体
◆ グルコサミン　　　　　◆ ビタミンC
　　　　　　　　　　　　◆ 大豆抽出物

図 7　必要性のあるアルミ袋包装アソートタイプの膝関節用サプリメント

第1章 コエンザイム Q10

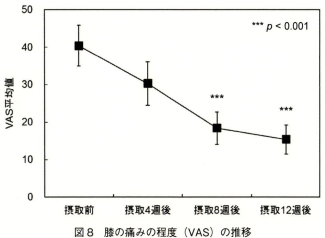

図8 膝の痛みの程度（VAS）の推移
（Dunnett の検定による統計解析，n=16）

4 おわりに

これまで述べてきたように，コエンザイム Q10 は健康に有益な食品機能性成分であるが，熱や酸素，光に対して不安定といった問題が指摘されている。安定性が乏しいコエンザイム Q10 に関して，γCD との包接化によって安定性を改善することを見出した。γCD 包接化技術による安定性改善方法は，ここで紹介したコエンザイム Q10 のみならず，R-α-リポ酸，トコトリエノールなど，他の疎水性の食品機能性成分にも応用が期待されている。これらの詳細については，本書『第Ⅱ編 成分別技術 第2章 R-α-リポ酸』，『同 第3章 δ-トコトリエノール』を参照されたい。

文　献

1) J. Szejtli, Cyclodextrin Technology (Topics in Inclusion Science), Kluwer Academic Publishers (1988)
2) K. Uekama et al., Chem. Rev., **98** (5), 2045 (1998)
3) K. Uekama, Chem. Pharm. Bull., **52** (8), 900 (2004)
4) T. Loftsson et al., J. Pharm. Sci., **85** (10), 1017 (1996)
5) 寺尾啓二ほか，特開 2006-249050 (2006)
6) 高旭軼ほか，第 22 回シクロデキストリンシンポジウム講演要旨集，p.67 (2004)
7) 寺尾啓二，フードサイエンス，**45** (7), 51 (2006)
8) 寺尾啓二，食品開発者のためのシクロデキストリン入門─シクロデキストリンの安全性と

       解明されつつある機能性,日本出版制作センター (2004)
 9) 寺尾啓二ほか,Foods & Food Ingredients Journal of Japan：FFI ジャーナル,**201** (3), 222 (2005)
10) 寺尾啓二,イルシー,**90**, 15 (2007)
11) 寺尾啓二ほか,ファインケミカル,**34** (10), 22 (2005)
12) 上梶友記子ほか,第 23 回シクロデキストリンシンポジウム講演要旨集,p.122 (2005)
13) S. Miyamoto *et al., Chem-Bio Info. J.,* **9**, 1 (2009)
14) 寺尾啓二ほか,機能性食品・サプリメント開発のための化学知識―安全・安心確保のための機能性素材の安定化と生体利用能の改善,日本食糧新聞社 (2011)
15) 佐藤慶太ほか,オレオサイエンス,**13** (3), 15 (2013)
16) 麻田佳珠ほか,第 31 回日本臨床栄養学会総会・第 30 回日本臨床栄養協会総会・第 7 回大連合大会講演要旨集,p.180 (2009)
17) K. Terao *et al., Nutr. Res.,* **26** (10), 503 (2006)
18) 上梶友記子ほか,第 25 回シクロデキストリンシンポジウム講演要旨集,p.142 (2007)

第2章　R-α-リポ酸

生田直子[*1], 松郷誠一[*2]

1　R-α-リポ酸とは

　R-α-リポ酸（RALA）はミトコンドリア内にリジン残基のε-アミノ基とアミド結合したかたちで存在している。RALAは糖代謝などのエネルギー産生における重要な5つの補酵素（TPP, FAD, NAD, CoA, RALA）の一つである。RALAは強い抗酸化力を有し，生体内ではその二電子還元型であるジヒドロリポ酸（R-DHLA）と共役することにより酸化型グルタチオンなどの抗酸化物質を再生させることによって，生体の恒常性を維持する役割を担っている（図1）。α-リポ酸（ALA）は分子量206のオクタン酸の誘導体であり，C_6にキラル中心を有しているため化学的にはR体とS体が存在しうる。上述のように，生体内ではRALAのみが腸内細菌などにより生合成されている。一方，一般的な工業製造工程においてはR型とその副生成物であるS型を等量ずつ含むラセミ体が合成される。技術的にはR体をラセミ体から分割することも可能であるが，コスト面の問題がある。ラセミ体に比べてR体はより不安定であり，空気，熱，光などの物理的刺激により容易に分解し，粘着性を有する不溶性ポリマーに変化しやすい。リポ酸（ラセミ体）はチオクト酸として医薬品に指定されている物質であり，保存は冷暗所が適している。このポリマーは摩擦熱，圧縮，低pH条件下においても生成するため，R型の遊離酸を安定に配合した食品（サプリメント，飲料など）の製造はこれまで困難であった。こうしたことを踏まえると，生体において補酵素として機能するRALAの安定化方法の開発は食品分野等において大きな意義を持つものである。

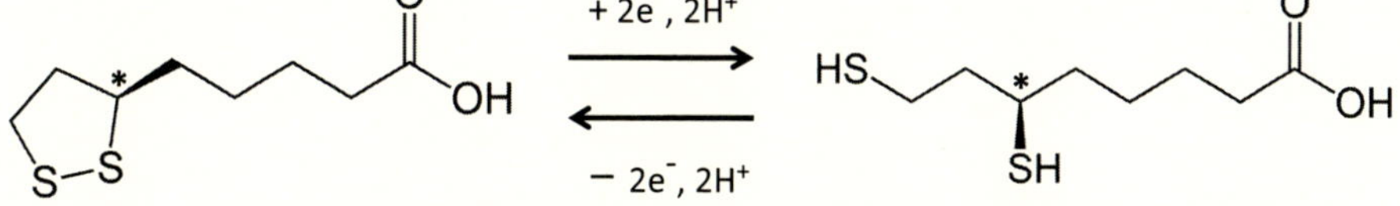

図1　R-α-リポ酸（RALA，左）とR-ジヒドロリポ酸（R-DHLA，右）の化学構造

[*1] Naoko Ikuta　神戸大学大学院　医学研究科　特命助教
[*2] Seiichi Matsugo　金沢大学大学院　自然科学研究科　教授

2 R-α-リポ酸の安定化

これまでに，RALA の安定化にむけた試みがいくつか行われてきた。①ナトリウムなどのアルカリ金属イオンやアミノ酸などの塩基性物質と塩を作る方法，②硫黄をセレンに置き換える，あるいはカルボン酸部位を誘導体化する方法，③キトサンや環状オリゴ糖などの多糖類と複合化させる方法，などである。①については，リポ酸のカルボン酸部位をアルカリあるいはアルカリ土類金属塩で中和する（置換する）方法であり，ナトリウム塩，カリウム塩，マグネシウム塩，などが知られている。現在ナトリウム塩は米国で既に流通しており，サプリメント等の食品にも利用されている。カルボン酸と有機アミン類の反応による塩としてはトリス塩（トリスヒドロキシメチルアミノメタン（tris(hydroxymethyl)aminomethane））がよく知られている。一方，Zhangら[1]はリポ酸といくつかのアミノ酸を組み合わせて結晶を作製し，それら複合化した結晶の熱力学的解析を行ったところ，フェニルアラニンがリポ酸と何らかの相互作用を示したと報告している。②について，リポ酸誘導体としては，リポ酸のS原子の代わりに同族のSe（セレン）で2つのS原子を置き換えたセレン誘導体（1,2-diselenolane-3-pentanoic acid（SeLA）[2]）や，RALA のカルボン酸部分をアミド結合で炭素鎖を伸ばし，末端をジメチルアンモニウムイオン（プラス荷電）として導入した誘導体（LA-plus）[3]，また，ヒスチジンジチオオクタナミド[4]などが合成されている。セレン誘導体は O/W 分配係数が高く，油相に多く存在する。このため LDL の脂質過酸化反応抑制効果がリポ酸よりも強いことが報告されている。一方，LA-plus は，T細胞への取り込み量や T細胞中での還元反応がリポ酸そのものよりも高いことが報告されている。ヒスチジンジチオオクタナミドとは，リポ酸（ラセミ体）に必須アミノ酸のL-ヒスチジンを結合させ，N-リポイルヒスチジンを経て，亜鉛で還元・キレート化させて合成された安定な化合物で，本化合物は出発原料のα-リポ酸よりも抗酸化力が強く安定で，そのナトリウム塩は水溶性を示す。水溶液は低刺激性で還元作用を示すが，酸素が存在する条件でも酸化されず，安定であると言われている。しかしながら，これらの誘導体はリポ酸を骨格に含む新しい医薬品開発という観点からは重要であるが，今のところ食品としての利用は難しい。

③の多糖類を用いた物質の安定化については，エビやカニの甲羅の成分であるキトサンを利用した方法がある。既に DNA やヨウ素など様々な物質の安定化が報告されているが，リポ酸の安定化にもこの技術を利用しリポ酸-キトサン複合体が作製された事例がある。リポ酸-キトサン複合体の作製方法は比較的容易で，リポ酸水溶液にキトサンを加えて振とうして沈殿物を得る方法[5]や，リポ酸水溶液に有機溶媒を加えて溶解させ，噴霧乾燥させる方法[6]などである。水溶液中でキトサンと複合化させる方法では，キトサン複合体にすることによりリポ酸そのものよりも熱安定性が向上し，アルカリ水溶液中ではリポ酸-キトサン複合体からリポ酸が解離されることから，経口摂取した場合，胃を通過できるならば腸管内でリポ酸が解離されることが期待できる。しかしながら，リポ酸-キトサン複合体中のリポ酸含有量が4%とそれほど高くなく，実用に供するためには諸物性の評価も含め改善の余地が残されているようである。一方，有機溶媒で溶解

第2章　R-α-リポ酸

させてから噴霧乾燥する方法を用いて作製したリポ酸-キトサン複合体では，リポ酸の抗酸化力が複合化前とほぼ同じレベルに維持されている。また，リポ酸-キトサン複合体からのリポ酸の抽出に時間がかかることから，経口摂取した場合，腸管内での除放が非常に緩やかであると予想される。最近になって，多糖類を用いた事例として，アルギン酸／ゼラチンハイドロゲル微粒子でリポ酸をカプセル化した研究が報告されている[7]。Vidovicらは，いくつかの配合比のアルギン酸／ゼラチンハイドロゲル微粒子を作製しリポ酸をカプセル化し，それらの物理化学的特性やリポ酸の徐放性について評価し，リポ酸-キトサン複合体と比較した。結果としてはアルギン酸／ゼラチンハイドロゲル微粒子はリポ酸をリリースすることができなかったため，製剤化手法として利用することはできないと結論付けている。リポ酸-キトサン複合体については Vidovic らの実験においても良好な結果が得られているが，人工胃液と人工腸液を用いた $in\ vitro$ の徐放性試験において，240分後の累積リポ酸放出量が1gの複合体粒子中120 mg（12％）であったことから[7]，生物学的利用率はそれよりもさらに低くなると見込まれる。

その他の安定化技術として興味深いものとしては，炭酸カルシウムを用いたカプセル化技術でリポ酸を安定化した報告例がある。Nishiuraら[8]は，この炭酸カルシウムで安定化したリポ酸の粒度分布を測定した。粒径は非常に小さく10 nm程度であると報告しているが，60℃における安定性は極めて高く，2時間処理後の残存率はほぼ100％である。リポ酸以外の他の抗酸化物質や安定化を必要とする物質にも応用できる技術として汎用性があるが，固体粉末中に配合できるリポ酸の量はキトサンを用いる方法よりも低いことを含め改良が求められる。

実用的な安定化方法としては，キトサンと同じく多糖類に分類される環状オリゴ糖の一種であるシクロデキストリン（図2）を用いてリポ酸-シクロデキストリン包接複合体を作製し，同じく安定性を評価した事例が最近報告されている。シクロデキストリン（CD）とはデンプン類にシクロデキストリン生成酵素（cyclodextrin glucanotransferase：CGTase）を作用させて得られる環状オリゴ糖であり，グルコース分子が α-1,4 グリコシド結合で環状に連なった化合物で，天然に存在する環状オリゴ糖である。グルコース単位が6，7，8個連なった環状糖をそれぞれ α-CD，β-CD，γ-CD と呼んでいる。それぞれの CD は異なった物理化学的特徴を有している。

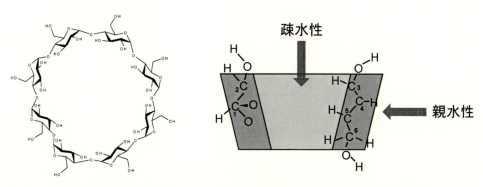

図2　γ-シクロデキストリン（γ-CD）の環状構造（左）と横から見た模式図（右）

室温における100 mLの水に対する溶解度はそれぞれ14.5 g, 1.85 g, 23.2 gであり, α-CDやγ-CDはβ-CDに比べて, 各々約8倍, 約13倍大きい[9]。また, α-CDは消化酵素で分解されないので食物繊維として用いることができ, γ-CDは生体内で単糖にまで分解されるのでエネルギー源として利用することができる。これらの特性から, α-CDやγ-CDの食品・化粧品用途での利用価値は高い。

3 シクロデキストリンを用いたR-α-リポ酸の安定化技術

CDは図2に示すようなバケツ構造を有しており, 外部は親水性を, 内部は疎水性を示す非常にユニークな物質である。CDはこの疎水性空洞内に疎水性の分子を包みこむように取りこむ。これを「包接」といい, 内部に分子を取りこんだ状態のCDを「包接体」という。この包接体を形成する性質（包接作用）は多種多様な用途に利用できると考えられる。このCDを用いた安定化技術は, ラセミ体よりも安定性が低いR-α-リポ酸の安定化にも適していることが判明しており, 以下に詳しく紹介する。

3.1 R-α-リポ酸-CD包接複合化法

本稿ではRALAとCDの配合比が1：1の場合の包接複合化体の合成について紹介する。イオン交換水にRALAとα, β, γ各CDの混合モル比が1：1となるように加え, 遮光した状態で撹拌を続けながら塩酸でpHを調整し, 得られた懸濁液を凍結乾燥させると黄白色の粉末状のR-α-リポ酸-CD包接複合体（RALA-CD complex, あるいはCOM）となる。乾燥方法は凍結乾燥に限らず, スプレードライ法でもよい。均一な包接複合体を得るためにはα-リポ酸を予め完全に溶解させておき, モル比を均一に保つことが重要である。得られた粉末の示差走査熱量分析（DSC）分析を行った結果を図3に示す。

RALAでは50℃付近に融解ピークが観察されたが, RALA-CD包接複合体ではα-CD, β-CD, γ-CDいずれにおいても30～100℃の範囲ではピークは観察されなかった。

また, 得られた粉末中のリポ酸の含有量を, HPLCを用いて分析したところ, β-CDとγ-CDではほぼ処方した通りに含まれていたことから（表1）, 包接化する工程中でのRALAの安定性は保持されていたが, α-CDは若干収率が低かった。各CDとRALAの最も安定な包接複合体

表1 各R-αリポ酸-CD包接体の物性評価結果[10]

	DSC	包接化工程での安定性（収率）	熱安定性（70℃, 48時間処理後の残存率）	酸安定性（pH 1.2, 1時間処理後の残存率）
RALA-αCD	ピークなし	75%±0.39%	98%±1.25%	100%**
RALA-βCD	ピークなし	97%±1.24%	69%±1.83%	95%±0.14%
RALA-γCD	ピークなし	97%±0.87%	100%**	100%**

値は, 平均値±S.D.。**ほぼ100%の残存率。

第2章　R-α-リポ酸

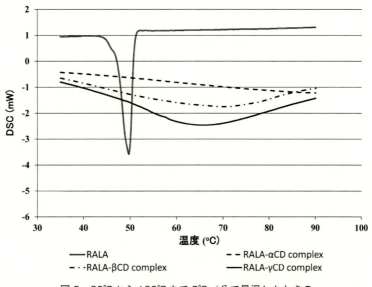

図3　30℃から100℃まで3℃/分で昇温したときの
R-α-リポ酸と各CD包接複合体のDSC曲線[10]

形成比については検討中であるが，モル比1:1のRALA-CD粗結晶から再結晶法にて結晶を作製して詳細なスペクトル解析を行った結果，α-CDの場合はRALA分子とα-CD分子の割合が2:3の包接複合体を形成することが示されている[11]。この実験結果から，α-CDの場合はRALA分子とα-CD分子のモル比が1:1ではRALAを安定化するにはα-CDが不足しているため，包接化工程でRALAが減少したものと考えられる。また，β-CDやγ-CDについても同様の検討が行われており，γ-CDの場合はRALAとγ-CDの割合が1:1よりもRALA分子の数が多い可能性を示すデータが得られつつある。すなわち，安定な包接複合体は単純に1:1の複合体ではないことを示唆している。

3.2　R-α-リポ酸-CD包接複合体のSEM解析

粒子形態を観察することはその物性を知る上で極めて重要である。包接複合体の粒子表面を観察するために，走査型電子顕微鏡（SEM）（S-4500，HITACHI）を用いRALA-CD包接複合体を撮影した結果を図4に示す。

得られたSEM写真を観察したところ，RALAと各CDの物理混合物（physical mixture：PM）では粒子表面にひび割れやしわが多く観察され，また小さい粒子が大きい粒子の表面に付着しており，粒子サイズが不均一であった。一方，RALA-CD包接複合体では粒子表面が比較的滑らかで小さな粒子が凝集している様子が観察された。また，RALA-CD包接複合体は包接化に用いたCDの種類により粒子形状が異なり，α-CD包接複合体では層状の（六角形が割れたような形），β-CD包接複合体では菱形の，γ-CD包接複合体では柱状の粒子が集積している

食品機能性成分の安定化技術

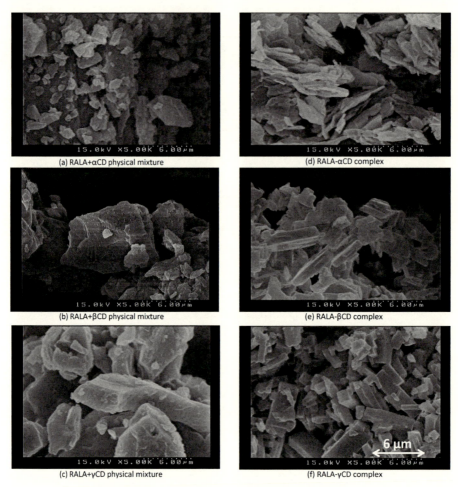

図4　R-α-リポ酸-各 CD 包接複合体の SEM 写真[10]
左列は物理混合物，右列は包接複合体。上から α-，β-，γ-CD。倍率 5,000 倍。

様子が観察された。いずれの CD についても物理混合物に比べて粒子サイズは一様に小さくなっている（図5）。この結果から，RALA と各 CD を1：1モルの混合比で包接化処理した RALA-CD 包接複合体では RALA と各 CD の物理混合物とは異なる形状と表面を有する粒子に変化し，また粒子サイズが小さくなる傾向が SEM 画像の粒度解析結果（図5）から明らかになった。即ち，RALA-CD 包接複合体の粒子サイズは何れの CD においても CD や物理混合物よりも小さい範囲に頻度（F）が多く分布している傾向が認められる。

3.3　R-α-リポ酸-CD 包接複合体の XRD 解析

次に，RALA-CD 包接複合体粉末中の分子の集合状態について情報を得るために X 線回折（XRD）パターンを Rint 2200 diffractometer（Rigaku, Tokyo, Japan）を用いて測定した。結果

第 2 章　R-α-リポ酸

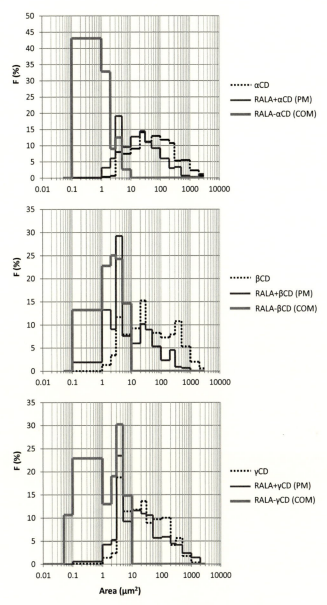

図 5　R-α-リポ酸-各 CD 包接複合体の粒度分布

を図 6 に示す．

　図 6 から分かるように，RALA 単体では $2\theta=17°$，$18.5°$，$21°$，$22°$ 付近にシャープなピークが観察された．各 CD はそれぞれ固有の XRD パターンを示した．また，各物理混合物（PM）は CD と RALA のパターンを足し合わせたパターンを概ね示した．一方，RALA-CD 包接複合体では RALA，CD，それらの物理混合物，いずれとも異なる XRD パターンを示すことが分かっ

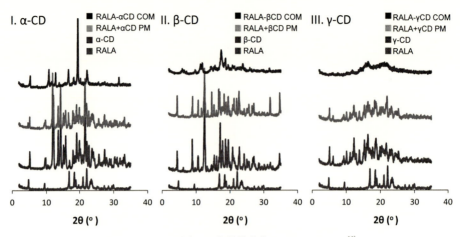

図6　R-α-リポ酸-CD 包接複合体の XRD パターン[10]

た。RALA-αCD 包接複合体では物理混合物にはなかった $2\theta = 19.6°$（d = 4.53）付近に大きなピークを示した。これは RALA-CD 包接複合体がチャンネル型に集合していることを示唆している。RALA-βCD 包接複合体では物理混合物に比べて強度が低いピークが現れた。また，RALA-γCD 包接複合体では全体的にブロードなパターンを示し，RALA 単体や物理混合物で観察されたピークは消失した。一般的に，ゲスト分子が CD に包接化されるとゲスト分子単体で現れていたピークが消失したり，異なるピークが現れたり，XRD パターンがゲスト分子そのものや CD そのものとは変化することが知られている。本試験の XRD 測定結果においてもパターン変化が観察されたことから，RALA と各 CD の包接複合体が形成されていることが示唆された。XRD 測定の結果からは，α-CD 包接複合体が最も結晶性が高く，次いで β-CD 包接複合体，そして γ-CD 包接複合体はアモルファスの特徴を呈するパターンを示した。これらの結果から，包接複合体形成のプロセスによってこれら物質の結晶性が変化したことが分かる。

3.4　R-α-リポ酸-CD 包接複合体の熱安定性試験

　RALA-CD 包接複合体および比較対照である未包接の RALA を遮光した蓋なしのガラス容器に入れ，25℃（RALA の融点より低い温度）もしくは 70℃（RALA の融点より高い温度）で飽和蒸気圧下において 48 時間まで保存した後に各試料中に残存する RALA 含有量を，高速液体クロマトグラフィー（HPLC）を用いて定量した。熱処理前の含有量に対する熱処理後の含有量の割合を百分率で表しこれを残存率として計算した。同一条件下において塩の形状になっているため RALA よりも安定性の高いことが知られている R-α-リポ酸ナトリウム塩（NaRALA）も測定した。結果を図7に示すが，RALA の融点以上である 70℃ 飽和水蒸気圧下では RALA の残存率は 35% 程度であったが，塩である NaRALA では約 70% であった。一方，RALA-αCD 包接複合体および RALA-γCD 包接複合体では 70℃ で 48 時間保存後においても残存率はほぼ 100%

第2章　R-α-リポ酸

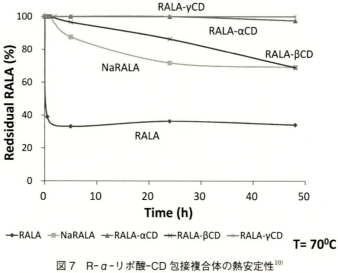

図7　R-α-リポ酸-CD包接複合体の熱安定性[10]
70℃／飽和水蒸気圧下にて保存。

であった。一方，RALA-βCD包接複合体では48時間後の残存率が約70%とα-CD包接複合体やγ-CD包接複合体に比べ低かった。一方，RALAの融点以下である25℃飽和水蒸気圧下では，NaRALAを除くいずれの試料に関しても残存率の時間変化は観察されず，ほぼ同等の安定性を示した。一方，NaRALAはたとえ融点以下であっても飽和水蒸気圧下においては，分解を示すことが明らかになった。RALAは同一条件下ではほとんど分解しないことを考慮すると，NaRALAの保存等に注意が必要であることが示唆された。

3.5　R-α-リポ酸-CD包接複合体の酸安定性試験

人工胃液（第15改正日本薬局方・製剤試験法・崩壊（溶質）試験第1液：0.2%塩化ナトリウム水溶液，pH 1.2（塩酸にて調整））にRALA-γCD包接複合体を懸濁させ，1分間超音波分散を行い，さらに37℃の浴槽中で60分間かき混ぜたのちに，希釈溶媒（5 mMリン酸二水素カリウムとアセトニトリルを体積比1:1で混合し，リン酸を用いpH 3.5に調整）を用いて希釈し，均一になるように溶解させた。各試料溶液に含まれるR-α-リポ酸含有量をHPLCを用いて測定した。人工胃液処理前のR-α-リポ酸含有量を100%に設定し，処理後の含有量を処理前に対する百分率で計算しそれを残存率とした。比較としてRALAおよびNaRALAも同じく測定した。その結果，RALAでは不溶性の大きなポリマーが生成し（図8左の浮遊物），残存率は43%と低い結果となった。また，NaRALAでは残存率は60%であった。一方，RALA-γCD包接複合体では，目視によっては不溶性の大きなポリマーは確認されず（図8右），残存率はほぼ100%であった（図9）。この実験を通して，RALAの酸に対する安定性はγ-CDによる包接化によって大きく向上することが明らかになった。RALAを単純に経口摂取するだけでは，酸性条

食品機能性成分の安定化技術

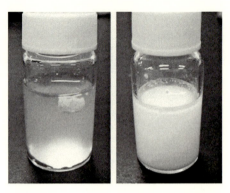

図8 人工胃液中でポリマー化したR-α-リポ酸（左）と
均一に分散したR-α-リポ酸-γCD包接複合体（右）

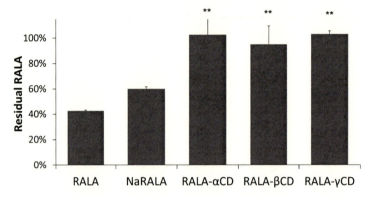

図9 人工胃液中でのR-α-リポ酸-各CD包接複合体の安定性[10]
pH 1.2, 37℃の水溶液中で1時間処理。
**$p<0.01$ vs. RALA および NaRALA（Tukey-Kramer's test）

件において分解してしまい，分解産物が大量にできる可能性があることが示唆されると同時に，RALAはγ-CD包接複合化によって胃の中を安定な状態で通過し，小腸まで移動することが示唆された。

また，これらの物性および安定性評価の結果より，RALA-γCD包接複合体が収率もよくRALAの安定化に最も有効であったため（表1），RALA-γCD包接複合体を用いて溶解性の実験を次に行った。

3.6 R-α-リポ酸-γCD包接複合体の吸収性と溶解性試験

筆者らのグループはこれまでにラットを用いた in vivo の吸収性試験において，γ-CD包接によりRALAの吸収量が増大すること，また経口摂取した場合，吸収が非常に速く胃からも吸収される可能性があることを見出している[12]。そこで，γ-CD包接化による吸収量増大のメカニズ

第2章 R-α-リポ酸

ムを解明するために，人工胃粘液に対するRALA-γCD包接複合体の溶解性について詳細に検討したのでその結果について報告する。

RALAとγ-CDの配合比が1:1（モル比）となるよう作製したRALA-γCD包接複合体を水，0.8％ムチン，タンパク質（5％アルブミン，卵由来）で構成した人工胃粘液に添加し，超音波により20分間分散させた後に0.45μmのフィルターで処理し，続いて有機溶媒でタンパク質を除去し，人工胃粘液中に溶解したRALAをHPLCにより定量した。同時に，人工胃粘液中の各構成成分を含む水溶液に対しても同様に溶解度を求めた。このとき，各サンプル溶液のpHを同時に測定し，その結果から，アルブミンの緩衝作用がRALAの溶解度に寄与することが分かった（ムチンは緩衝作用を示さないことも同時に確かめた）。アルブミンはヒトの血中にも存在し，血液のpHを一定に保つ働きを担っているタンパク質である。一方，RALAは水に溶けると酸性を示し，酸性領域での溶解度が低いが，アルカリ性領域ではよく溶ける。本試験から，胃粘液に含まれるアルブミンがもつ緩衝作用が胃の粘液層においてRALAの溶解度を上げ，吸収に影響している可能性が示唆された。その効果は，図10に示すように，アルブミンが存在すると，存在しない場合に比べてRALAの溶解度が1.7倍に向上した。また，RALA-γCD包接複合体では，遊離のRALAに比べて人工胃粘液に対する溶解度が有意に向上した。これらの結果から，γ-CD包接複合体においては，アルブミンの緩衝作用以外の要因も加わって溶解度が上昇していることが示唆された。

また，同様の溶解試験をRALAの光学異性体であるS-α-リポ酸（SALA）についても行っているが，SALAではCD包接の効果がより顕著に観察された。CDはキラリティーを認識することが知られているが，同じくキラリティーを認識するタンパク質，そしてキラリティーを有す

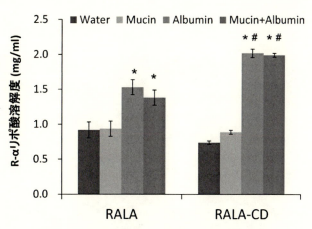

図10　R-α-リポ酸およびR-α-リポ酸-γCD
包接複合体の人工胃粘液に対する溶解度[12]
*$p<0.01$ Albumin or Mucin + Albumin v.s. Water or Mucin,
# $p<0.01$ RALA-CD v.s. RALA（Tukey-Kramer's test）

るSALAあるいはRALAが同時に系に存在すると，凝集や分散が立体異性体の影響を受けている可能性があると考えられる。図11の写真は5％アルブミン水溶液中にSALAとSALA-γCD包接複合体（SALA-γCD）を加えたものだが，未包接のSALAでは大きな凝集物が生じている一方，SALA-γCD包接体では均一に分散し，大きな凝集物は生じていない。ここではγ-CDは凝集防止剤として作用している。こういった観察事例からもCD包接化は凝集防止や分散性向上といった意味でも食品用途に用いる技術として有効であることが分かる（但し，SALAは元々生体内には存在しないため，食品添加物として利用することはできない）。

　以上の結果から，RALAはγ-CD包接化によって胃や腸の中で粘液層にも非常によく溶け，吸収されやすくなることが期待できる。最近になってヒト臨床での吸収性試験が実施されたので，その結果について次に紹介したい。

　健康な6名の日本人ボランティアが2期クロスオーバー試験に参加し，RALA 600 mgもしくはRALA-γCD 6 g（モル比1：1，RALA 600 mgに相当）を水で経口摂取したのちに180分まで経時的に採血を行い，血中に移行したRALA濃度を測定した。結果を図12，表2に示す。試験の結果，RALA-γCDは，未包接のRALAに比べてAUCが2.5倍，C_{max}が2.4倍に有意に増加した[13]。この理由としては，γ-CD包接によりRALAの安定性が向上し，酸やタンパク存在下でポリマーなどの凝集物が生成しにくくなったためと推察される。また，T_{max}については有意差がなかったがRALA-γCDで17.5分，RALAで20.8分と吸収が速いことが確認された。CD包接によってゲスト分子の吸収性が改善された事例は他にもいくつか存在し，例えば脂溶性の高いコエンザイムQ_{10}（CoQ_{10}）もγ-CDで包接複合化することによって生物学的利用能が大きく向上したと報告されている[14]。CoQ_{10}の場合はγ-CD包接により水への分散性が大きく向上し，腸管からの吸収性が向上したためと考察されている。CoQ_{10}-γCD包接体では，腸管内で胆汁酸とゲスト分子が置き換わることにより吸収性が高まるメカニズムが提唱されているが[15]，α-リ

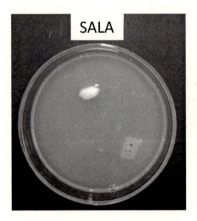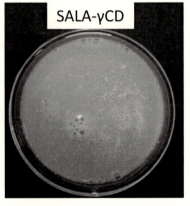

図11　5％アルブミン水溶液中でのS-αリポ酸（SALA）とS-αリポ酸-γCD包接体（SALA-γCD）の様子

第2章 R-α-リポ酸

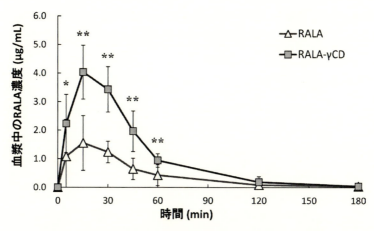

図12 健常人6名によるR-α-リポ酸600 mgおよびR-α-リポ酸-γCD包接複合体6 gを経口摂取後の血中α-リポ酸濃度の時間的推移
値は，平均値±S.D.。RALA-γCD（R-α-リポ酸-γCD包接複合体）；RALA（R-α-リポ酸）。6 g RALA-γCDは600 mg RALAに相当。

表2 R-α-リポ酸600 mgもしくはR-α-リポ酸-γCD包接複合体6 gを経口摂取後の健常人6名の薬物動態パラメーター

	RALA	RALA-γCD
$C_{max}(\mu g/mL)$	1.68±1.01	4.10±0.96**
$AUC_{0-180min}(\mu^*min/mL)$	78.0±43.5	195.9±17.7**
$T_{max}(min)$	20.8±10.7	17.5±6.1
$T_{1/2}(min)$	38.9±12.2	23.3±10.3

値は，平均値±S.D.。**$p<0.01$；RALA-γCD（R-α-リポ酸-γCD包接複合体）；RALA（R-α-リポ酸）；C_{max}（最大血中濃度）；AUC（血中濃度曲線下面積）；T_{max}（最大血中濃度到達時間）；$T_{1/2}$（半減期）

ポ酸のような比較的水に溶ける物質ではCoQ$_{10}$とはメカニズムが異なり，リポ酸分子がCD包接により安定化することによって吸収性向上が起こる。

3.7 R-α-リポ酸-γCD包接複合体のヘルシーエイジング効果，抗糖尿作用

RALA-γCD包接複合体の生理活性についてこれまでに動物を用いた実験が行われている。高齢（16週齢）のマウスにRALAもしくはRALA-γCD包接複合体を高脂肪食に混ぜ4ヶ月間自由摂食させたところ，RALA-γCD包接複合体投与群では1日のエネルギー消費量がコントロール群（高脂肪食群）に比べて有意に増大したが，RALA投与群では増大しなかった（表3)[16]。これは，γ-CD包接化によってRALAのバイオアベイラビリティーが向上するためであると示唆される。γ-CD包接による機能性成分の安定化が吸収性向上を達成できれば，機能性発揮のために有効な一手法になる可能性を示したものといえる。

この実験の結果からは，マウスの非活動期（light phase）においても常にRALA-γCD包接

表3 高脂肪食，あるいはR-α-リポ酸もしくはR-α-リポ酸-γCD包接複合体を配合した高脂肪食を投与したマウスのエネルギー消費量とエサの摂取量[16]

	高脂肪食群	高脂肪食+ R-αリポ酸群	高脂肪食+R-αリポ酸-γCD包接体群
エネルギー消費量－非活動期 （明期）（kcal・h・kg^{-1}）	5.76 ± 0.12	5.83 ± 0.07	6.53 ± 0.11*
エネルギー消費量－活動期 （暗期）（kcal・h・kg^{-1}）	6.58 ± 0.24	6.41 ± 0.11	7.24 ± 0.25
エネルギー消費量－24時間 （kcal・h・kg^{-1}）	6.17 ± 0.16	6.12 ± 0.09	6.79 ± 0.16*
エサ摂取量－24時間（g）	2.71 ± 0.10	3.03 ± 0.46	2.85 ± 0.74

値は，平均値 ± SEM（n = 4）。*$p < 0.05$ v.s. 高脂肪食群。

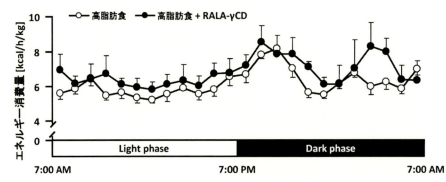

図13 高脂肪食あるいはR-α-リポ酸-γCD包接複合体を配合した高脂肪食を投与したマウスのエネルギー消費量
カロリメトリーを用いて24時間測定。値は，平均値 ± SEM（n = 4）。

複合体投与群のエネルギー消費量がRALA単体を投与した群よりも上回っていたことから（図13），高齢のマウスにおいてもRALA-γCD包接複合体を摂取すると基礎代謝が上がることが推察される。この結果はヘルシーエイジング（健康的に年齢を重ねる）という観点から非常に興味深いと考えられる。

4 おわりに

これまでに，ラセミ体のALAを各種CDで包接化した報告例はあったが[17]，得られた包接複合体の物性を詳細に評価した事例はなかった。筆者らは，CDを利用した化合物の包接による影響について，種々の観点からリポ酸を網羅的に解析してきた。CDによる包接化処理によって得られたRALA-CD包接複合体の物性を詳細に評価した結果，包接複合体は未包接のRALAとは異なる物性を示し，また熱や酸に対する安定性が飛躍的に向上することを示した。各RALA-CD包接複合体のうち，γ-CD包接複合体が収率，安定性に優れており，また，人工胃粘液に対

第2章 R-α-リポ酸

する溶解性が高いことが in vitro の実験で分かった。さらに，動物で吸収性を評価し，γ-CD 包接化によって RALA の吸収性が改善されることを確認した。健常人におけるヒト臨床試験では，RALA-γCD 包接複合体を経口摂取した場合，包接化処理を施していない RALA に比べて吸収されやすくなることが分かった。

　R-α-リポ酸はその機能性が確認されていながらも，熱や酸に対する安定性が低いために，製造工程や体内で吸収される前に分解し十分に有効性を発揮できていないケースが多かった。今回紹介した CD 包接による安定化技術は，物理的刺激に不安定な R-α-リポ酸を安定な粉末に加工し，食品への配合を可能にする技術である。筆者らの論文成果ならびに前著[18,19]をもとに加筆修正し概説したが，こうした技術は他の機能性素材にも十分に応用できるものであると考える。なお，記述には万全を期したつもりであるが，不明な点，不備な箇所などがあれば，遠慮なくご指摘頂ければ幸いである。

文　献

1) J. Zhang et al., *J. Therm. Anal. Calorim.*, **111**, 2063 (2013)
2) S. Matsugo et al., *Biochem. Biophys. Res. Commun.*, **240**, 819 (1997)
3) C. K. Sen et al., *Biochem. Biophys. Res. Commun.*, **247**, 223 (1998)
4) Y. Kono et al., *Expert Opin. Ther. Targets*, **16** (S1), S103 (2012)
5) K. Kofuji et al., *Food Chem.*, **109**, 167 (2008)
6) R. Weerakody et al., *Int. J. Pharm.*, **357**, 213 (2008)
7) B. B. Vidović et al., *Hem. Ind.*, **70** (1), 49 (2016)
8) H. Nishiura et al., *J. Nanomed. Nanotechol.*, **4** (1), 1000155 (2013)
9) J. Szejtli, Chapter 1; Cyclodextrins, "Cyclodextrin technology", Kluwer Academic Publishers (1988)
10) N. Ikuta et al., *Int. J. Mol. Sci.*, **14**, 3639 (2013)
11) N. Ikuta et al., *Int. J. Mol. Sci.*, **16**, 24614 (2015)
12) R. Uchida et al., *Int. J. Mol. Sci.*, **16**, 10105 (2015)
13) N. Ikuta et al., *Int. J. Mol. Sci.*, **17**, 949 (2016)
14) K. Terao et al., *Nutr. Res.*, **26**, 503 (2006)
15) Y. Uekaji et al., "Bio-Nanotechnology: A Revolution in Food, Biomedical and Health Sciences", p.179, John Wiley&Sons (2013)
16) S. Nikolai et al., *Nutrition*, **30**, 228 (2014)
17) H. Takahashi et al., *Biosci. Biotechnol. Biochem.*, **75** (4), 633 (2011)
18) 生田直子ほか，機能性素材のシクロデキストリンによる安定化と吸収性向上，p.176，シーエムシー出版 (2013)
19) 生田直子ほか，月刊ファインケミカル，**42** (11), 5 (2013)

第3章　δ-トコトリエノール

岡本陽菜子*

シクロデキストリンはグルコースがα-1,4結合した環状のオリゴ糖であり，中央の空洞に分子を取り込んで包接することで，その物質の安定化や溶解性を改善することができる。本稿では強い抗酸化力を持ち，スーパービタミンEとして注目されているトコトリエノールをシクロデキストリンで包接し，その安定性の改善や生体利用能の向上を目指した検討について紹介する。

1　はじめに

ビタミンEは化学構造の異なる8つの類似体，トコフェロール（TP）4種（α-TP，β-TP，γ-TP，δ-TP）とトコトリエノール（T3）4種（α-T3，β-T3，γ-T3，δ-T3）から構成されている（図1）。自然界では，野菜，果物などのほとんどの植物にTPとT3の計8種類の類似体が混合物として含まれており，単独では存在していない。TPは天然の一般的な植物油に多く含まれているが，T3はオート麦，米糠などの穀物やアナトー，ヤシなどの果実に高濃度で存在している。

T3は不飽和の側鎖を有しているため，飽和の側鎖を有しているTPよりも生物学的活性の高

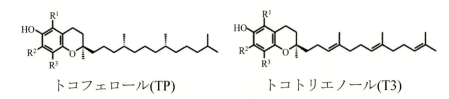

類似体	R¹	R²	R³
α	CH_3	CH_3	CH_3
β	CH_3	H	CH_3
γ	H	CH_3	CH_3
δ	H	H	CH_3

図1　トコフェロール（TP）とトコトリエノール（T3）類似体の構造

---

*　Hinako Okamoto　㈱シクロケムバイオ

第3章 δ-トコトリエノール

いことがここ十数年の間に解明され，T3は「スーパービタミンE」とも呼ばれている[1]。さらに米国ではT3の中でもクロマニル部位のメチル基の少ないγ体およびδ体が注目されている[2]。近年の報告ではγ-T3，δ-T3は紫外線や活性酸素による皮膚の老化防止作用[3,4]，コレステロールや中性脂肪の低減作用[5,6]，抗がん作用[7〜11]，脱毛予防作用[12]，神経細胞の保護作用[13〜16]など数多くの有望な特性を有していることが明らかとなっている。しかしながら光，熱，酸素などに対して不安定であり，また脂溶性のためにその生体利用能が低いなど，サプリメントや機能性食品などとしての摂取には幾つかの難点がある[17,18]。

シクロデキストリン（CD）はグルコースが$α$-1,4結合した環状オリゴ糖であり，底のないバケツ状の構造をしているため，その中央の空洞への色々な分子の取り込み（包接）によって物質の安定性を向上させることや，水に対する溶解性を改善させることが知られている。中でもグルコース単位が8個のγCDは，様々な脂溶性成分の安定化や吸収性の向上に有用であることを我々は近年の研究で見出している[19]。例えばγCDによるコエンザイムQ10（CoQ10）の安定化と吸収性向上作用については，第1章コエンザイムQ10で述べられた通りである。すなわち，CoQ10やクルクミンといった脂溶性成分はγCDの包接化により安定に保たれたまま腸管に運ばれる。腸管内では，それらの脂溶性成分よりも消化液に含まれる胆汁酸の方がγCDとの結合定数が大きいため，包接分子の入れ替わりが起こる。解離した脂溶性成分は包接されていない胆汁酸によって分子ミセル化され，その結果，体内吸収が高まることが分かっている。これらの知見をもとに，T3のγCD包接複合体に関する安定性，生体利用能についての評価を検討した。

2　γCD包接によるα-TPおよびγ-T3の安定性の改善

一般に生体内で抗酸化作用を有する機能性成分の安定性は生体外において紫外線や熱，酸素などの影響を受け，ラジカル重合や熱変性，酸化反応によって分解されやすい。特に，抗酸化能の高い物質の方が容易に分解される場合が多い。ビタミンEの8種類の類似体の中でもT3の方がTPよりも抗酸化能が40〜60倍高いと言われており，そのためT3の方が分解されやすいと考えられる。そこで我々はγCD包接によるT3の安定性の改善を目指し，T3-γCD包接複合体を用いて検討した。

2.1　T3-γCD包接複合体の作製

T3高含有オイルの試料として，オリザ油化㈱製のオリザトコトリエノール®-70（規格値：総TPおよび総T3量70.0％以上，総T3量40.0％以上）を用い，γCDはWacker Chemie AG社製のCAVAMAX® W8 FOODを用いた。また，安定性比較検討のためのαCD，βCD，結晶セルロース（MCC）は，それぞれWacker Chemie AG社製のCAVAMAX® W6 FOOD，CAVAMAX® W7 PHARMA，リバソン㈱製のVIVAPUR® 101を用いた。

T3高含有オイルとγCDをイオン交換水に加えホモジナイズすると均一な懸濁液となり，さ

らに加熱すると粘度は大幅に上昇した。一晩静置後，凍結乾燥すると均一で流動性の良い白色粉末が得られた。一方，MCC混合粉末はT3高含有オイルとMCCを乳鉢にて混練後，凍結乾燥して粉末を得たが，こちらはべたつきのある茶色がかった粉末であった。

2.2 T3-γCD包接複合体の熱安定性の検討

上記の方法で作製したT3-γCD包接複合体とMCC混合粉末をそれぞれ140℃で加熱し，経時的にT3高含有オイルの主成分であるα-TPとγ-T3の含有量をHPLCにて測定した。

加熱前の粉末中のα-TPとγ-T3の含有量を100%として加熱後の残存率を算出したところ，MCC混合粉末中のα-TPとγ-T3は何れも熱分解されやすく，特にγ-T3の残存率は低かった（加熱30分後，α-TPの残存率57%に対してγ-T3は42%）。一方，γCD包接複合体中のα-TPとγ-T3の残存率はMCC混合粉末と比べていずれも高く（加熱30分後，α-TPの残存率72%，γ-T3は86%），特にγ-T3の安定性が向上していた（図2）。

また，αCD，βCD包接複合体でも，140℃，120分加熱後のγ-T3の含有量を測定し，γCD包接複合体との比較を行った。その結果，αCD包接複合体はMCC混合粉末と同様にγ-T3の熱分解をほとんど抑えられていなかった（αCD包接複合体中の残存率11%，MCC混合粉末中の残存率8%）。βCD包接複合体ではγCD包接複合体と同様にγ-T3の安定性は向上していたが（残存率53%），γCD包接複合体が一番安定であった（残存率61%）（図3）。

さらに，γCD包接複合体を長期保存における安定性が求められるサプリメント，機能性食品，パーソナルケア製品に配合利用することを目的として，医薬品製剤の評価に用いられている加速試験条件（40℃，RH75%）で長期安定性を評価したところ，2ヶ月経過後もγ-T3の残存率はほぼ100%でありほとんど減少は見られなかった（図4）。これにより，γCD包接複合体の長期安定性を確認することができた。

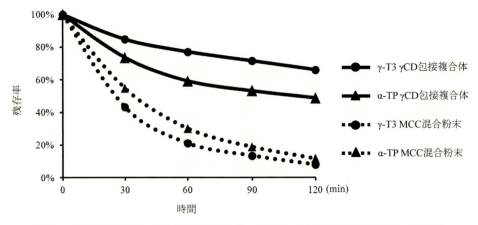

図2　γCD包接複合体とMCC混合粉末中のα-TPとγ-T3の熱安定性の比較（140℃）

第3章　δ-トコトリエノール

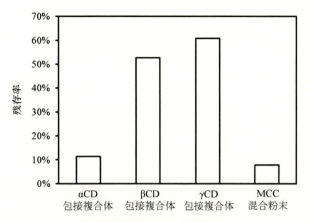

図3　αCD，βCD，γCD 包接複合体と MCC 混合粉末中の γ-T3 の熱安定性の比較
（140℃，120 分後）

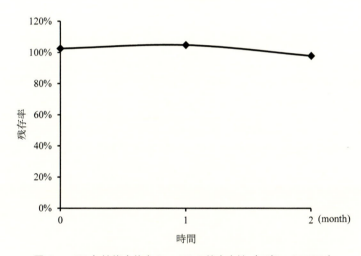

図4　γCD 包接複合体中の γ-T3 の熱安定性（40℃，RH75%）

3　γCD 包接による T3 の生体利用能の向上

　T3 には慢性疾患の予防効果が期待されているものの，脂溶性で酸化を受けやすく，安定性が低い物質であるため T3 の経口摂取後の吸収性は極めて低いことが知られている。一方，我々はこれまでに T3 と同様に不安定で吸収性の低い CoQ10 やクルクミンなどの脂溶性成分を γCD で包接することによって安定性とともに吸収性が増加し，生体利用能の向上に繋がることを見出しており，その吸収性向上のメカニズムには消化管で分泌される胆汁酸が関与していることを明らかとしている。そこで，T3 でも生体利用能が向上することを期待し，T3-γCD 包接複合体による検討を行った。

食品機能性成分の安定化技術

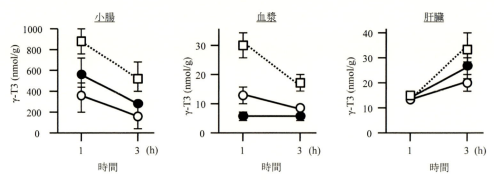

図5 投与1時間後と3時間後の小腸，血漿，肝臓におけるγ-T3濃度の変化
○：T3，●：T3とγCDの混合物，□：T3のγCD包接複合体

3.1 γCD包接化によるT3の吸収性への影響

T3のみ，T3とγCDの物理的混合物，T3-γCD包接複合体を12時間絶食させたビタミンE欠乏Wisterラットにそれぞれ経口投与し，1および3時間後に屠殺した。なお，3群のT3投与量は等しくなるように投与した。小腸，血漿，肝臓におけるγ-T3濃度の経時変化を追ったところ，小腸と血漿においてT3-γCD包接複合体投与群では他の2群に比べて高い濃度を示した（図5）。

以上の結果から，T3をγCD包接して経口摂取した場合，T3の吸収性が増大していることが分かった。またそのメカニズムはCoQ10やクルクミンなどの脂溶性成分と同様に，消化管内でゲスト分子のT3と胆汁酸が入れ替わり，解離したT3は胆汁酸によって胆汁酸ミセルとなり乳化され，腸管吸収が促進されることが示唆された。

3.2 γCD包接化によるT3の生理活性への影響

2011年にMiyoshiらはマウスマクロファージ様RAW264.7細胞へのLPS/IFNγ暴露（24時間）によるNO産生に対する，T3およびT3-γCD包接複合体の抑制効果についての解析を報告している。その結果，T3および，T3-γCD包接複合体をLPS/IFNγと同時投与するとNO産生が濃度依存的に抑制された。T3-γCD包接複合体のIC50値はT3に比べて有意に低く，γCD包接化によるNO消去活性促進効果が認められた。

さらに，Miyoshiらは実験動物を用いて致死的LPS刺激に対するT3および，T3-γCD包接複合体の効果も検討している。4週間ビタミンE欠乏食を与えて飼育したC57BL6マウスに，T3および，T3-γCD包接複合体を1日おきに3回経口投与し，LPSの腹腔内投与後72時間の生存率を観察した。その結果，コントロールに対しT3および，T3-γCD包接複合体投与群では生存率に有意な差は見られなかったが（loglank検定），T3に比べT3-γCD包接複合体投与群ではLPSが誘導する致死的な刺激に対して72時間後の生存率を増加させる効果を示した（図6）[20]。

第3章　δ-トコトリエノール

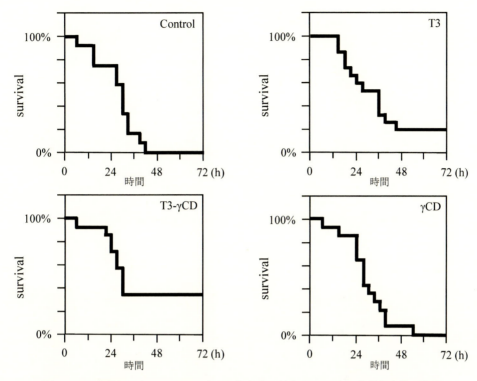

図6　LPSを投与したC57BL6マウスの生存率に対するT3-γCD包接複合体の影響

3.3　T3-γCD包接複合体の効果

15ヶ月齢のC57BL/6JマウスにT3-γCD包接複合体を高脂肪, 高糖質であるウエスタンタイプの食餌に混合して6ヶ月間投与し, 脳中のミトコンドリア活性に対する影響を確認した。その結果, 脳中のATP量やミトコンドリア膜電位（MMP）がT3-γCD群では上昇していることが確認され, これはT3-γCD包接複合体がミトコンドリア転写因子A（TFAM）の発現を増大させることに起因していることが分かった（図7）。さらに, 脳中のスーパーオキシドジスムターゼ2（Sod2）, ヘムオキシゲナーゼ1（Hmoxl）やグルタミン酸システインリガーゼ調節サブユニット（Gclm）といった抗酸化物質のmRNA量をqRT-PCR法で確認したところ, T3-γCD群では増加傾向にあることが分かった（図8）。これらのことから, T3-γCD包接複合体は, 老齢マウスの脳中の抗酸化物質を増加させることでミトコンドリア活性を増強させることが分かった。

脳老化はミトコンドリア機能の低下と付随して進行し, 酸化ストレスの増加, 細胞障害性のアミロイドβタンパクの蓄積を促すことが分かっている。今後, アルツハイマー病などの病態マウスを使用することで, さらなるT3-γCD包接複合体の効果が期待できる[21]。

以上の結果から, γCD包接化によりT3の安定性とともに吸収性が向上し生体利用率が増加する可能性が示唆された。

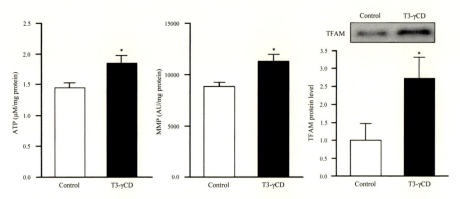

図7 老齢マウスの脳中のATP量，ミトコンドリア膜電位（MMP），ミトコンドリア転写因子A（TFAM）に対するT3-γCD包接複合体の影響

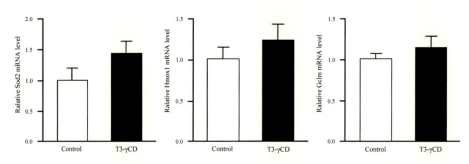

図8 老齢マウスの脳中のSod2, Hmox1, Gclmに対するT3-γCD包接複合体の影響

4 おわりに

本稿ではγCDで包接することによってT3高含有オイルを粉末化させ，さらにT3の安定性が向上し，その吸収性や生体利用能が増大することを示した。なお，T3高含有オイルとしては米由来のものが多く市販されているが，この米由来の場合にはT3だけではなくTPが含まれている。TP，T3はともに抗酸化作用をはじめ，様々な作用効果があるが，α-TPはγ-T3やδ-T3のコレステロール低減作用や抗がん作用を阻害するという報告もされている[22]。そのため，我々は期待する作用効果によってはT3のみを摂取することが望ましいと考えている。現在，T3を高濃度に含むビタミンEの供給源としては，米，ヤシ，アナトー果実が一般的であり，その中で唯一アナトー由来のビタミンEはδ-T3，γ-T3のみで構成されており，TPが含まれていない。我々はこのアナトー由来のT3でもγCD包接複合体を作製し，γCDによるT3の熱安定性の向上を確認している。今後はこのT3-γCD包接複合体を用いてさらなる検討を行っていく予定である。

第3章　δ-トコトリエノール

文　　献

1) E. A. Serbinova *et al.*, Vitamin E in Health and Disease., p.235 (1993)
2) J. Atkinson *et al.*, *Free Radic. Biol. Med.*, **44**, 739 (2008)
3) M. G. Traber *et al.*, *Asia Pac. J. Clin. Nutr.*, **6**, 63 (1997)
4) Y. Yamada *et al.*, *J. Nutr. Sci. Vitaminol.*, **54**, 117 (2008)
5) N. Qureshi *et al.*, Vitamin E in Health and Disease, p.247 (1993)

〈アミノ酸・ペプチド・タンパク質〉

第4章　L-カルニチン

王堂　哲*

1　はじめに

　L-カルニチン（図1）は脂質代謝に必須の生体常在成分であり，長鎖脂肪酸をミトコンドリア内に運搬する役割を担っている。タンパク質としてペプチド結合しているリジンを出発物質としてヒトの場合肝臓を中心に腎臓，脳などでも製造される。構造的には四級アンモニウム塩の残基を有するためコリン誘導体とみることもできる。水酸基の結合する炭素が不斉炭素となっており，ここに遊離脂肪酸がエステル結合する。L体のみが生理的機能をもつ。主要な標的器官は骨格筋と心筋であるがこれらの臓器では生合成されず，肝臓で生合成されたL-カルニチンが血流を介して移動し筋肉細胞膜表面に発現する特異的レセプター（OCTN2）によって細胞内に能動輸送される。たとえば動物の筋肉である食肉の赤味にはL-カルニチンが含まれるが，経口摂取されたL-カルニチンは小腸上皮のOCTN2によって体内に吸収され生合成されたものと同じく血流を介して筋肉などに取り込まれる。日本では従来L-カルニチン先天性欠乏症患者向けの医薬品として用いられていたが，2002年末に食品成分としての利用が認められて以来広くサプリメントや機能性食品の成分として利用されている。

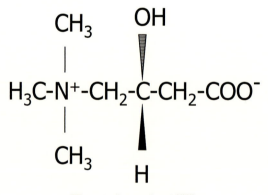

図1　L-カルニチンの構造

＊　Satoshi Odo　ロンザジャパン㈱　コンシューマーケア事業部　顧問

第4章 L-カルニチン

2 L-カルニチンの基本物性

外観：白色結晶性粉末
呈味：ごく薄い甘味。有機酸塩においてはその酸の味を呈する
分子量：161.12
比旋光度：$-32.0 \sim 30.0°$（Na-D，25℃，c＝10，水溶液）
水溶液 pH 値：6.5～8.5（5% 水溶液）
融点：180 ～ 190℃（分解）
水溶解度：250 g/100 mL（20℃）
有機溶媒溶解性：エタノールに易溶，アセトンに不溶（20℃）

3 利用上の安定性

L-カルニチン原体粉末は気密容器に保管することにより常温下少なくとも2年間は安定に存在する。ただし潮解性を有するため液状製品に用いられることが多い。カプセル，錠剤などの固形形態の製品については吸湿性を抑制するため酒石酸塩，フマル酸塩などの有機酸塩の形態がとられる。脂溶性物質との混合を行う際には微細化した粉末を用いてソフトカプセル等が製造される。

4 熱安定性

粉体原末を気密容器内60℃および90℃で最長112日保管したところ，いずれも有意な含量の低下は見られなかった。また水溶液では中性および酸性領域で90℃に加熱した条件で24時間経過後にも含量，透明度に変化は見られなかった。一方苛性ソーダでアルカリ化した条件下においては90℃，24時間で数パーセントの含量減少，60％以上の透明度の低下が認められた。したがって，アルカリ条件での加熱は加工上避けたほうがよいと考えられる。

5 光に対する安定性

粉体および水溶液に対する光照射を行った場合，700 W 24時間照射後に安定であることが確認された。

6 安定化技術

既述のようにL-カルニチン原体には吸湿性があるためこれを抑制する必要のあるカプセル，

錠剤の製造には酒石酸，フマル酸などの有機酸塩として用いられる。なお，有機酸塩は飲料など液状製品にも利用される場合がある。

7　加工実績

L-カルニチンの安定性については上述のような知見があるが，実際の商品加工においては各種錠剤，ハードカプセル製剤，ソフトカプセル製剤で2年間の賞味期限として問題なく用いられている。またキャンディーなど加熱工程を含む食品や麺類への練り込み，無色透明なペットボトル飲料としての販売実績がある。

8　安全性

L-カルニチンは生合成される常在成分であり，食肉など一般食品からも摂取され食経験の豊富な素材である。またサプリメントとしては1990年代初頭より欧米で使用が開始され，日本でも2003年から各種商品が製造販売されているがL-カルニチンが原因となる有害事象は特に知られていない。主要な毒性・安全性情報については以下のとおりである。

急性経口毒性：LD_{50} 値 5,000 mg/kg 以上（ラット）
変異原性：陰性（Amesテスト）
その他，染色体異常，小核試験，催奇形性試験，慢性毒性，亜急性毒性などにおいて懸念される点はない。

9　使用上の留意点

L-カルニチンは医療用医薬品としても用いられていることやダイエット分野での訴求に注目が集まりやすいことから一般消費者が無用の過剰摂取に向かうことのないような配慮が必要となる可能性がある。この点を考慮して厚生労働省は一日摂取上限目安としてスイス（1,000 mg／日）および米国（一日許容摂取量 ADI 20 mg/kg 体重／日）の事例を挙げ，その旨を商品ラベルやパッケージに記載することを認めている[1]（通常は特定保健用食品や機能性表示食品など一定の要件を満たすもの以外には用法用量表示は認められていない）。

10　機能性と利用分野

以下にL-カルニチンに関する主要な生理機能と利用分野について述べる。

第4章　L-カルニチン

10.1　脂肪燃焼の促進

　長鎖脂肪酸はそれ自体ではミトコンドリア内膜を通過することができずコエンザイム A（CoA）によって活性化を受けた後ミトコンドリア膜酵素である CPT-I（カルニチンパルミトイル転移酵素）によって L-カルニチン分子の水酸基とエステル結合が形成され，膜透過が可能となる（図2）。ミトコンドリアマトリクス内に入った脂肪酸エステル化 L-カルニチンは逆に CPT-II の働きによって CoA 分子にアシル基を転移し遊離カルニチンとなって再び細胞質にリサイクルされ新たな脂肪酸基質に対応する。一方ミトコンドリア内に運搬されたアシル CoA は β-酸化に繰り込まれてアセチル CoA まで代謝されクエン酸回路を経てエネルギーを産生する。

　Wutzke らは 10 日間 L-カルニチンを経口摂取することによって脂肪燃焼が促進されることを安定同位体の C^{13} で標識化した脂肪酸プローブを用いたヒト試験によって証明した[2]（図3）。

10.2　体重・血中中性脂肪の減少効果

　L-カルニチンを 4 週間，1 日あたり 500 mg 摂取した日本人について体重や血中中性脂肪がどのように変化するかが検討された。中性脂肪値が 150 mg/dL 以上の正常高値にある男性を被験者として試験が行われた[3]。このような試験を行う場合，体重や中性脂肪の値は食や運動などの生活習慣の影響を受けやすいためしばしば明確な結果を得にくくなる。そこで摂取群・非摂取群の各々をさらに 2 グループに分け，片方のグループのみに体重・歩数の記録などを要請することによって日常生活上の健康モチベーションを高めるようにし，もう一方にはそのような措置を行

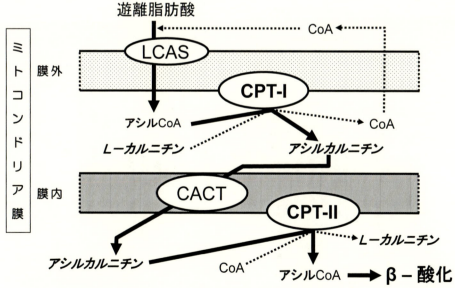

CPT-I：カルニチンパルミトイルトランスフェラーゼ I，CPT-II：カルニチンパルミトイルトランスフェラーゼ II
LCAS：長鎖脂肪酸活性化酵素，CACT：カルニチンアシルカルニチントランスロカーゼ

図2　L-カルニチンによる長鎖脂肪酸のミトコンドリアマトリクスへの移送

わない放置群とした。その結果「摂取＋モチベーションアップ群」では「プラセボ＋放置群」に対し有意な体重や中性脂肪値の低減がみられた（図4）。一方「摂取＋放置群」や「プラセボ＋モチベーション群」では数値の変化方向が個々人によって一定しなかった。以上のことから日常

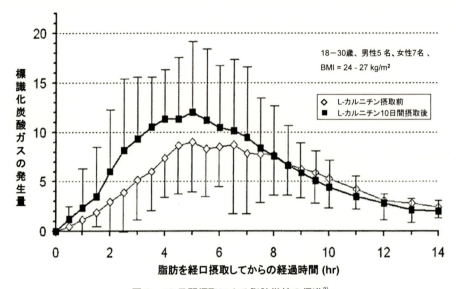

図3　10日間摂取による脂肪燃焼の促進[2]

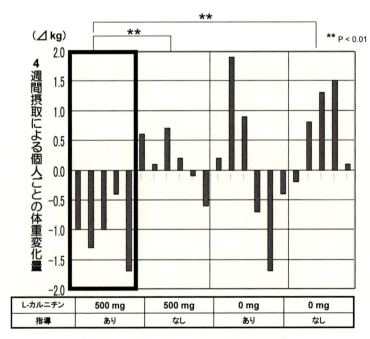

図4　10日間摂取による脂肪燃焼の促進[3]

の食・運動などの習慣が好ましい方向付けを受けた場合にL-カルニチンの効果が発揮されやすいことが示された。

10.3　アセチルカルニチンを生成しエネルギー代謝を円滑化

　主要なエネルギー源である糖質・脂質いずれの代謝においてもアセチルCoAは重要な中間体である。アセチルCoAはミトコンドリア内でTCA回路に入り酸化的リン酸化を経てエネルギー（ATP）が産生される。この代謝の流れが円滑に進むためには十分量の遊離型コエンザイムA（CoA）が必要になるが何らかの理由で脂質代謝が過度に亢進するとCoAが不足する状況に陥る。具体的には急激な嫌気的運動を行った場合や糖尿病患者の筋肉細胞内などの状況がこれに該当する（糖尿病では糖質ができないため脂肪エネルギーに依存している。遊離脂肪酸から生成するアセチルCoAは莫大な量となるため結果的に遊離CoAが不足してエネルギー代謝の停滞を招く）。

　このような状況下にL-カルニチンを摂取すると，ミトコンドリア内のL-カルニチンはアセチルカルニチン転移酵素の働きによってアセチルCoAからアセチル基を受け取りアセチルカルニチンに変化する。アセチルカルニチンはミトコンドリア内から細胞質さらに細胞外（血中）に移行する。この一連の過程で遊離CoA濃度が回復することになり，一旦滞った代謝に流動性が付与されるようになる（図5）。つまり糖尿病のように糖質・脂質の利用バランスが脂質方向に偏っている場合にL-カルニチンを補給すると通常とは逆に脂質代謝が抑制され，遊離CoA濃度の回復を通じて糖質代謝の復活がみられるようになる。

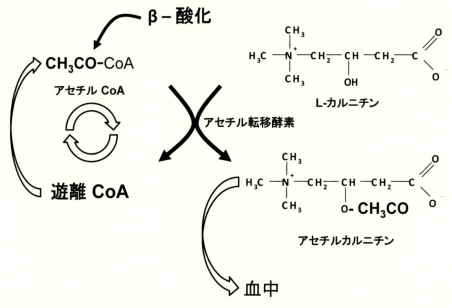

図5　アセチルCoAからのアセチルカルニチンの生成

以上のことから，L-カルニチンは無条件で脂肪燃焼を促進しているのではなくアセチル CoA のような中間代謝産物の量的調節を通じてエネルギー源の利用バランスを調節していることがわかる。このような L-カルニチンの作用は「アセチルバッファー」とも呼ばれ近年米国の Muoio らによって精力的な研究が進められている[4]。

10.4 アセチルカルニチンの神経作用

L-カルニチンの筋肉中の濃度は加齢とともに減少することが知られている[5]。一方血中濃度は新生児では低く（約 20 μM），20 歳代以降漸増もしくは横ばい（40〜50 μM）で推移することが知られている。また男女の比較では男性の血中濃度が概ね高い傾向にある。一方前項で述べたアセチルカルニチンの血中濃度は L-カルニチンの外部補給，運動の直後などで一時的に高まることがあるものの，老若男女生涯を通じて約 15 μM 程度に一定している[6]。アセチルカルニチンは L-カルニチンよりも腎再吸収を受けにくいため尿中に排出されやすいが，この排出量は血中濃度の厳密な維持に重要であると推定される。

アセチルカルニチンは血液脳関門を通過して脳神経にまで到達する[7]。アセチルカルニチンは脳内でコリンとの間でアセチル基の受け渡しを行いアセチルコリンを生成する。アセチルコリンはシナプス小胞に格納されており神経伝達物質として要時神経節に放出されるが，その後再び神経内に取り込まれる。アセチルカルニチンはこのアセチルコリンの代謝回転を亢進させ，記憶機能を維持する働きを持っていることが知られている[8]（図6）。またシナプス小胞の構造を安定化し神経細胞の保護にも寄与している。

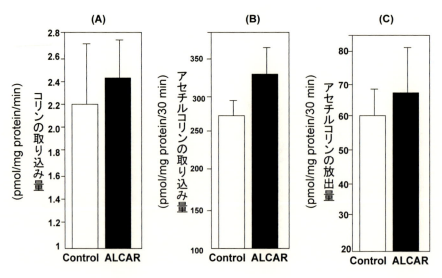

ALCAR：アセチル L-カルニチン投与群

図6-A　アセチル L-カルニチン摂取によるアセチルコリン代謝回転の亢進[8]

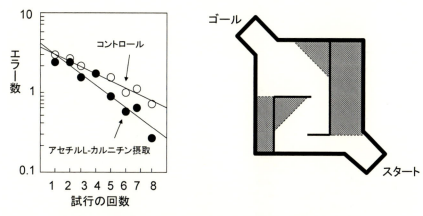

図6-B　アセチルL-カルニチン投与によるラット学習能力の向上[8]
アセチルL-カルニチンを3ヶ月摂取させたラットについて，Hebb-Williams課題迷路を用いて学習能力の向上を比較。アセチルL-カルニチン摂取群でエラーが有意に減少した。

一方脳内のアセチルカルニチンは神経作用をもつGABA（γ-アミノ酪酸）の一部構造に変換され，この場合は疲労感の調節に働く[7]。

このようにアセチルカルニチンは血中で常に一定の濃度を保ちながら中枢神経系で重要な役割を演じている。慢性疲労症候群のような神経性疾患や強い疲労感を伴うC型肝炎などでアセチルカルニチンの濃度に異変が生じること[9]はそのことを示唆している。

10.5　スポーツ栄養素としての活用

L-カルニチンが脂肪燃焼を促進するとの考えをもとにスポーツニュートリションの分野では持久運動能力の増進との関係について研究されてきた。Swartらはフルマラソンで2時間半を切る身体能力のあるアスリートに対してL-カルニチンの摂取試験を行い，心拍数が有意に減少することを示した[10]（図7）。持久運動能力に関する類似の研究は多数存在するが競技の種類や被験者の身体能力によって必ずしも一般性のある結論を導き出せていない。

それに代わって，2000年代に入ってからは運動後の筋肉疲労の回復に及ぼすL-カルニチンの影響について一連の研究がなされた。筋肉運動後には局所的な血流の減少によって酸欠状態が生じ，さらにそれが活性酸素の発生を促す。この活性酸素が筋細胞を損傷することによって筋肉痛が感知されると考えられる（図8）。L-カルニチンは毛細血管の収縮を緩和することによって一連のROS（活性酸素種）を低減させ，筋肉の過度な損傷を抑制していることが示された[11]（図9）。このような筋肉痛の抑制効果はアスリートのみならず運動習慣のない一般中年健常者でも確認されている[12]ことから今後はより広い市場での利用が見込まれるところである。

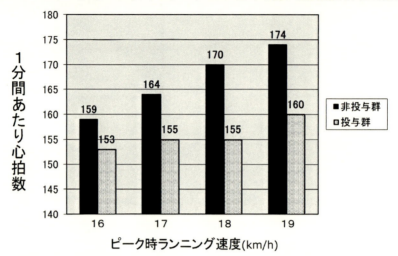

図7 L-カルニチンと持久運動時の心拍数（ヒト試験）[10]

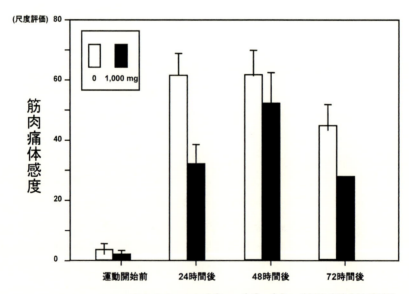

図8 L-カルニチンによる遅発性筋肉痛の抑制（ヒト試験）

第4章　L-カルニチン

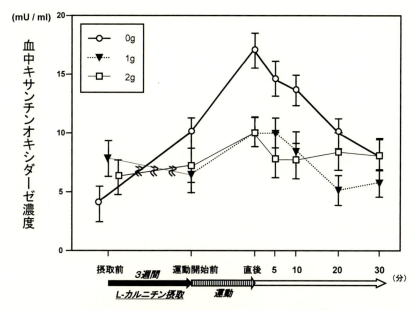

図9　活性酸素生成に関連するパラメータの変化[11]

10.6　がん患者の場合

　すい臓がんの処置では化学療法が主となっているが，その副作用は相当激しいことが知られている。2012年Kraftらは進行性すい臓がん患者（n＝72）に対しL-カルニチン投与のRCT試験を行った[13]。その結果摂取群では体重や体脂肪，体細胞量のすべてにおいてプラセボ群に対し有意な「増加」が見られた。ここでは減量とは逆の現象がおこっていることになり，L-カルニチンの補給はむしろ生体のあるべきバランスの獲得に寄与しているものと考えられた。

11　おわりに

　L-カルニチンそれ自身には味や臭気に問題がなく，安全性，安定性面の観点からも食品分野での活用に関しては特別な手を加える必要のない比較的利用しやすい素材と考えられる。ただし，今後さらに進んだ機能性を求めてゆく際に他の原料との組み合わせが必要になる場合が増えることも想定される。またよりコンパクトで効力の発揮できるサプリメントや機能性食品を開発するためには日本人，特に高齢者や病気療養者にも抵抗なく受け入れられるような食品形態について検討が進められるべきであろう。これまではダイエット市場に認知が高かったが，この素材が本来備えている機能分野はまだまだ未開拓の状態で残されている。最近筆者らが行った国内でのヒト試験によってL-カルニチンが脂肪のエネルギー利用に関して一種の即効性を有していることが明らかになった。摂取のタイミングや量なども含め，今後さらに実践的な知見が構築されることが期待される。

文　　献

1) 厚生労働省医薬局食品保健部基準課長 食基発第1225001号 平成14年12月25日
2) K. D. Wutzke *et al.*, *Metabolism*, **53**, 1002 (2004)
3) S. Odo *et al.*, *Food Nutr. Sci.*, **4**, 222 (2013)
4) D. M. Muoio *et al.*, *Cell Metab.*, **15**, 764 (2012)
5) M. Costel *et al.*, *Biochem. Biophys. Res. Commun.*, **161**, 1135 (1989)
6) N. Takiyama *et al.*, *J. Am. Coll. Nutr.*, **17**, 71 (1998)
7) H. Kuratsune *et al.*, *Biochem. Biophys. Res. Commun.*, **231**, 488 (1997)
8) S. Ando *et al.*, *J. Neurosci. Res.*, **66**, 266 (2001)
9) H. Kuratsune *et al.*, *Int. J. Mol. Med.*, **2**, 51 (1998)
10) I. Swart *et al.*, *Nutr. Res.*, **17**, 405 (1997)
11) J. S. Volek *et al.*, *Am. J. Physiol. Endocrinol. Metab.*, **282**, E474 (2002)
12) J. Y. Ho *et al.*, *Metabolism*, **59**, 1190 (2010)
13) M. Kraft *et al.*, *Nutr. J.*, **11**, 52 (2012)

第5章　コラーゲンペプチドの製造方法と その安定化技術の特徴

西澤英寿[*1]，長谷篤史[*2]，井上直樹[*3]

1　はじめに

1.1　コラーゲンとは

　コラーゲンはタンパク質の一種である。人体の約20％を占めるタンパク質のうち，コラーゲンは約30％を占める。人体の中で最もコラーゲンが多い部位は，皮膚で全コラーゲン量の約40％を占め，骨や軟骨で全コラーゲン量の約10～20％を占める。その他として，内臓や血管にもコラーゲンは存在している。コラーゲンは細胞外マトリックスと言われており，体の細胞や組織を「結びつける」「支える」「境界を作る」という役割を果たし，人の体にとって欠かすことのできないタンパク質である。

1.2　コラーゲン，ゼラチン，コラーゲンペプチド，アミノ酸の違い

　コラーゲンと聞くと，煮こごり，化粧品，コラーゲン鍋，サプリメントなどを思い浮かべるが，これらはコラーゲンファミリー（コラーゲン，ゼラチン，コラーゲンペプチド）のそれぞれの性質を利用した商品となる。
　コラーゲンファミリーの模式図を図1に示す。コラーゲンは，アミノ酸が約1,000個つながったポリペプチド鎖3本がコイルのように巻いた「3重らせん構造」を取っている。コラーゲン鎖同士が架橋し，強度を高める働きをしている。これらの構造は，他のタンパク質には見られなく，コラーゲンが皮膚や骨，関節などの組織を支えたりつなげたりする機能を果たしている。コラーゲンの性質として，水に不溶で保湿作用があるために，化粧品用途やソーセージの皮などへ利用されている。このコラーゲンを加熱することで3重らせん構造がほどけゼラチンとなる。コラーゲンは水に溶けないのに対し，ゼラチンは温水に溶解する。ゼラチンは，冷えるとゼリー状に固まるという性質があり，コンビニ惣菜やゼリー菓子などの材料として使用されている。ゼラチンは，その他として写真フィルムや薬のカプセルなどにも使用されている。ゼラチンを，酵素分解したものがコラーゲンペプチドとなる。ゼラチンよりも分子量が低いため水に溶けやすくなる。また，体への吸収性も高まるため，健康食品としてサプリメントとして使用されている。コラー

---

*1　Hidetoshi Nishizawa　新田ゼラチン㈱　ペプチド事業部　マネージャー
*2　Atsushi Hase　新田ゼラチン㈱　ペプチド事業部
*3　Naoki Inoue　新田ゼラチン㈱　ペプチド事業部

食品機能性成分の安定化技術

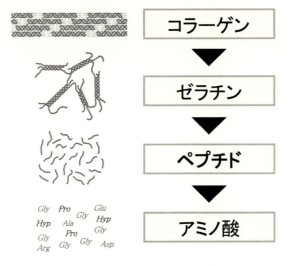

図1　コラーゲンファミリー模式図

ゲンペプチドをさらに分解するとアミノ酸となり，調味料として使用されている。

2　コラーゲンペプチドの製法と品質への影響

2.1　ゼラチンの抽出技術

　コラーゲンは皮や骨に多く含まれていることもあり，豚皮，牛皮や牛骨，魚皮や魚鱗が原料として工業的に主に使用されている。これら原料は，牛皮や牛骨，豚皮であればミートパッカー，魚皮や魚鱗では魚のフィレ肉工場より副産物として発生する。得られる製品の品質（色や臭い）は原料鮮度により影響することが知られており，原料を収集し加工するまでの時間をできるだけ短くすること，原料段階で十分に前処理し不純物を減らしておくことが，良い品質のゼラチンやコラーゲンペプチドを得るためには重要である。

　ゼラチンの製法では，まず原料からゼラチンを効率よく抽出するために，酸もしくはアルカリで前処理を行う。この前処理条件によってゼラチンの等電点が変化することが知られており，この性質はコラーゲンペプチドになっても引き継がれる。したがって，コラーゲンペプチドと他素材との反応性に影響するため，アプリケーション開発においては原料の処理条件の理解が大切である。

　前処理の終わった原料は温水を用いて抽出される。抽出されたゼラチンは，濾過や脱塩処理を経て精製される。この精製度合はゼラチンの色調や風味へ影響する。また，ゼラチンを原料として製造されたコラーゲンペプチドも同様に影響を受ける。これらのことから，良品質なコラーゲンペプチドを得るためには，原料処理工程とゼラチン処理工程の品質管理が非常に大切となってくる。

第 5 章 コラーゲンペプチドの製造方法とその安定化技術の特徴

2.2 コラーゲンペプチドの製法

　コラーゲンペプチドの製法には原料を直接分解する方法とゼラチンを経る方法の 2 種類に大別される。直接分解する方法では酸やアルカリ，または酵素処理により原料を加水分解し，ろ過，殺菌後に乾燥させる。このような製品は製法自体が簡単であり製造コスト面では有利である。しかし，精製度が低く原料由来の油脂分や不純物を原因とする臭いが強い傾向にある。また酸，アルカリを使用した場合，脱塩処理がされていないので風味の劣る製品になってしまう。

　これらの欠点を解消した方法が一旦ゼラチンを抽出する方法である。まず，原料からゼラチンを抽出し，抽出時に使用した酸・アルカリ成分を脱塩処理により除去する精製を行う。その後，精製されたゼラチン液に酵素を添加しコラーゲンペプチドまで分解したのち，さらに脱臭処理後に殺菌，乾燥する方法である。このようなゼラチンでの精製，ペプチドでの精製を用いてコラーゲンペプチドを製造する方法を筆者らはダブルクリア製法と呼んでいる。

　近年，特定のペプチドに生理活性作用があることが注目されており，顧客ニーズに適したコラーゲンペプチドを開発するために各社さまざまな研究，臨床試験が行われている。詳細は 4 節で紹介するが，一例として生理活性作用のあるペプチドとしてプロリルヒドロキシプロリン（Pro-Hyp），ヒドロキシプロリルグリシン（Hyp-Gly）が挙げられる。従来のコラーゲンペプチドでは分子量，臭い，味といった物理特性や官能評価が重視され，機能性成分であるペプチドの含量はあまり注目されてこなかった。安定した機能性素材の効果を得るには，機能性ペプチド含量が多く含まれる製品が必要とされる傾向がある。このような要望に応えるためには，特定のペプチド体が多く含まれるペプチド生産条件の設定が重要になってきており，酵素種の選択，使用タイミング，反応条件等の組み合わせによって，様々な分子量帯やペプチド体の調整が可能になってきている。

　このように酵素分解処理で得られたコラーゲンペプチドは，その後の精製処理（脱臭，濾過，濃縮，殺菌）によって精製され，噴霧乾燥等により製品化される。コラーゲンペプチドの製造工程を図 2 に示す。

3　コラーゲンペプチドのアプリケーションへの利用

3.1　コラーゲンペプチドの性質や特徴

　表 1 に各原料別のコラーゲンペプチドのアミノ酸組成を示す。コラーゲン，ゼラチン，コラーゲンペプチドは性質が大きく異なるが，分子量が異なるだけでアミノ酸組成は同じとなる。グリシンが全体の約 1/3 を占め，続いてプロリン，アラニン，ヒドロキシプロリンと続く。ヒドロキシプロリンはコラーゲン特有のアミノ酸であり，食品中のコラーゲン含量分析のマーカーとして使用される。

食品機能性成分の安定化技術

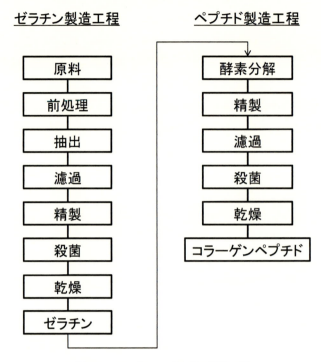

図2　コラーゲンペプチドの製造工程

表1　コラーゲンペプチドのアミノ酸組成

アミノ酸	略号	魚鱗	牛骨	豚皮
グリシン	GLY	363.4	331.8	337.3
アラニン	ALA	124.4	115.6	113.1
バリン	VAL	16.7	22.5	23.8
ロイシン	LEU	20.1	24.4	24.4
イソロイシン	ILE	8.5	11.0	10.1
セリン	SER	30.2	32.6	31.8
スレオニン	THR	17.3	18.4	15.6
アスパラギン酸	ASP	37.5	46.7	44.0
グルタミン酸	GLU	68.0	73.0	67.2
シスチン	CYS	0.6	0.2	0.1
メチオニン	MET	8.8	3.8	6.7
リジン	LYS	18.3	28.0	27.6
オキシリジン	HYL	11.8	5.5	3.8
アルギニン	ARG	49.5	48.1	47.5
ヒスチジン	HIS	8.6	4.5	4.7
フェニルアラニン	PHE	11.1	13.1	14.8
チロシン	TYR	2.5	1.1	3.6
トリプトファン	TRP	0.0	0.0	0.0
プロリン	PRO	121.3	124.6	135.0
ヒドロキシプロリン	HYP	81.4	95.1	88.9

/1,000残基

第5章 コラーゲンペプチドの製造方法とその安定化技術の特徴

コラーゲンペプチドは，前述のとおり，ゼラチンを酵素により低分子化したものであり，平均分子量は一般的なゼラチンが10万～20万であるのに対して，数千程度である。また，ある程度の分子量の幅（分子量分布）を持っていることから，1,000～10,000程度の大きさをもつペプチドの集合体である。

コラーゲンペプチドの特性としては以下のことが挙げられる。
　①ゲル化能がないため，低温でもゼリー状にならない
　②溶液の粘性が低い
　③冷水にも容易に溶ける
　④消化吸収の良い高純度タンパク質
　⑤ペプチドとしての生理機能をもつ

そのため，コラーゲンペプチドは，ゼラチンに比べ，大量摂取することが可能である。また，コラーゲンペプチドは，肌，関節などに対する機能が比較的体感しやすいとの評価を受け，健康食品，サプリメント市場において消費者に広く認知されている。

市場では，体感的な効能のアピールにとどまらず，これらの機能について，エビデンスを積極的に研究し，その情報開示を行っている。健康食品やサプリメント市場において，他の機能性素材と組み合わせて，いろいろな製品が展開されている。

これらの剤形として，粉末製品，タブレット，飲料やゼリータイプなど多岐にわたっている。特に，飲料やゼリーでは，コラーゲンペプチドと他の機能性素材との反応が問題となることがある。

3.2　コラーゲンペプチドの反応性

コラーゲンペプチドの製法で述べたように，原料となるゼラチンを製造する過程で，処理条件によってゼラチンの等電点が変化する。この等電点変化はコラーゲンペプチドにまでおよぶことがわかっている。酸処理ゼラチンおよびアルカリ処理ゼラチンの各pHによる等電点の違いを図3に示す。コラーゲンペプチドが溶液状態にあるとき，pHにより電荷の状態が正あるいは負電荷に強く帯電し，他の機能性素材の電荷状態によりイオン結合的な反応が起こっているものと推測できる。例えば，飲料のpHが4.0以下の飲料において，機能性素材としてヒアルロン酸を使用した場合，ヒアルロン酸は負電荷にあり，コラーゲンペプチドは正電荷であることから，液の状態が白濁，あるいは，沈殿を発生させることがある。

これを防止するため，コラーゲンペプチドの平均分子量4,000以下にすることで，反応を抑制できることが見出されている。分子量の違いによる他素材との反応性を図4に示す。

このように，どのような剤形を選択するかによって，コラーゲンペプチドと他の機能性素材との反応性を考慮することが必要となる。

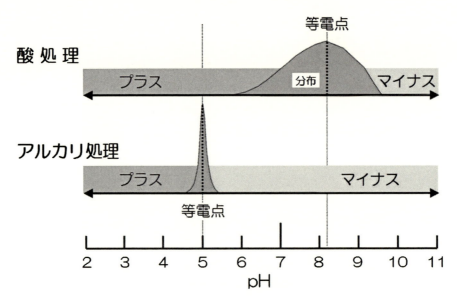

図3　コラーゲンペプチドの等電点分布図

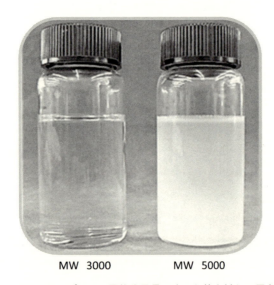

図4　コラーゲンペプチドの平均分子量の違いと他素材との反応性比較

3.3　コラーゲンペプチドの介護食への利用

　近年，介護食において，コラーゲンペプチドは高純度タンパク質素材として利用されている。
　摂食嚥下障害による代表的な問題点として，食事がうまく摂れないことによる栄養状態の低下（低栄養状態），気道に食べ物が入り肺炎になる（誤嚥性肺炎），食事が摂れないことによるQOL（生活の質）の低下が挙げられる。特に近年，日本において血清アルブミン値3.5 g/dL以下の低

第5章　コラーゲンペプチドの製造方法とその安定化技術の特徴

栄養患者が多く存在していることが知られている。低栄養状態はタンパク質やエネルギーが不足した状態であり，高齢者の低BMIや体重の減少を通じて身体機能や免疫能の低下でさらなる重度化となる可能性が問題となっている。

低栄養状態の改善や予防のために，簡単にタンパク質を補給する食品が病院，施設等で望まれている。その要求特性としては以下のことが推察される。

　①食事量を変えずに，タンパク質を補給する
　②風味が良く，食事本来の味を変化させない
　③冷水や牛乳にも容易に溶ける

コラーゲンペプチドの特性は，この要求を満たすことができると考えられている。コラーゲンペプチドの特性を生かし，手軽にタンパク質を補給できる製品が拡大しつつある。摂食嚥下障害のある方は食事量が摂れないことから，低栄養状態になることを挙げていたが，このような場合，食事量を増やさずにタンパク質量のみを増やすことが求められる。また，形態としては，食事に簡単にタンパク質を添加できる粉末が最適であると考えられる。

市販品で入手しやすい粉ミルクも利用されているが，粉ミルクの場合は含まれるタンパク質量が少なく，必要なタンパク質量を補給するためには多量使用しなければならないという問題がある。また，多量使用することで食事量の増加にもつながり，タンパク質を十分に摂取することができない結果となる。コラーゲンペプチドは，高純度タンパク質であり，水分を除けば，ほぼタンパク質であることから，少量使用で必要なタンパク質量を摂取することができる。タンパク質をいくら簡単に補給できても，おいしさが損なわれれば，食事をすることの楽しみが減り，QOL向上は望めなくなる。

タンパク質の補給としては大豆蛋白や乳蛋白，それら由来のペプチドなどが存在するが，大豆蛋白や乳蛋白などは独特の風味があり，食事に混ぜると風味を変えてしまう恐れがある。また，これらのペプチドは溶解性を上げるために低分子化を進めるため，苦味が強く，また独特の風味が残る。そこで，美味しく簡単にタンパク質を補給するために，コラーゲンペプチドを利用することが考えられている。コラーゲンペプチドの平均分子量は約5,000としており，過度の低分子化を行っていないため，苦味や独特の風味などがほとんどなく，食事に混ぜて提供しても食事本来の味を変化させず，美味しくタンパク質を補給することを可能としている。

さらに，タンパク質を補給する場面は患者の病態によって異なり，濃厚流動食や栄養剤のような液体に溶解させることが求められている。タンパク質の分解度を上げることにより溶解性を向上させることができるが，前述のとおり，分解度を上げると苦味を呈しやすくなる。コラーゲンペプチドは，他のタンパク質ペプチドのように平均分子量1,000程度まで分解する必要はなく，平均分子量約5,000程度であっても優れた溶解性を持っている。

このように，コラーゲンペプチドは，様々な食事や飲み物に添加することを可能にし，風味を変えることなく，QOLを向上させることができるものと期待されている。

4 コラーゲンペプチドの機能性

4.1 生理活性ペプチド

　近年, 吸収動態においても研究が進み, コラーゲンペプチド摂取後の血中移行はアミノ酸に限らず, ペプチド体の構造で静脈中に移行していることが報告されている[1~5]。血中に移行するペプチドの中に, 細胞へ働きかける生理活性成分が含まれていると考えられており, なかでもジペプチドであるプロリルヒドロキシプロリン (Pro-Hyp) は皮膚線維芽細胞の遊走や増殖を促進し[6,7], ヒアルロン酸転換酵素 (HAS2) の発現亢進も確認されている[8]。また, 骨芽細胞への影響としては, 分化促進作用を示した報告もある[9]。他方, ヒドロキシプロリルグリシン (Hyp-Gly) においても, 線維芽細胞の増殖促進や筋芽細胞でのタンパク質合成促進作用など新たな生理作用も報告されている[10]。

　一方, ヒトでの効能を示した報告も増え, 肌以外の効能が注目されるようになった。特に創傷治癒への効果として, 褥瘡に対する臨床研究報告[11,12]もあり, 2015年の日本褥瘡学会で改定された褥瘡予防・管理ガイドライン (第4版) には, 褥瘡に有効な栄養素としてコラーゲンペプチドが追加された。今後, 病院などの医療施設で栄養補助剤としての利用が増えると予想される。次項より, 臨床研究を中心としたコラーゲンペプチドの肌に対する効果をまとめる。

4.2 肌への効果

　コラーゲンペプチドの美肌訴求への利用は日本で主に研究されてきた背景がある。今日ではアジアや南北アメリカの市場で, その用途が拡大している。訴求としては, 肌の水分量および弾力性の向上, 水分蒸散量の低減などが主であるが, しみ, しわ, たるみなどの効果も注目されている。

　本項では, 無作為割付プラセボ二重盲検試験として実施された報告の中から, プラセボ摂取群と比較して顔の皮膚に有意な改善を示した結果を抜粋する。

　大原らの報告[13]では, 乾燥などの肌荒れを自覚している30歳から45歳 (層別解析) の日本人女性を対象として, 魚コラーゲンペプチドを1日あたり5gおよび10g摂取することで, 目尻の下の部位の角層水分変化量がプラセボに対して有意な上昇が確認された (有意確率 $p<0.05$)。また, 筆者らの検討[14]では, 肌荒れや乾燥肌を自覚する30歳から55歳の中国人女性に対して, 1日あたり魚コラーゲンペプチドを2.5g, 8週間摂取させた。摂取開始後4週と8週で, 目尻の角層水分変化量がプラセボに対して有意に改善した (4週, 8週とも $p<0.01$)。Corneometerによる測定値を摂取後と摂取前の変化量として図5に示す。また, Cutometerによる, 肌の粘弾性の指標R2では, 摂取4週, 8週でプラセボに対して有意な改善 (4週, 8週とも $p<0.01$) が確認された。皮膚表面の解析では, 摂取8週目で肌の粗さの指標も改善された ($p<0.001$)。筆者らの別の検討[15]では, 肌荒れや乾燥肌を自覚する35歳から55歳の中国人女性に対して, 1日あたりコラーゲンペプチドを5g, 8週間摂取することで, 新たに顔の皮膚表面の解析 (Skin

第5章　コラーゲンペプチドの製造方法とその安定化技術の特徴

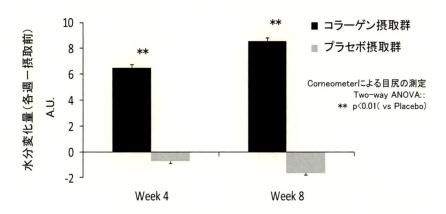

出典：F. Sugihara et al., Jpn. Pharmacol. Ther., **43**, 67 (2015)

図5　コラーゲンペプチド摂取による肌水分量の変化

Surface Analysis：SSA）によるシワの数がプラセボに対して有意に改善した（$p<0.05$）。目尻のシワの深さは摂取後4週，8週でプラセボに対して有意な改善を示した（4週，8週とも$p<0.05$）。さらに，Asserinらの報告[16]では，顔皮膚の水分量が低い健康な日本人女性を対象として，1日10gの豚由来CPを8週間摂取した。摂取後8週でプラセボに対して有意な顔水分量の改善が確認された（$p=0.003$）。

これらコラーゲンペプチド単体の効果を示した報告では，皮膚のパラメーターによっては結果に差が見られるものの，顔皮膚における角層水分量の有意な改善が最も多く確認された。

以下，作用機序について考察する。表皮の角化細胞に与える影響としては，Shimizuらの報告[17]によると，マウスの皮膚線維芽細胞と角化細胞を共培養させた細胞実験において，Pro-Hypが角化細胞関連遺伝子（Krtap）の発現促進に関与していることを示し，皮膚の角化層への影響を示唆している。筆者らの検討[18]においても，乾燥肌を誘発させたヘアレスマウスを用いた実験で，Pro-HypとHyp-Glyを同時投与させた群において，バリア機能の改善による水分量の維持が確認された。また，皮膚の真皮に存在する線維芽細胞に与える作用としては，上述のように，Pro-Hypはヒアルロン酸の産生を促進することが培養試験で確認されている[8]。ヒト皮膚の組織培養において，コラーゲンペプチドの添加が皮膚中のグリコサミノグリカンやコラーゲン量を増加させることも報告されている[16]。さらに，コラーゲンペプチドの経口摂取によって，ヒト皮膚組織中のプロコラーゲン量とエラスチン量がプラセボ摂取群と比較して有意に増加することも報告されており[19]，細胞外マトリックスの包括的な修復が示唆される。

コラーゲンペプチドは肌を構成するバリア機能の改善や細胞外マトリックスの状態を改善することで，皮膚の保湿や弾力の改善に寄与するものと考察される。今後，新たなメカニズムの解明が進むことを期待している。

文　　献

1) K. Iwai *et al.*, *J. Agric. Food Chem.*, **53**, 6531 (2005)
2) H. Ohara *et al.*, *J. Agric. Food Chem.*, **55**, 1532 (2007)
3) S. Ichimura *et al.*, *Int. J. Food Sci. Nutr.*, **61**, 52 (2010)
4) Y. Shigemura *et al.*, *Food Chem.*, **129**, 1019 (2011)
5) F. Sugihara *et al.*, *J. Biosci. Bioeng.*, **113**, 202 (2012)
6) E. A. Postlethwaite *et al.*, *Proc. Natl. Acad. Sci. USA*, **75**, 871 (1978)
7) Y. Shigemura *et al.*, *J. Agric. Food Chem.*, **57**, 444 (2009)
8) H. Ohara *et al.*, *J. Dermatol.*, **37**, 330 (2010)
9) Y. Kimira *et al.*, *Biochem. Biophys. Res. Commun.*, **453**, 498 (2014)
10) T. Kitakaze *et al.*, *Biochem. Biophys. Res. Commun.*, in press (2016)
11) S. K. Lee *et al.*, *Adv. Skin Wound Care*, **19**, 92 (2006)
12) 杉原富人ほか，薬理と治療，**43** (9), 1323 (2015)
13) 大原浩樹ほか，日本食品科学工学会誌，**56** (3), 137 (2009)
14) F. Sugihara *et al.*, *Jpn. Pharmacol. Ther.*, **43**, 67 (2015)
15) N. Inoue *et al.*, *J. Sci. Food Agric.*, **96**, 4077 (2016)
16) J. Asserin *et al.*, *J. Cosmet. Dermatol.*, **14**, 291 (2015)
17) P. Le Vu *et al.*, *Skin Pharmacol. Physiol.*, **28**, 227 (2015)
18) J. Shimizu *et al.*, *Biochem. Biophys. Res. Commun.*, **456**, 626 (2015)
19) E. Proksch *et al.*, *Skin Pharmacol. Physiol.*, **27**, 113 (2014)

第6章 乳ペプチドを用いた食品物性安定化と適用事例

越智　浩*

1　はじめに

　乳たんぱく質を酵素分解した乳たんぱく質分解物（乳ペプチド）は，多様な可能性をもつ機能性素材である。便宜上分類すると，①栄養機能，②物性改良機能，③生理的機能といった機能が付与され，幅広い用途が期待できる（図1）。

　森永乳業では，この乳ペプチドを自社製品へ配合し，また機能性素材として販売している。研究開発，製造，品質保証，そして様々な応用製品と，40年以上の実績をもち，いまもなお新しい挑戦を続けている。その出発点は1967年の育児用ミルクへの配合に遡り，以来，アレルギー治療用ミルク，流動食，スポーツ食品等幅広い製品への展開を見せている。これらの功績に対して2010年には，「風味良好な低抗原たんぱく分解物の工業的製法の開発」として，文部科学大臣

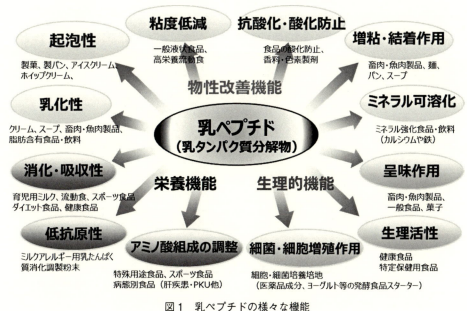

図1　乳ペプチドの様々な機能

＊　Hiroshi Ochi　森永乳業㈱　素材応用研究所　バイオプロセス開発部　部長

賞が授与された。

最近の高齢社会を背景とした，健康維持のための機能性食品やサプリメント等への関心の高まり，スポーツを愛好する人々の拡大などに対する食品開発において，乳ペプチドへの期待はますます高まっている。

一方，乳ペプチドは，こうした育児用調製粉乳分野やヘルスケア食品分野での機能性素材の主役としてだけではなく，あまり表舞台に出てこないが，食品物性をコントロールする機能によって名脇役としてはたらくこともできる。本稿では，そうした乳ペプチドの食品物性安定化や制御について，幾つかの例を紹介したい。なお，乳ペプチドは，酵素分解プロセスと分離精製プロセスを経て製造され，それらのバリエーションで様々な品質を創出することができる。以下に示す事例においても，それぞれの事例に応じて乳ペプチドは（一部を除き）異なるものを用いている。

2 粘度

流動食のような高たんぱく質含量の食品において，一般的にたんぱく質濃度を上げていくと粘度が増加する。粘度の増加により，製造時や製品摂取時にトラブルの原因になりかねない。

図2は，カゼイン由来の中度分解物である乳ペプチドの濃度と粘度の関係を示したもので，カゼインナトリウムと比べるとその違いは顕著である。使用量を増やしても粘度が増加しないため，例えば高齢者や病態者向けの食品で，摂取時にストローや細管を使用する高たんぱく質食品や流動食等に適している。

たんぱく質を高含有する食品にはゼリー状の形態も多い。その製造においては，粘度上昇に加

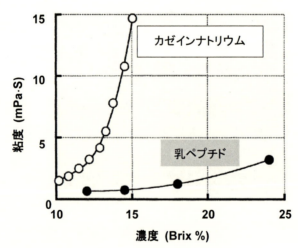

図2　乳ペプチドの濃度と粘度の関係
本実験で用いた乳ペプチドは，カゼインの酵素分解物であり，分解度を適正に制御することで，濃度が増加しても粘度が顕著には増加しない。

第6章 乳ペプチドを用いた食品物性安定化と適用事例

え，ゲル化剤の種類によっては，たんぱく質との相互作用で十分なゲル化機能を発揮できない場合がある。こうしたケースでも，ペプチドを使用することで解決することが可能になる。

サプリメント先進国のアメリカでは，たんぱく質（プロテイン）が強化された飲食品が拡大しており，我が国でも今後，健康のためにたんぱく質の摂取がさらに注目されるであろう。その際，高たんぱく質含有食品における食感・物性上の課題解決にペプチドが果たす役割は大きいはずである。

3 食感向上

乳に由来するたんぱく質であるカゼインおよびカゼインナトリウム等（以下，これらを一括してカゼイン類と称する）は，生体利用性を示すアミノ酸スコアが高く，栄養学的に優れたたんぱく質である。加えて，カゼイン類は，ゲル化性，乳化性，起泡性，結着性等の様々な機能を有することが知られており，これらの機能を利用して，麺のコシ，パンの食感，ハム，ソーセージ等の畜肉製品および水産練製品等の結着，ポーションクリーム，ドレッシング，シチュー，カレールウ等の乳化，菓子およびケーキの起泡等の付与・向上・改良に利用されている。

しかしながら，そうしたカゼイン類の物性機能は，食品のテクスチャーを変化させるためには力価が必ずしも十分でない場合があり，さらに，特有の風味が官能上の障害となって，機能を発揮させるために必要な量を添加できない場合もある（なお，カゼインはそのままでは水に不溶であるのに対して，カゼインナトリウムは水に可溶であるため扱い易いが，カゼインナトリウムは食品添加物の扱いとなる）。

乳ペプチドは，こうしたカゼイン類のもつ課題を軽減しながら，その物性改良機能を活かして食感向上を実現することができる。

3.1 麺の食感向上[1]

乳ペプチドによる中華麺の食感向上への事例を示す。小麦粉に対して乳ペプチド1％添加して作製した中華麺（A），比較として何も添加していない中華麺（B），および乳ペプチドの代わりにカゼインナトリウムを添加した中華麺（C）をそれぞれ製造した。これらの茹で麺試料について，官能評価パネルにより外観（色調，光沢，および肌荒れ），風味，食感（こしの強さ，滑らかさ，および湯伸びしにくさ）の各項目について評価し，外観，風味，および食感の項目ごとに集計し，またそれらの合計を総合点として集計した。

その結果，表1に示す通り，総合点，外観，風味，および食感の各項目で，乳ペプチドを添加した試料Aが最も高い値を示した。すなわち乳ペプチドを使用することにより，中華麺の風味を損なわずに食感を向上させ得ることが認められた。

表1 乳ペプチドの中華麺への添加効果に関する試験

試料	外観	風味	食感	総合点
A	1.7	1.1	0.8	3.6
B	1.2	1.0	−0.6	1.6
C	1.5	0.8	0.6	2.9

A：小麦粉に対して乳ペプチド1%添加して作製した中華麺
B：何も添加していない中華麺
C：乳ペプチドの代わりにカゼインナトリウムを添加した中華麺

表2 乳ペプチドの魚すり身への添加効果に関する試験

試料	外観	風味	食感	総合点
A	1.7	1.2	1.7	4.5
B	1.6	1.2	1.2	4.0
C	1.7	1.0	1.5	4.2

A：魚すり身に対して乳ペプチド2%添加して作製したかまぼこ
B：何も添加していないかまぼこ
C：乳ペプチドの代わりにカゼインナトリウムを添加したかまぼこ

3.2 魚ねり製品の食感向上[1]

　乳ペプチドは，かまぼこの食感向上にも寄与できる。魚すり身1kgに対して乳ペプチド20gの割合で配合して，かまぼこの試料を得た（試料A）。一方，何も添加せずに同様に調製した試料（試料B），および乳ペプチドの代わりにカゼインナトリウム20gを使用して同様に調製した試料（試料C）をそれぞれ製造した。これらの3種のかまぼこについて，3.1同様，官能評価パネルによる評価を行った結果は，表2に示す通り，総合評点，外観，風味，および食感の各項目で乳ペプチドを使用した試料Aが最も高い値を示し，乳ペプチドの使用により，かまぼこの風味を損なわずに弾力を向上させ，食感を改善させる効果が認められた。

3.3 チーズの食感向上[2]

　乳ペプチドによるチーズの食感改善の事例を示す。モッツァレッラ等のパスタフィラータチーズ（パスタ：イタリア語でチーズカード，フィラトーラ：イタリア語で練る，をそれぞれ意味する）や，日本でストリングチーズとして広まっている，弾力があり裂けるチーズなどは，製造工程に「練圧（練る，ストレッチング）工程」を有するチーズである。この，原料乳から調製したチーズカードに温湯を加えて練圧する工程によって，餅のような弾力がある独特の食感を有するチーズが得られるが，より質の高い製品を提供するためには，ガム状の粘着性，硬いゴム状の噛み砕きにくい食感，焼成して食した際に口残りする等の好ましくない食感などを改善することが望ましい。

　この練圧工程に，カルシウムと結合または吸着し得る乳ペプチドを用いることによってそうした好ましくない食感を改善することができる。常法で作製したチーズカードに乳ペプチドを添加

第6章　乳ペプチドを用いた食品物性安定化と適用事例

して練圧したピザ用パスタフィラータチーズは，その食感が改善され，特にたんぱく質が脂肪に対して高い比率となる低脂肪高たんぱく質タイプにおいては，食感を向上させる効果がより顕著に得られることも明らかとなった。現代の健康志向に合う低脂肪高たんぱく質タイプにあって，良好な食感を有するパスタフィラータチーズが得られることが示された。

4　起泡性

起泡性を利用した食品には，アイスクリーム，ホイップクリーム，パン，ケーキ，およびカプチーノ等の一部の飲料等があり，各種の起泡剤が使用されている。食品における起泡剤の抱える課題は，バター，マーガリン，植物油等の油脂が配合された場合，油脂の消泡作用により起泡力が減衰してしまう場合があることである。

もちろん，このような油脂の消泡作用を抑制するため，起泡性ショートニングや起泡性乳化油脂も市販されている[3]。しかしながら，それらは通常，ペーストまたは液状であるため粉末食品への添加が困難で作業性が悪い等，別の課題を抱えていたり，合成乳化剤およびこれらを含んだ起泡剤は，近年の天然物志向から化学合成品が忌避される場合もあり，天然物由来の起泡剤に注目が集まっている。

4.1　起泡性ペプチド[4]

天然物由来の起泡剤として，乳清たんぱく質濃縮物やカゼインナトリウム等が使用されている例があるが，乳清たんぱく質濃縮物は油脂および砂糖が共存する系においては起泡性が低下してしまうほか熱安定性が悪いため用途が制限され，また，カゼインナトリウムは起泡性が不十分であり，大量に使用する必要があることから用途が制限されてしまうという問題点がそれぞれあった。

そこで，風味が良く，油脂および砂糖の共存する系において起泡性に優れるという観点から起泡性を有する乳ペプチドを開発した。図3は，油脂および砂糖が共存する系における起泡性を，カゼインナトリウム添加（左）と乳ペプチド添加（右）で比較したものである。実験条件は，試料（カゼインナトリウムまたは乳ペプチド）10gを精製水に溶解して全量140gとし，これにサラダ油10gおよび砂糖125gを混合した混合物を，ホイップすることにより起泡した。図3より，乳ペプチドの起泡性が優れていることが明らかである。

4.2　焼成食品への応用[5]

商業的なスケールでスポンジケーキなどを製造する場合，小麦粉や糖類，膨剤等の材料をすべて混合してからホイップすることにより生地を調製するオールインミックス法が採られることが多い。この製法に適した起泡性を有する乳ペプチドには，風味および食感に優れるというバランス，砂糖等の共存する系においても起泡性に優れ十分な膨らみ具合を保つこと求められる。

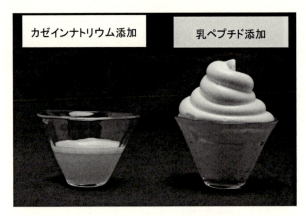

図3 乳ペプチドの起泡性

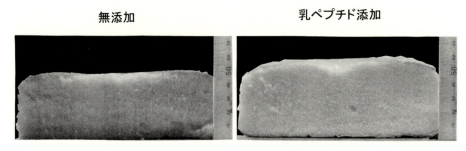

図4 乳ペプチドのスポンジケーキへの添加効果

　ここでは，乳ペプチドとして，カゼイン加水分解物および乳清たんぱく質加水分解物をそれぞれ調製し，これを特定比率で混合して起泡剤とした。実験として，全卵180 g，砂糖125 g，薄力粉100 g，ベーキングパウダー0.5 g，牛乳30 g，および，前述の乳ペプチド13 gを混合してミキサーで撹拌し，ケーキ生地を調製した。その後，ケーキ生地をオーブンで焼成して24時間後の外観を撮影したのが図4である。起泡剤（乳ペプチド）添加の無し（左）と有り（右）を比較すると，違いが明らかであり，ケーキ生地の高さが焼成直後から落ちてしまう"釜落ち"と呼ばれる現象も抑制する効果が認められ，比重が低く軽い食感のケーキ類に適した良好な特性をもつ焼成食品を製造できることが示された。

4.3　発泡飲料への応用[6]

　発泡飲料としては，ビールや酎ハイに代表されるアルコール飲料のほか，サイダー，コーラ，ジンジャーエール等の多種多様な非アルコール飲料が知られている。また，近年では，嗜好性の多様化に伴い，カクテル等の様々な風味を売りにした発泡性飲料の開発も活発である。発泡飲料においては，「口当たり」が品質を決める重要な要素となり，具体的には生じる泡の「泡立ち」と「泡持ち」が重要である。

第6章 乳ペプチドを用いた食品物性安定化と適用事例

アルコール飲料のうち,ビールは,その程度には差があるとしても「泡立ち」や「泡持ち」を実現している飲料の代表である。一方,ビール以外の発泡性アルコール飲料においては,グラス等に注いだ時の泡立ちが必ずしも良好ではなく,キメの細かい泡を持続することが難しいといわれている。すなわち,このような発泡性アルコール飲料においては,ビールのような泡立ちと泡持ちを実現することが難しいため,良質なビール様の泡の性状を備えた発泡性アルコール飲料のバリエーションには未だ改善の余地があるといえる。

こうした領域に,起泡性の乳ペプチドを運用することも可能である。この場合,乳ペプチドを,発泡飲料に対する最終濃度が0.02～5.0%程度となるように混合することで,苦味やべたつき等の問題を極力発現せずに,起泡性,泡保持性を備えた発泡飲料の製造を可能にできる場合がある。

4.4 ホイップクリームへの応用
4.4.1 合成クリームの保形性[7]

生クリームは,口あたりや口溶けが良く,風味が良好であるため,ホイップドクリームとして使用されており,近年の天然志向もあり消費者に好まれる天然素材である。しかしながら,生クリームは,高価であり,また起泡化するのに高度な技術を要する。合成クリームは,生クリームの保存時等の取り扱いにくさを改善し,物性を向上させたものであり,植物油脂,乳脂肪,または乳脂肪および植物油脂を乳化処理して得られるが,生クリームの食感および風味に劣るとされる。

そのため,一般的には生クリームと合成クリームとを混合して,生クリームの乳風味と,合成クリームのコストおよび作業性の両方のメリットを活かすホイップ用クリームが研究開発されている。しかしながら,合成クリームおよび生クリームを混合し乳化処理したクリームをホイップした従来のホイップドクリームは,冷蔵保存後の安定的な保形性の維持に難点があった。

こうした,合成クリームおよび生クリームから構成されるホイップ用クリームにおいて,乳風味が良好であると共に保形性が安定的であるホイップドクリームを実現するために乳ペプチドが重要な役割を演じることができる。われわれは,貯蔵弾性率などを指標として保形性の維持における乳ペプチドの効果を検討し,良好な乳風味を有すると共に安定的な保形性を維持するホイップドクリームの製造を実現できた。

4.4.2 酸性クリーム[8]

上述のようにクリームは様々な用途に用いられており,例えば,生クリームや合成クリーム等のホイップ用クリームを固く泡立てたホイップドクリームは,ケーキ等の菓子や果肉の飾り付けに使用されていたり,ウィンナ・コーヒー等の飲料に浮かべたりしている。このときに,ホイップドクリームのホイップの状態がよいと食感も良好である。

しかしながら,ホイップ用クリームに酸味料を添加して泡立ててもホイップ不能な状態があったり,固く泡立てたホイップドクリームに果汁・果肉等の酸味のある食品が配合されていたり接触していると,そのホイップ状態が良好でなくなる。これは従来のホイップドクリームの耐酸性

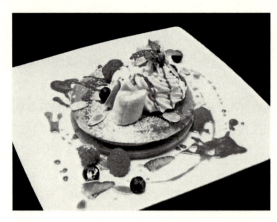

図5　パッションフルーツ果汁入りクリームでデコレートしたパンケーキ

に問題があるためであり，耐酸性の付与が一つの大きな課題であった。

これを解決する乳ペプチドを見出し，様々な酸性クリームを利用した応用が可能になった。例えば，図5に示すパッションフルーツ果汁入りパンケーキ（クリームにパッションフルーツ果汁を入れpH 5.1としたクリームをパンケーキに添えた）は，酸味のきいたクリームがキャラメルソースとメープルシロップのビターな味わいとの相性が良く，ふわふわとした食感のパンケーキの味わいを一層引き立てた。

5　おわりに

これまで述べてきたように，乳ペプチドは，食品物性安定化に効果を発揮することで，特色ある食品製造を提供できる可能性を秘めている。一方，ペプチドは一般にたんぱく質の酵素分解に伴って苦味など不快な風味が派生する場合があるため，嗜好的に利用し難いものと捉えられていることが多い。しかしながら，従来の配合テンプレートにそのまま乗せるのではなく，ペプチドの特徴に合った風味づくりなど，ちょっとしたアレンジをすれば，その利用は決して難しいものではない。

そこで，本稿の最後に乳ペプチドを配合した食品の風味づくりの事例を付記する。ここでは乳ペプチドの高含有飲料の風味づくりとして，配合組成を実験計画法に基づいて作成し，官能評価得点を目的変数とした応答曲面法を用いて最適化手法により嗜好が最大となる配合組成を算出した（図6）。こうして配合を決定した乳ペプチド高含有飲料は，101名による飲用試験において8割以上の方々から"飲みやすい"，"ふつう"という評価を得ることができた[9]。

乳ペプチドを，主役として，あるいは今回ご紹介した脇役として使いこなすためには，その特性を踏まえて配合や製造条件の"フォーマットを書き換える"こともときには必要である。また，本稿では触れなかったが，乳ペプチドの食品の特性改善への機能には，抗酸化性（油脂酸化抑制，

第 6 章　乳ペプチドを用いた食品物性安定化と適用事例

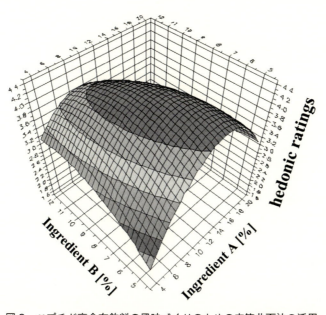

図 6　ペプチド高含有飲料の風味づくりのための応答曲面法の活用

退色防止）や呈味性（うま味，コク味の付与）などもある。独自の製品開発に乳ペプチドを広く役立てていただくために本稿がきっかけになれば幸いである。

文　献

1) JPA_2001078684, 特開 2001-78684
2) 再公表特許 WOA 2004/095936
3) 戸田義郎ほか編著，食品用乳化剤 - 基礎と応用 - , p.296, 光琳（1997）
4) 特開 2000-210030
5) 特開 2002-354980
6) 特開 2013-051910
7) 特開 2014-193119
8) 特開 2014-79234
9) 日本食品科学工学会 第 52 回大会（2005 年 8 月 29 日～31 日）学会要旨集

第7章 抗菌ペプチド(リゾチーム,ナイシン)

佐藤浩之[*1],小磯博昭[*2]

1 はじめに

　微生物制御に使用される抗菌成分は数多くあるが,食品の風味を損なわず,高い抗菌効果を持つ素材は少ない。美味しさと安全性の両立が求められる中,少量で高い抗菌効果を持ち,かつ,安全性の高い天然の抗菌素材として,抗菌ペプチドへの期待が高まっている。食品の微生物制御に使用される抗菌ペプチドには,動物由来のリゾチーム,プロタミン,ラクトフェリン,微生物由来のナイシン,ポリリジンなどが知られている。一方で,これらの抗菌ペプチドは,加熱による変性や酵素による分解,食品中のたん白質や脂肪等に吸着されるなど,使用条件によっては有効に機能しない場合がある。そのため,実際に食品に添加した場合,期待ほど抗菌効果が得られないなど,その効果を上手く活用できていない事例も多い。

　本稿では,食品に使用される代表的な抗菌ペプチドであるリゾチームおよびナイシンについて,基本的な性質と,食品中での有効な活用方法について紹介する。

2 リゾチーム

　食品添加物のリゾチームは,「本品は,卵白より,アルカリ性水溶液及び食塩水で処理し,樹脂精製して得られたもの,又は樹脂処理若しくは加塩処理した後,カラム精製若しくは再結晶により得られたもので,細菌の細胞壁物質を溶解する酵素である」と定義されている。

　リゾチームは,白色の粉末で匂いはなく,水には良く溶け,アルコール等の有機溶媒にはほとんど溶けない。やや甘みを伴うたん白独特の苦みがあるが,食品で実際に使用される 0.1% 以下の濃度であれば,無味に近く,食品の風味に影響を与えない。また,有機酸のように pH を下げる必要がなく,中性域でも抗菌効果を示すなど,日持向上剤として理想的な条件を有しているといえる。

3 リゾチームの抗菌効果

　リゾチームの抗菌効果は,細菌の細胞壁を構成する N-アセチルグルコサミンと N-アセチルム

[*1] Hiroyuki Sato　三栄源エフ・エフ・アイ㈱　第一事業部　食品保存技術研究室
[*2] Hiroaki Koiso　三栄源エフ・エフ・アイ㈱　第一事業部　食品保存技術研究室

第 7 章　抗菌ペプチド（リゾチーム，ナイシン）

ラミン酸との β1-4 グルコシド結合を加水分解することにより，細菌の細胞壁を溶かし，細菌の生育を抑制するとされる[1]。そのため，細胞壁に直接作用しやすいグラム陽性菌に対する抗菌効果が強いとされ，加熱を伴う加工食品で問題となる Bacillus 属，Clostridium 属等の耐熱性芽胞菌対策としてよく使用される。ただし，グラム陽性菌でも，Bacillus subtilis や Micrococcus 属等には高い抗菌効果を示すが，B. cereus や乳酸菌に対する効果は弱く，菌種によりその抗菌効果にバラツキが見られる。

一方，Escherichia coli や Pseudomonas aeruginosa などの一部のグラム陰性菌は細胞膜が，リポたん白-リポ多糖の層で覆われているため，リゾチームが作用しにくい。同様に膜構造が異なるカビ，酵母にも作用しにくく，抗菌効果を示さない。

リゾチームの溶菌活性は，pH や温度によっても変化し，pH 6.0〜8.0 の中性付近は溶菌活性が高く，酸性やアルカリ性では溶菌活性は低下する[2]。しかしながら，酸性側では溶菌活性は低下するものの，リゾチームによりダメージを受けた細菌は，pH の影響を受けやすくなるため，総合的な抗菌効果としては，pH 6.0〜8.0 よりも pH 5.0 の方が高くなる（社内試験結果データ　本稿未記載）。また，温度依存性試験においては 60℃ で最も強い溶菌活性が認められている[2]。

4　リゾチームの安定性

リゾチームは 129 個のアミノ酸からなる分子量約 14,400 の加水分解酵素であり，比較的多くの塩基性アミノ酸を含み，等電点は 10.7 を示す。また，1 分子中に 4 個のジスルフィド結合があり，加熱時のリゾチームの安定性に寄与しているとされる[1]。

リゾチームの耐熱性と食品成分の影響について表1に記載する。また，共存する食塩の量が多いと溶菌活性が妨げられるという報告もあるが，1％の食塩濃度であれば，リゾチームが安定化

表 1　リゾチームの耐熱性と食品成分の影響[3]
（未加熱の場合の溶菌活性を 100 とした）

食品成分	加熱温度				
	60℃	70℃	80℃	90℃	100℃
無添加	96	91	68	32	5
食塩	−	−	76	66	45
ショ糖	−	−	73	34	−
グルタミン酸	−	−	72	39	−
卵黄	79	0	0		
カゼイン Na	95	73	40	−	−
大豆たん白	76	35	31	−	−
魚すり身	23	7	8	−	−
豚ひき肉	54	12	5	−	−

(1) pH 7.0，油浴中で 30 分間加熱。
(2) リゾチーム濃度は 0.005％，各食品成分は 1％。

され，耐熱性が高くなることが分かる。また，卵黄，魚すり身，豚ひき肉など，特定のたん白との共存下で加熱することで活性の低下が確認されている[3]。また，卵白リゾチームは塩基性のたん白のため，ペクチン等の酸性多糖類やタンニン酸等の酸性成分と結合して活性が低下することも報告されている[3]。

5　リゾチームの効果的な使い方

　前節で示したとおり，リゾチームは，食品の風味に影響を与えずに，グラム陽性菌に高い抗菌効果を示す一方，抗菌スペクトルはそれ程広くない。さらに，食品成分や，加熱処理によりその効果が失われてしまうという問題がある。

　三栄源エフ・エフ・アイ㈱では，リゾチームと高 HLB のショ糖脂肪酸エステルに高い相乗効果があることを見出し[4]，リゾチームとショ糖脂肪酸エステルを組み合わせた製剤アートフレッシュ®50/50（組成：リゾチーム 50％，ショ糖脂肪酸エステル 50％）を開発，このアートフレッシュ®50/50 を配合したリゾチーム製剤「アートフレッシュ®シリーズ」を展開している。

　アートフレッシュ®50/50 は，それぞれ単独では効果のない *Staphylococcus aureus*, *B. cereus* 等の食中毒菌に対しても強い抗菌効果を示す。リゾチーム単独で使用する場合と異なり，幅広い微生物に対して抗菌効果を示すことから，アートフレッシュ®50/50 は，幅広い食品でその抗菌効果が期待できる。

　また，アートフレッシュ®50/50 は，リゾチームと比べ熱に対する安定性も優れている。表2に熱安定性の試験を示す。リゾチームは加熱温度が高くなるにつれて *B. subtilis* に対する抗菌効果が減少しているのに対し，アートフレッシュ®50/50 は 90℃ 30 分の加熱でも，抗菌効果の減少は僅かである。また，別の試験では 120℃ 15 分のレトルト条件においても，その抗菌効果が残存することも確認されている（社内試験結果データ　本稿未記載）。

　また，近年，リゾチームに関する研究において，リゾチームの持つ酵素活性に関わらず，抗菌

表2　リゾチームとアートフレッシュ®50/50 の耐熱性（社内試験結果）

加熱温度	日持向上剤	添加量（ppm）				
		0	125	250	500	1,000
70℃	リゾチーム	＋＋	＋＋	－	－	－
	アートフレッシュ®50/50	＋＋	＋	－	－	－
80℃	リゾチーム	＋＋	＋＋	＋＋	＋	－
	アートフレッシュ®50/50	＋＋	＋	－	－	－
90℃	リゾチーム	＋＋	＋＋	＋＋	＋＋	＋
	アートフレッシュ®50/50	＋＋	＋＋	＋＋	－	－

各試験サンプルの 5％溶液を pH 7.0 に調整，30 分加熱したものを抗菌試験（*Bacillus subtilis* NBRC 13719）に使用。標準寒天培地（pH 6.8）にて 35℃，2 日間培養。
＋：多いほど抑制効果低い　－：菌の増殖を完全に抑制

第7章　抗菌ペプチド（リゾチーム，ナイシン）

ペプチドとしての抗菌効果に関する報告が発表されている。例えば，疎水性の塩基性アミノ酸がリゾチーム構造の表面に露出し細菌の細胞に吸着することで，膜機能を阻害しグラム陰性菌にも効果を示すようになること[5]，リゾチームのヘリックスループ構造自体が抗菌力を示すこと[6]，リゾチームをペプシン処理すると効力が強まること[7]などが報告されている。また最近では，細菌類に対する効果だけでなく，変性リゾチームが強い抗ノロウィルス活性を持つことが報告され[8]，殺菌剤の分野へ応用も進んでいる。このようにリゾチームの抗菌効果は，その酵素活性のみではないことが分かってきた。

　三栄源エフ・エフ・アイ㈱でもリゾチームの使用方法を検討し，酵素活性ではない抗菌ペプチドとしての働きを食品の腐敗防止に応用することに成功し[9]，「アートフレッシュ®シリーズ」への応用を進めている。この技術を利用したリゾチーム製剤は食品に添加する前に水溶液中で加熱することで，食品中での抗菌効果を高めることができる。図1はリゾチームと特定のでん粉分解物を水に溶かし，加熱後の抗菌活性を調べたものである。リゾチーム単独区は加熱時間の経過とともに抗菌活性が低下するのに対し，でん粉分解物（特定の種類に限定される）を併用した試験区は，抗菌活性が高まることが示されている。抗菌活性と酵素活性の関係を調べたところ，リゾチーム単独を加熱した時の酵素活性，抗菌活性を100とすると，リゾチームとでん粉分解物を併用した場合，酵素活性に大きな変化はないが，抗菌活性だけが約3倍まで高まり，酵素活性と抗菌活性は比例しないことが確認された。

　リゾチームの抗菌ペプチドとしての効果を期待したリゾチーム製剤（アートフレッシュ®D-2）を食品（卵焼き）で試験した結果を表3に示す。液卵に添加する前に，アートフレッシュ®D-2の溶液を事前加熱した試験区の方が高い抗菌効果を示し，酵素活性を期待してリゾチームを使う

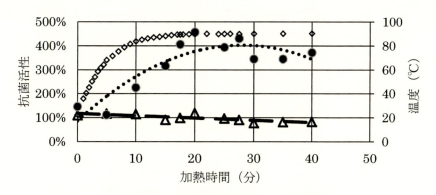

図1　加熱による抗菌活性の変化（社内試験結果）
リゾチームおよびリゾチーム＋でん粉分解物の水溶液（pH 6.0）をウォーターバス中で加熱し，抗菌活性を測定した。
抗菌活性は，*Micococcus luteus* に対する阻止円の大きさから算出した。
◇：温度　●：リゾチーム＋でん粉分解物の抗菌活性　△：リゾチーム単独の抗菌活性
リゾチーム＋でん粉分解物の抗菌活性およびリゾチーム単独の抗菌活性の近似曲線をそれぞれ点線および破線で示した。

表3 卵焼きの保存試験（社内試験結果） (cfu/g)

試験区	pH	保存日数（保存温度30℃）	
		4日目	5日目
グリシン 3%	6.1	$>10^6$	$>10^6$
グリシン 2% +アートフレッシュ®D-2 1%	6.0	$>10^6$	$>10^6$
グリシン 2% +アートフレッシュ®D-2 1%（加熱処理）	6.0	$1.7×10^3$	$1.4×10^4$

焼成後のpHが6になるようフマル酸で調整した液卵に各製剤およびBacillus cereus野生株の芽胞を10^3 cfu/gとなるよう接種し，卵焼きを焼成，90℃30分間二次殺菌。アートフレッシュ®D-2の加熱処理試験区は，アートフレッシュ®D-2の20%水溶液を調整し，60℃まで加熱後，焼成前の液卵に添加した。二次殺菌した卵焼きを30℃で保存試験を実施。各試験区3検体ずつ菌数を測定し，その平均値を記載した。

よりも抗菌ペプチドとして使った方が良い結果を得ることができた。この結果は卵焼きだけでなく，蒲鉾やハンバーグ，里芋の煮物，フラワーペーストなどの様々な食品で確認している。リゾチームは卵や魚肉すり身，豚挽き肉などの凝固性たん白質と一緒に加熱すると酵素活性が低下し抗菌効果が低下する課題があるが[6]，本技術を活用することで，抗菌効果の低下を抑制できる可能性がある。

6 食品添加物としてのナイシン

食品添加物のナイシンは「Lactococcus lactis subsp. lactisの培養液から得られた抗菌性ポリペプチドの塩化ナトリウムとの混合物である。無脂肪乳培地又は糖培地由来の成分を含む。主たる抗菌性ポリペプチドはナイシンA（$C_{143}H_{230}N_{42}O_{37}S_7$）である。」と定義されている。

加工食品において問題となる耐熱性菌や乳酸菌などのグラム陽性菌に対し，少量で高い抗菌効果を示すため，最終食品中の添加量は極僅かで済み，味への影響はほとんどない。さらに，酸性から中性にわたる広いpH領域で抗菌活性を示し，食品成分による影響を受けにくいことから，保存料としての評価は高く，その利用が広がっている。

ナイシンには使用基準（表4）があり，使用できる食品が定められ，ナイシンAを含む抗菌性ポリペプチドとして使用量が設定されている。この抗菌性ポリペプチドにはアミノ酸配列が異なる変異体（ナイシンZ，Qなど）も存在するが，日本で食品添加物として使用できるのはナイシンAのみである。

使用基準のとおりナイシンの食品への添加量はごく微量であり，実際の製造ラインでは計量し難いなどの問題があるため，三栄源エフ・エフ・アイ㈱では，ハンドリングし易いナイシン製剤「ナチュラルキーパー®」（ナイシン10%配合）を販売している。

第7章　抗菌ペプチド（リゾチーム，ナイシン）

表4　日本におけるナイシンの使用基準

対象食品	使用量の最大限度	
	ナイシンAを含む抗菌性ポリペプチド (mg/kg)	【食品添加物ナイシン】(mg/kg)
ホイップクリーム類※1	12.5	500
チーズ（プロセスチーズを除く）	12.5	500
プロセスチーズ	6.25	250
穀類およびでん粉を主原料とする洋生菓子※2	3	120
洋菓子	6.25	250
食肉製品	12.5	500
ソース類※3，マヨネーズ，ドレッシング	10	400
卵加工品	5	200
味噌	5	200

※1　乳脂肪分を主成分とする食品を主要原料として泡立てたものをいう。
※2　ライスプディングやタピオカプディング等をいい，団子のような和生菓子は含まない。
※3　果実ソースやチーズソースなどのほか，ケチャップも含む。ただし，ピューレ，菓子などに用いるいわゆるフルーツソースのようなものは含まない。

7　ナイシンの抗菌効果

ナイシンペプチドは，微生物の細胞壁構成成分であるペプチドグリカンの前駆体lipid II と複合体を形成し細胞膜に孔を形成することで，細胞壁の合成を阻害し，微生物に対して殺菌作用や増殖抑制作用を示す。最初にlipid II の外側の糖鎖にナイシンペプチドが結合し，ナイシンペプチドのC末端が膜を横切るように移動し，膜を貫通することで孔を形成すると言われている[10]。ペプチドグリカン構造を持っていない真菌類には効果なく，グラム陰性菌ではリゾチームと同様に，ペプチドグリカン層の外側にリポ多糖類などによって構成される外膜が存在することで，ナイシンペプチドの侵入が阻害され効果を示さない。しかし，何らかの理由でグラム陰性菌の外膜が損傷を受けてナイシンペプチドの透過性が増加すると，グラム陰性菌もナイシン感受性となることがある。例えば，特定のキレート剤や陽イオン界面活性剤との併用や，超高圧，エレクトロポレーションなどの物理的な処理を食品に加えることによって，ナイシンが，グラム陰性菌にも有効になることが報告されている[11～13]。また，ナイシン存在下で温度ストレスを加えると一時的な膜の障害を生じナイシンの効果が現れ，グラム陰性菌の殺菌効率が高まることで食品の微生物学的安全性が高まると報告されている[14]。

8　ナイシンの安定性について

ナイシンペプチドは34個のアミノ酸で構成され，3個のリジン残基と2個のヒスチジン残基を含むカチオン性の分子である。酸性で溶解度が高く，中性に近づくにつれて溶解度は低下するが，食品に使用される量は極わずかなため，pHによる溶解度の変化は実用上大きな問題とはな

食品機能性成分の安定化技術

表5 食品中でのナイシン活性残存率

食品名	加熱条件	残存率（%）
卵焼き	80℃-30分	71
茶碗蒸し	蒸し器で10分	92
卵豆腐	85℃-50分	45
スフレ	170℃（オーブン）-40分	93
液卵	60℃-45分	94
ホワイトソース	90℃-20分	75

ナイシン活性は，微生物学定量法（食品中のナイシン分析方法：3月2日付け厚生労働省医薬食品局食品安全部基準審査課長通知参照）に基づいて測定した。
卵焼きは，フライパンで焼成直後を100とし，二次殺菌後の残像率を算出した。液卵は，指標菌に乳酸菌を使用して測定した。

らない。

ナイシンは低pHにおいて安定性が高く，pH 3.0が最も安定であることが知られている[15]。しかしナイシンを食品に使用した場合，食品成分により保護されることにより，単純系よりも安定性が増加する場合が多い。三栄源エフ・エフ・アイ㈱で行った試験では，市販の牛乳にナイシンを添加し，130℃7秒間のUHT殺菌を行った場合でも殺菌前の96％の抗菌活性が残る結果が得られた。表5では，種々の食品に添加し，加熱前後のナイシンの抗菌活性を示す。また20％エタノールに溶解したナイシンは，95℃1時間加熱しても抗菌活性の低下は認められなかったこと，100 mMリン酸ナトリウム緩衝液（pH 6.8）に溶かしたときよりも約4倍の抗菌活性が認められたことなどが報告されている[16]。

ナイシンは食肉加工品に使用可能であるが，生肉とナイシンを混合し未加熱の状態で長時間放置するとナイシンペプチドとグルタチオンが結合し，活性は低下する。しかし肉が加熱されるとグルタチオンとたん白質が反応し，遊離スルフヒドリル基が減少することでナイシンの活性は維持されることが報告されている[17]。そのため，生肉にナイシンを混合した後は速やかに加熱調理する必要がある。また，食品に添加後の長期安定性にも注意が必要である。プロセスチーズ（水分54～58％，pH 5.6～6.0）では，20℃，25℃，30℃で30週間保存するとナイシンの抗菌活性は保存開始時の9割，6割，4割と，保存温度が高くなるに従い低下することが報告されており[18]，常温で長期間保存するような商品（食品に限らない）にナイシンを使う場合には，エタノールを併用するなど抗菌活性を安定に保つ手段を講じる必要がある。

9 ナイシンの効果的な使用方法

ナイシンの効果は用量依存的に作用することが知られている。Porrettaらは，*Bacillus stearothermophilus*の芽胞141個と810個を接種したエンドウ豆缶詰の保存試験において，両者に同じ保存性を付与するためには，810個の缶詰には，141個の缶詰の2倍量のナイシンが必要

であると報告している[19]。またプロセスチーズで25℃ 6ヶ月のシェルフライフを達成するには*Clostridium*属の芽胞が10倍増えるとナイシンは2〜2.5倍必要になるとの報告もあり[20]、ナイシンは標的となる微生物が多いほど、多くの添加量が必要となる。そのため、ナイシンを効果的に使用するには、食品の初発菌数を少しでも減らすことが重要である。

ナイシンを使用した食品を調べると、国内外ともにナイシンと他の静菌剤を併用するケースが多い。これはナイシン単独よりも、他の静菌剤と併用することで、相乗効果が期待できるためである。三栄源エフ・エフ・アイ㈱でも、ナイシンを、リゾチーム、フェルラ酸、アスコルビン酸塩などと併用することで高い相乗効果を示すことを確認している。

また、ナイシン単独では細菌の増殖までの時間（誘導期）を延ばすが、増殖速度への影響は少ないことが多い。これは保存中に一旦細菌が増え始めると静菌剤を添加していない時と同じように腐敗が進むことであり、途中までは少ない菌数であってもある日突然腐敗してしまう危険性があるということである。そのため、低温保存のように増殖速度を低下させる条件と併用することが好ましい。

10 おわりに

今回説明した抗菌ペプチドだけでなく、多くの抗菌成分が、対象食品や使用条件によっては十分にその効果を発揮できない場合がある。抗菌成分を食品に上手く活用するためには、それぞれの性質をよく理解した上で、それぞれの食品に最適な抗菌成分を選択することが重要である。また、複数の成分を併用することで、有用性をさらに高めることも可能である。

保存料、日持向上剤を用いて微生物を制御する技術は、資源の有効活用、食中毒リスクの低減、経済的な観点からも有効な手段の一つである。より多くの方々に安全でおいしい食品を届けるため、もっと有効に活用されるべき技術である。

記載のデータおよび処方例はあくまで三栄源エフ・エフ・アイ㈱で試験・試作した結果であり、製品および最終製品における安定性を保証するものではありません。
アートフレッシュ、ナチュラルキーパーは三栄源エフ・エフ・アイ㈱の登録商標です。

文　献

1) 第八版食品添加物公定書解説書, D1694-1698
2) 平松肇, 渡部耕平, 防菌防黴誌, **37** (11), 829 (2009)
3) 松田敏生, 食品微生物制御の化学, p.255, 幸書房 (1998)

4) 三栄源エフ・エフ・アイ㈱, 特許公報, 特許第 4226242 号（2008）
5) H. R. Ibrahim et al., *J. Biol. Chem.*, **276**, 43767（2001）
6) Y. Mine et al., *J. Agric. Food Chem.*, **52**, 1088（2004）
7) H. R. Ibrahim et al., *Biochim. Biophys. Acta*, **1726**, 102（2005）
8) 仲沢萌美ほか, 第 35 回日本食品微生物学会 一般講演（2014）
9) 三栄源エフ・エフ・アイ㈱, 特開 2015-47110（2013）
10) I. Wiedemann et al., *J. Biol. Chem.*, **276**, 1772（2001）
11) K. A. Stevens et al., *Appl. Environ. Microbiol.*, **57**, 3613（1991）
12) R. Pattanayaiying et al., *Int. J. Food Mirol.*, **188**, 135（2014）
13) N. Kalchayanand et al., *Appl. Environ. Microbiol.*, **60**, 4174（1994）
14) I. S. Boziaris & M. R. Adams, *J. Appl. Microbiol.*, **91**, 715（2001）
15) W. Liu & J. N. Hansen, *Appl. Environ. Microbiol.*, **56**, 2551（1990）
16) 川井泰, *Foods Food Ingredients J. Jpn.*, **218**, 142（2013）
17) V. A. Stergiou et al., *J. Food Prot.*, **69**, 95（2006）
18) J. Delves-Broughton, *Dairy Federation*, **239**, 13（1998）
19) L. V. Thomas et al., In：A. S. Naidu (ed.), Natural food Antimicrobial Systems, p.463, CRC Press（2000）
20) E. A. Davies et al., *J. Food Prot.*, **62**, 1004（1999）

〈糖質・食物繊維〉

第8章　グルコサミンの物性と応用

相澤光輝*

1　はじめに

　現在，グルコサミンと呼ばれている素材は，主に N-アセチルグルコサミンおよびグルコサミン塩酸塩のことを示し，両者が一括りとして認識されている場合が多い。いずれもアミノ基を有する糖であるアミノ糖に分類され，また，自然界に幅広く存在する天然の単糖であるため混同されてしまうのかもしれない。しかしながら，N-アセチルグルコサミンはグルコースの2位のヒドロキシル基がアセトアミド基に置換された構造を有し，グルコサミンはNAGのアセトアミド基が脱アセチル化した構造であるため，化学的にも異なった物質であることがわかる（図1）。本稿では N-アセチルグルコサミン（NAG）とグルコサミンについて，食品への応用に関与する物性を中心に比較して解説する。

2　NAGとグルコサミン

　天然界においては，NAGはカニやエビ，キノコ等に存在するキチンの構成糖として含まれるほか，牛乳中[1]に遊離の状態で存在する。また，ヒトの体内においても様々な形で存在することが知られている。例えば，NAGはヒアルロン酸等に代表されるグリコサミノグリカンの主要な構成単位であり，これらは結合組織や皮膚組織，軟骨，眼球および関節液などに広く分布している。また，NAGは糖鎖としてタンパク質や脂質と結合した形でも存在し，それらが有する生物学的機能において重要な役割を果たしている。

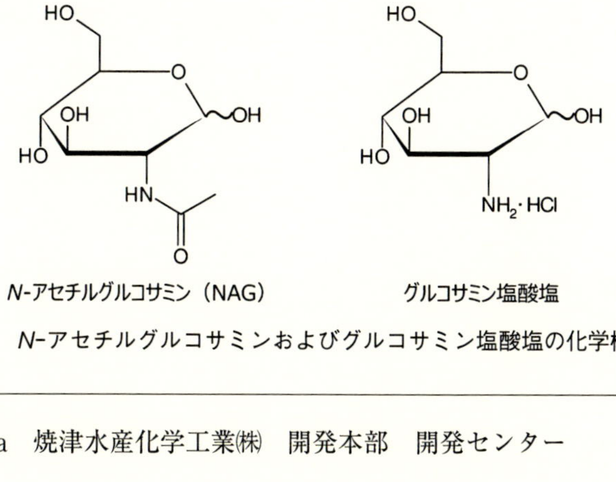

図1　N-アセチルグルコサミンおよびグルコサミン塩酸塩の化学構造

＊　Teruki Aizawa　焼津水産化学工業㈱　開発本部　開発センター

一方グルコサミンは，グルコースの2位がアミノ基に置換された構造を有する（図1）。本構造はNAGが脱アセチル化した構造であることから，グルコサミンはNAGの部分構造であって，NAGと同様にヒアルロン酸やコンドロイチン硫酸の構成糖であると言うこともできる。またキチンは先に紹介したとおり，主にNAGの繰り返し構造を有するが，すべての構成単位がNAGではなく部分的に脱アセチル化しており，その度合いは生物起源によって異なることが知られている[2]。そのため，グルコサミンについても構成糖としては天然界に存在しているということができる。

従来，グルコサミンはイタリアを中心としてその硫酸塩が変形性関節炎の治療薬として使用されている。一方，米国ではサプリメントとしても販売され，既に大きな市場を形成している[3]。日本においても，グルコサミン塩酸塩を関節軟骨の修復や関節症の症状を和らげる効果を期待した素材としてサプリメントや食品に配合した商品が販売されている。NAGは，変形性関節炎に対する改善作用が報告されている[4]ことに併せて，近年では，肌質改善効果などにも着目され研究が進んでいる[5,6]。2015年より開始した機能性表示食品制度においては，美容訴求として初めてとなる「肌のうるおいを保つ効果」を謳った機能性表示食品の機能性関与成分となったことで知られている。

3　製造方法

キチンは，NAGを構成糖とする天然の多糖である。NAGは，カニやエビの甲殻に含まれるキチンを原料として製造されている（図2）。一般的にキチンを塩酸で完全加水分解するとグリコシド結合とアセトアミド基の分解反応が進行し，グルコサミン塩酸塩が生成する。そのため，当社では穏やかな条件下でキチンの塩酸加水分解を実施することでアセトアミド基の分解率を抑制してキチンオリゴ糖を生成させた後，酵素法を用いて効率的にNAGを大量生産する技術を開発した[7~9]。このようにして製造されたNAG（当社製品名：マリンスウィート®YSK）の製品規格を表1に示す。

一方でグルコサミン塩酸塩は，NAG同様キチンを原料とし，塩酸中で温度と時間を適度に調整（通常85～90℃）し加水分解した後，ろ過，濃縮・結晶化，遠心分離，乾燥などの工程を経て製造されている（図2）。グルコサミン塩酸塩（当社製品名：ナチュラルグルコサミン）の製品規格を表2に示す。

第 8 章　グルコサミンの物性と応用

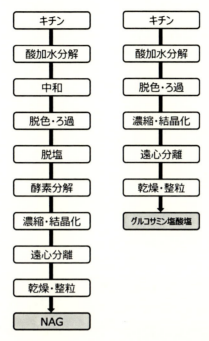

図 2　NAG およびグルコサミン塩酸塩の製造方法概略

表 1　マリンスウィート®YSK の規格

	規格値	分析方法
乾燥減量	1.0％以下	常圧加熱減量法
強熱残分	0.3％以下	硫酸添加灰化法
NAG 含量	95％以上	HPLC 法
一般生菌数	1,000/g 以下	標準寒天培地法
大腸菌群	陰性	BGLB 法
ヒ素	As_2O_3 として 2 ppm 以下	原子吸光光度法
重金属	Pb として 10 ppm 以下	硫化ナトリウム比色法
アレルギー情報	えび・かに	−

表 2　ナチュラルグルコサミンの規格

	規格値	分析方法
乾燥減量	0.5％以下	常圧加熱減量法
粗灰分	0.3％以下	直接灰化法
グルコサミン塩酸塩含量	98％以上	Rondle-Morgan 法
一般生菌数	300/g 以下	標準寒天培地法
大腸菌群	陰性	BGLB 法
ヒ素	As_2O_3 として 2 ppm 以下	原子吸光光度法
重金属	Pb として 10 ppm 以下	硫化ナトリウム比色法
アレルギー情報	えび	−

4 食品への利用に関わる物性

4.1 味質と甘味度

　NAGは，砂糖の半分程度の甘味度で砂糖に似たさわやかな甘味を有する。熱およびpHに対して幅広い安定性を特徴とすることから，サプリメントのみならず嗜好性を追求した飲料や菓子などへの応用が進んでいる。一方，グルコサミンは塩酸塩として晶石するため，特有の甘味と塩味と共に若干の渋味およびえぐ味が感じられる。坂本ら[10]はグルコサミン塩酸塩にクエン酸を独自技術で配合する技術を開発し，呈味性の改善効果を確認している。また，代表的な旨味調味料であるグルタミン酸ナトリウムやイノシン酸ナトリウムとの併用による呈味増強効果などが確認されており[11]，錠剤やカプセルだけでなくインスタントスープやふりかけなどの一般食品への添加例も近年増加している。

4.2 溶解度

　NAGおよびグルコサミン塩酸塩は水に溶解しやすい性質を有するため，飲料やゼリーなど水分が多い食品に対する配合設計を比較的容易に行うことが可能である。20℃における溶解度はNAGが21.8%（w/w），グルコサミン塩酸塩が19.0%（w/w）であり，両者の溶解度は，ほぼ同程度であることがわかる（表3）。

4.3 吸湿性と水分活性

　NAGおよびグルコサミン塩酸塩について40℃，相対湿度75%の条件下にて重量変化率を測定した結果，いずれも吸湿性を示さなかった。また，20℃におけるNAGの水分活性値は10%溶液において0.977，20%溶液において0.968である。同条件下でグルコサミン塩酸塩の水分活性値は，10%溶液において0.972，20%溶液において0.965であり，いずれもスクロースとほぼ同程度であることから，取り扱い面では，砂糖などと同様に扱えることが示唆された。

表3　NAGおよびグルコサミン塩酸塩と代表的な単糖の水への溶解度

温度（℃）	水に対する溶解度（W/W%）			
	NAG	グルコサミン	グルコース	フルクトース
20	21.8	19.0	47.1	78.9
30	23.0	24.7	54.6	81.5
40	26.6	27.4	61.8	84.3
50	30.2	33.8	70.9	86.9

第8章　グルコサミンの物性と応用

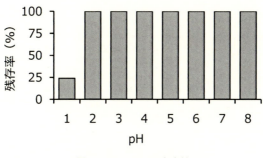

図3　NAGのpH安定性

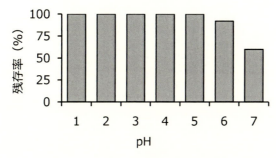

図4　グルコサミン塩酸塩のpH安定性

4.4　pH安定性

　NAGとグルコサミン塩酸塩の1％水溶液を調整し，100℃で1時間加熱後に残存率を定量した。その結果，NAGはpH2～8でほとんど分解を受けず，一般的な食品加工に際して幅広い応用が可能であると考えられる（図3）。一方でグルコサミン塩酸塩は，pH2～5の範囲においてほとんど分解を受けず，NAGと比較すると安定領域の範囲は制限されるものの，一般的な食品加工においては問題ないと考えられる範囲である（図4）。

4.5　着色性

　NAGの10％水溶液を単独もしくは1％グリシン共存下にて任意のpHに調整した後に，100℃で10分加熱し，440 nmにおける吸光度を測定することで各pHにおけるNAGの着色性を検証した（図5）。その結果，NAGは1％グリシン共存下でもメイラード反応による着色が起こりにくく，グルコースと同程度の性質を示した。
　同様に，グルコサミン塩酸塩の10％溶液を調製し，100℃で10分間加熱し，440 nmにおける吸光度を測定した。その結果，グルコサミンはpHの上昇と共に着色し，pH5以上になると着色が顕著になる性質を示した。本性質は，グリシンとの共存下においてより顕著になる（図6）。グルコサミンは，メイラード反応による褐変が起こり易い特徴を有する反面，同反応により良好な焙煎香や調理香を付加することができる。

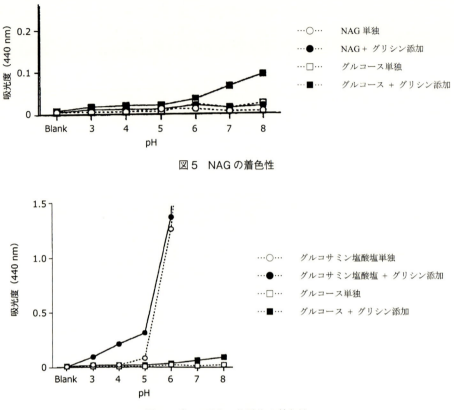

図5 NAGの着色性

図6 グルコサミン塩酸塩の着色性

5 サプリメントへの応用例

　サプリメントとして最も汎用性の高い製品形態の一つに，錠剤が挙げられる。錠剤は保存性，携帯性に優れ，水さえあれば時間や場所を問わず手軽に摂取可能であることから，食品や製薬において最もよく用いられている製品形態の一つである。

　NAGの経口摂取による生理活性を期待した際には，1日あたり500～1,000 mgの摂取量が目安となるが，一般的な錠剤に配合できるNAG量は多くとも100～200 mg程度である。すなわち，少なくとも3錠，多くて10錠以上の摂取が必要となり，継続的な摂取が困難であるという問題が生じる。神園ら[12]は，錠剤製造における造粒時および打錠時の配合を検討し（表4），形状を直径20 mm丸型，1,850 mg/錠と，あえて大型にすることで咀嚼を前提とした錠剤を開発し，本問題を解決している。

　本錠剤を用いて，20名のパネラーに官能評価を実施した結果，口腔内で噛んだときの噛み易さ（崩壊性）および噛んだ後の口どけ（溶解性）が良好であり，総合的な食べ易さの評価が高くなることが確認された（表5）。また，継続摂取による困難性を訴えるものは確認されなかった。

第 8 章　グルコサミンの物性と応用

表 4　口腔内崩壊型 NAG 錠剤の配合

	原材料	実施例	比較例 1	比較例 2	比較例 3	比較例 4
造粒加工用	N-アセチルグルコサミン	50.0 kg	50.0 kg	50.0 kg	50.0 kg	50.0 kg
	1% β-カロチン	1.8 kg	1.8 kg	1.8 kg	1.8 kg	1.8 kg
	6%ビタミン A	0.1 kg	0.1 kg	0.1 kg	0.1 kg	0.1 kg
	グアガム	0.1 kg	0.1 kg	0.1 kg	0.1 kg	0.1 kg
	デキストリン	5.0 kg	–	5.0 kg	–	5.0 kg
	マルチトース	–	27.5 kg	27.5 kg	5.0 kg	–
打錠加工用	香料	0.1 kg	0.1 kg	0.1 kg	0.1 kg	0.1 kg
	乳化剤	2.8 kg	2.8 kg	2.8 kg	2.8 kg	2.8 kg
	ビタミン C	4.3 kg	4.3 kg	4.3 kg	4.3 kg	4.3 kg
	デキストリン	–	5.0 kg	–	–	27.5 kg
	マルチトース	27.5 kg	–	–	27.5 kg	–
	合計	90.1 kg	90.1 kg	90.1 kg	90.1 kg	90.1 kg

表 5　口腔内崩壊型 NAG 錠剤の硬度とモニター評価結果

	実施例	比較例 1	比較例 2	比較例 3	比較例 4
硬度（kgf）	7.9	7.7	13.8	4.8	3.0
噛み易さ（崩壊性）	◎	△	△	◯	◯
口どけ感（溶解性）	◎	◯	◯	◎	△
総合的な食べ易さ（総合評価）	◎	△	△	◯	△
口腔内崩壊時間（秒）	32	121	167	103	123

6　安全性

　高橋らは，ラットを用いた NAG の 52 週間反復経口投与試験を行い[13]，雄ラットに対しては 2,323 mg/kg 体重／日，雌ラットに対しては 2,525 mg/kg 体重／日の用量で毒性が認められなかったことを報告している。当社が㈶食品農医薬品安全評価センターに依頼して実施した Wistar 系ラットを用いた急性毒性試験によれば，マリンスウィート®YSK 5 g/kg 体重の単回投与で死亡例は認められず，病理解剖の結果，肉眼的異常も認められなかった。また，ネズミチフス菌（*Salmonella typhimurium*）TA100，TA98，TA1537 株ならびに大腸菌（*Escherichia coli*）WP2 *uvrA* 株を用いた復帰突然変異試験の結果，変異原性は認められなかった。

　グルコサミンについて，当社が㈶食品農医薬品安全評価センターに依頼して実施した Wistar 系ラットを用いた急性毒性試験によれば，ナチュラルグルコサミン 5 g/kg 体重の単回投与で死亡例は認められず，病理解剖の結果，肉眼的異常も認められなかった。また，ネズミチフス菌（*Salmonella typhimurium*）TA100，TA98 を用いた復帰突然変異試験の結果，変異原性は認められなかった。

7 おわりに

　NAGとグルコサミンは，豊富な食経験に裏づけられた安全性とその優れた味質や安定性から様々な食品に使用できる素材であると同時に，機能性を食品に付与することができる。すなわち，おいしさと健康を人々に届けることができる食品素材であると考えられる。一方で，化学構造的には近い両分子ではあるが，食品利用に関わる物性や，それぞれの有する生理活性が発揮されるメカニズムなどは，単純に同じではないことが明らかになりつつある。現時点で受理済みの機能性表示食品においても，NAGは肌質改善効果を，グルコサミンは変形性膝関節症の改善効果を主に訴求していることから，今後，より精度の高い研究により両者の物性および機能性の違いが解明されることが期待される。

文　　　献

1) J. E. Hoff, *J. Daily Sci.*, **46**, 573 (1963)
2) H. Sato *et al.*, *Anal. Chem.*, **70**, 7 (1998)
3) S. Dahmer *et al.*, *Am. Fam. Phsician.*, **78**, 471 (2008)
4) 梶本修身ほか，新薬と臨床，**52** (3), 71 (2003)
5) 柴田歌菜子ほか，日本美容皮膚科学会誌，**18**, 91 (2008)
6) 久保村大樹ほか，フレグランスジャーナル，**34**, 78 (2006)
7) 石川眞理子ほか，特許第1822027号
8) K. Sakai *et al.*, *J. Ferment. Bioeng.*, **72**, 168 (1991)
9) 菊地数晃ほか，キチン・キトサン研究，**6**, 128 (2000)
10) 坂本廣司ほか，特許第3816399号
11) ㈳菓子総合技術センター，食品新素材有効利用シリーズ，No. 4 (2000)
12) 神園恭世ほか，特許第4466972号
13) M. Takahashi *et al.*, *Food Chem. Toxicol.*, **47**, 462 (2009)

第9章 ヒアルロン酸

浅利 晃*

1 はじめに

　ヒアルロン酸は，1934年，K. Meyer とその助手の J. W. Palmer によりウシの眼の硝子体から発見された[1]。生体内ではヒアルロン酸はユビキタスに存在し，眼の他には皮膚，関節液，軟骨などの結合組織に豊富に存在する。ヒアルロン酸は，無色・透明で，高い粘稠性・粘弾性・保水能力を有し，単体では生体内において最も大きな分子と考えられる。現在，ヒアルロン酸は鶏冠から抽出したものと，乳酸菌で発酵されたものが流通している。

　ヒアルロン酸は，The International Society for Hyaluronan Sciences の創始者である E. A. Balazs によって競馬ウマの関節に投与する医薬品として応用され，その後，ヒト変形性関節症への展開が行われている。現在では，膝関節ではリウマチにも適用されている。関節適用については，ヒアルロン酸の粘稠性および粘弾性といった物性による組織保護を企図したものであるが，炎症や変性の抑制などについては細胞生物学的・免疫学的な作用が関与している。医療では他に眼科領域での応用がなされている。白内障手術においては濁った水晶体を粉砕する処置がされ，飛び散る水晶体の破片により周囲組織が損傷される。この際，ヒアルロン酸を眼房内に注入しておくと，ヒアルロン酸が周囲組織をコートしその物性によって組織が保護される。また，同じく白内障手術の後半において挿入される人工水晶体を支持する空間補充物質としても使用される。さらに眼科領域では，角膜創傷治癒・ドライアイの治療薬としても使用されている。その他医療応用については，浅利の "Medical Application of Hyaluronan"[2] および『ヒアルロン酸の医薬応用』[3] を参照されたい。

　医療以外の応用では，スキンケアおよび健康食品が一般に知られるようになった。また，髪のトリートメントや衣服のコーティングにもヒアルロン酸が使用されており，産業界でのヒアルロン酸応用は多義にわたっている。

2 ヒアルロン酸の生物学・生化学

　ヒアルロン酸は，バクテリアから哺乳類まで同じ分子構造を呈しており，系統発生上極めてよく保存された分子である。ヒアルロン酸は，糖質であるグリコサミノグリカンに属する。単糖であるグルクロン酸と N アセチルグルコサミンとが連結した構造が最小単位の2糖のヒアルロン

---

*　Akira Asari　㈱ヒアルロン酸研究所　代表取締役

食品機能性成分の安定化技術

酸であり，この2糖が繰り返してヒアルロン酸のオリゴ糖〜多糖が形成される（図1）。グルクロン酸およびNアセチルグルコサミンとも骨格はグルコースに近似しているものの，カルボキシル基あるいはNアセチル基などが結合していることなどがグルコースと異なる（図1）。また，グルコースの連結したデンプンやグリコーゲンは枝分かれしているが，ヒアルロン酸は枝分かれのない1本鎖を呈している。ヒアルロン酸以外のグリコサミノグリカンとしては，コンドロイチン硫酸，デルマタン硫酸，ケラタン硫酸，ヘパラン硫酸およびヘパリンが知られているが，これらはみなコア蛋白に結合してプロテオグリカンの側鎖となっている。プロテオグリカン側鎖のグリコサミノグリカンは硫酸基で修飾されているが，ヒアルロン酸には硫酸基がない。V. C. HascallとD. Heinegårdは，ヒアルロン酸は軟骨ではプロテオグリカンと会合して巨大分子を形成していることを示している[4]。この巨大分子が軟骨の力学的構造（ショックアブソーバーのようなはたらき）と水分保持に寄与している。

哺乳類では，ヒアルロン酸合成酵素は3種類，ヒアルロン酸分解酵素（ヒアルロニダーゼ）は4種類発見されている。ヒアルロン酸合成は，炎症性サイトカインや成長因子の刺激によって促される。ヒアルロン酸合成酵素のうちHAS2のノックアウトマウスはlethalである。これはHAS2によって合成されるヒアルロン酸が心臓形成に関与しており，そのノックアウトマウスでは心臓が形成されないことによる[5]。また，HAS2のコンディショナルノックアウトマウスでは，骨髄における血液細胞形成が不全となる[6]。以上の報告は，ヒアルロン酸が生体内で重要なはたらきを担っていることを示している。ところが，糖尿病や炎症において盛んに合成・産生されたヒアルロン酸が単球などの炎症細胞と結合し炎症が誘導・増悪される[7,8]。炎症が生じている組織ではヒアルロン酸は低分子化されており，低分子ヒアルロン酸が炎症を誘導・増悪させていることも示唆されている（3節参照）。多くの腫瘍ではその細胞外基質にヒアルロン酸が存在し，

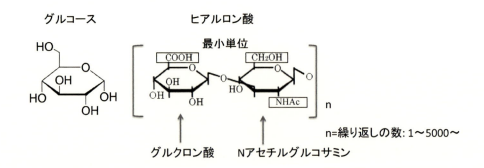

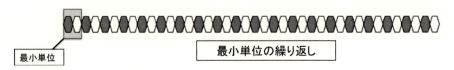

図1　ヒアルロン酸の分子構造

第9章　ヒアルロン酸

腫瘍の成長・転移に関与している[9]。これらの報告は，ヒアルロン酸が常に健康に寄与するわけではなく，場合によっては疾患に関与していることを示している。

　ヒアルロン酸分解酵素である精巣ヒアルロニダーゼ（PH 20）は精子の細胞膜表面と先体胞に局在している。卵子細胞膜周囲には透明帯と呼ばれるヒアルロン酸の層があるほか，卵子周囲には卵丘細胞が形成するヒアルロン酸の細胞外基質が存在する。このヒアルロン酸の細胞外基質は，欠陥のない精子を選択するバリアーとなっており，精子は，そのヒアルロン酸をPH 20を介して消化・分解して卵子に接近し受精に至る。

　B. P. Tooleらは，ヒアルロン酸の出現と消失により形態形成や組織再生が制御されていること，すなわち，ヒアルロン酸の合成酵素と分解酵素（ヒアルロニダーゼ）が協調して組織形成を制御していることを示している[10, 11]。

　多くの細胞生物学的現象が，リガンドと受容体の結合によって引き起こされる（鍵と鍵穴の関係で細胞内に信号が伝達される）。リガンドであるヒアルロン酸に対する受容体としては，CD44，RHAMM，TLR4，HAREおよびLYVE-1などが知られており，細胞の増殖・分化・移動（CD44，RHAMM），免疫細胞の活性化（CD44，TLR4），ヒアルロン酸の分解（HARE）に関与している。

3　ヒアルロン酸の生理活性は分子量によって異なる

　ヒアルロン酸はヒアルロニダーゼによって分解を受けるほか，炎症の生じている組織ではフリーラジカルによって分解される。分解されたヒアルロン酸は，その程度により様々な分子量を呈する。ヒアルロン酸の物性である粘稠性・粘弾性・保水能力は分子量依存的であるが，このことに呼応するように生理活性も分子量依存的である（図2）。分子量100万前後の高分子ヒアルロン酸は，炎症性サイトカイン発現を抑制するが[12]，分子量が50万よりも小さい低分子ヒアルロン酸は逆に炎症性サイトカインを誘導する[13]。例外的に分子量35万のヒアルロン酸は，炎症を誘導せずに感染防御分子であるbeta-defensin 2を誘導する[14]。これよりも小さい分子量数千のヒアルロン酸は血管新生を誘導する[15]。分子量1,200前後のヒアルロン酸は，癌細胞周囲に存在して癌細胞の生存を保つ高分子ヒアルロン酸による細胞内シグナルを断ち切り，癌の成長を抑制する[16]。これよりもさらに小さい分子量800のヒアルロン酸（HA4）はストレス蛋白[17]，サーチュイン（長寿遺伝子）蛋白および幹細胞性[18]の誘導作用を示す（後述）。

4　極大のヒアルロン酸による抗腫瘍作用

　通常のマウスの10倍の寿命をもつハダカデバネズミは癌耐性（癌を発症しない性質）を示す。ハダカデバネズミはモグラのように地中に潜って生息し，皮膚の弾力性が高い。その皮膚には通常の5倍の分子量のヒアルロン酸（600万～1,200万）が豊富に存在する。これは，ヒアルロン

食品機能性成分の安定化技術

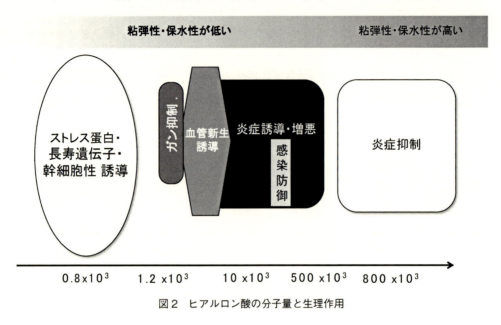

図2　ヒアルロン酸の分子量と生理作用

酸分解酵素（ヒアルロニダーゼ）が減少していること，ならびに特有のアミノ酸配列のヒアルロン酸合成酵素（HAS2）が従来のヒアルロン酸よりも巨大なヒアルロン酸分子を発現することによる。ハダカデバネズミの皮膚線維芽細胞は，癌遺伝子導入などによっても腫瘍形成を示さないが，その処理に加えてヒアルロニダーゼを作用させると腫瘍を形成する。これらのことは，ハダカデバネズミの癌耐性は，豊富な超高分子ヒアルロン酸の存在によることを示している[19]。多数の報告が，ヒアルロン酸（分子量は数十万～200万程度と考えられる）が癌の成長を促すことを示していることからも[20]，ハダカデバネズミの癌耐性は超高分子ヒアルロン酸によることが示唆される。ヒアルロン酸の癌に対する作用については，分子量1,200前後のヒアルロン酸オリゴ糖は「抑制」，通常のヒアルロン酸（数十万～200万程度）は「促進」，超高分子ヒアルロン酸（600万～1,200万）は「抑制」ということになる。

5　極小のヒアルロン酸（HA4）による組織恒常性維持

浅利らは，前述のように分子量800のヒアルロン酸（HA4）がストレス蛋白[17]，サーチュイン（長寿遺伝子）蛋白および幹細胞性[18]を増強することを報告している。前述のように精子が有するヒアルロニダーゼは受精の際卵子の周囲を取り囲む高分子ヒアルロン酸を消化・分解することから，受精直前にHA4が分解産物として生じると考えられる。このことは，HA4の幹細胞性増強作用と受精卵の全能細胞（究極の幹細胞）の性質との関連性を示唆する。サーチュインは細胞

第9章　ヒアルロン酸

老化抑制，オートファジーの促進（細胞内の品質管理），NF-κB不活性化（炎症性サイトカイン発現抑制），DNA修復，テロメア安定化，インシュリン感受性の増加（糖尿病改善）などを示す多機能分子である。また，遺伝子操作によりサーチュインを高発現させたマウスでは寿命が延長することが知られている[21,22]。HA4については北京大学と名古屋大学のグループが脊髄損傷の抑制[23,24]，コロラド大学が多発性硬化症（中枢神経における自己免疫疾患）の改善[25]，順天堂大学が脳虚血における神経細胞死抑制作用[26]を報告している。その作用機序としては，上記のストレス蛋白，サーチュインおよび幹細胞性誘導作用が関与し，結果的にはHA4は組織恒常性維持に寄与すると考えられる。

6　おわりに

ヒアルロン酸は，CD44やRHAMMのほか炎症に関わるTLR4を受容体としている。TLR4と結合すると低分子ヒアルロン酸は炎症を誘導し[13]，高分子ヒアルロン酸やHA4は炎症を抑制する[12,26]ことが報告されている。したがって，ヒアルロン酸試料の分子量分布は結果に大きな影響を及ぼす。エンドトキシンもTLR4を受容体とし炎症を誘導することから，ヒアルロン酸試料中のエンドトキシン濃度が結果に影響を及ぼす。しかしながら，ヒアルロン酸試料の分子量分布やエンドトキシンに関するデータが記載されていない論文も散見され，結果の解釈にはこのような点に留意されたい。

前述のように，低分子ヒアルロン酸は炎症誘導や組織破壊など生体に対し有害であることが多くの研究者により報告されている。そのほとんどの報告が *in vitro* 実験によるものであるが，安全性についての懸念は依然としてあり，十分な動物実験での評価が必要である。低分子ヒアルロン酸の健康食品やスキンケア用品への応用には十分に留意する必要がある。

文　献

1) K. Meyer & J. W. Palmer, *J. Biol. Chem.*, **107**, 629 (1934)
2) A. Asari, Chemistry and Biology of Hyaluronan, p.457, Elsevier (2004)
3) 浅利晃，http://www.glycoforum.gr.jp/science/hyaluronan/HA13/HA13J.html
4) V. C. Hascall & D. Heinegård, *J. Biol. Chem.*, **249**, 4232 (1974)
5) T. D. Camenisch et al., *Exp. Clin. Cardiol.*, **6**, 4 (2001)
6) V. Goncharova et al., *J. Biol. Chem.*, **287**, 25419 (2012)
7) A. Wang et al., *FEBS J.*, **278**, 1412 (2011)
8) S. Kessler et al., *Clin. Transl. Sci.*, **1**, 57 (2008)
9) S. Misra et al., *FEBS J.*, **278**, 1429 (2011)

10) B. P. Toole *et al.*, *Proc. Natl. Acad. Sci. USA*, **69**, 1384 (1972)
11) B. P. Toole & J. Gross, *Dev. Biol.*, **25**, 57 (1971)
12) A. Asari *et al.*, *J. Biol. Chem.*, **285**, 24751 (2010)
13) L. Vistejnova *et al.*, *Cytokine*, **70**, 97 (2014)
14) D. R. Hill *et al.*, *J. Biol. Chem.*, **287**, 30610 (2012)
15) D. C. West *et al.*, *Science*, **228**, 1324 (1985)
16) J. A. Ward *et al.*, *Am. J. Pathol.*, **162**, 1403 (2003)
17) H. Xu *et al.*, *J. Biol. Chem.*, **277**, 17308 (2002)
18) A. Asari *et al.*, *J. Biol. Chem.*, submitted (2016)
19) X. Tian *et al.*, *Nature*, **499**, 346 (2013)
20) L. Y. Bourguignon, *Int. J. Mol. Sci.*, **17**, 517 (2016)
21) A. Satoh *et al.*, *Cell Metab.*, **18**, 416 (2013)
22) Y. Kanfi *et al.*, *Nature*, **483**, 218 (2012)
23) J. Wang *et al.*, *Neurochem. Res.*, **40**, 98 (2015)
24) N. Wakao *et al.*, *Neurosci. Lett.*, **488**, 299 (2011)
25) C. W. Winkler *et al.*, *Matrix Biol.*, **32**, 160 (2013)
26) T. Sunabori *et al.*, *Am. J. Pathol.*, **186**, 2143 (2016)

第10章 キトサン

黒住誠司[*1]，加賀出穂[*2]

1 はじめに

カニ，エビなどの甲殻類の殻には高分子多糖のキチン，タンパク質，カルシウムが含まれており，キチンの脱アセチル化物がキトサンである。

1970年代以前は，カニ殻は産業廃棄物としてその処理が問題になっていたが，1970年代より，カニ殻から抽出したキトサンが食品工場から排出されるタンパク質を含む排水や活性汚泥の凝集剤として使用されはじめ，その後，一般食品，健康食品，衣料用，化粧品用，植物用，家畜用，医療用などまで用途が拡大している（図1）。

一般的なキトサンの製造方法は，甲殻類の殻を希水酸化ナトリウムで脱タンパクし，希塩酸で脱カルシウムを行い，キチンを得た後，熱濃水酸化ナトリウムで処理することによりキチンのN-アセチル基が脱アセチル化し，アミノ基になることでキトサンが得られる（図2）。

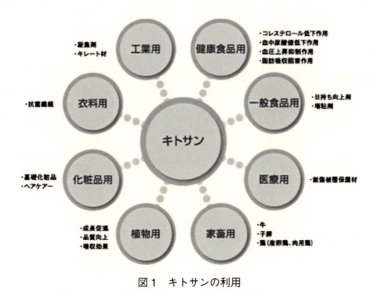

図1 キトサンの利用

[*1] Seiji Kurozumi　甲陽ケミカル㈱　研究開発部　研究開発課　課長
[*2] Izuho Kaga　甲陽ケミカル㈱　研究開発部　研究開発課　主任

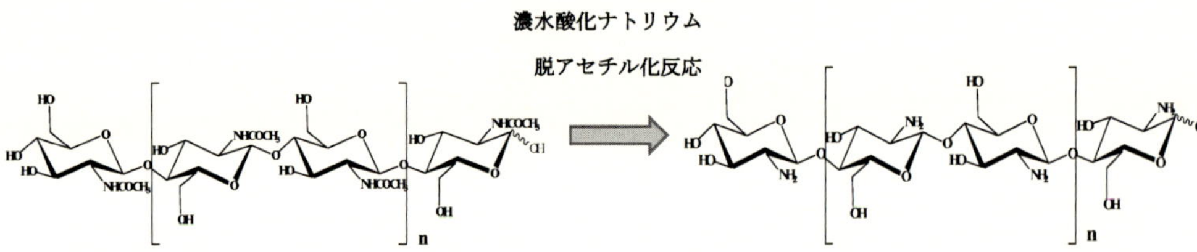

食品機能性成分の安定化技術

濃水酸化ナトリウム
脱アセチル化反応

キチン（Chitin）　　　　　　　　キトサン（Chitosan）

図2　キチン，キトサンの化学構造

　酸にもアルカリにも溶解しない安定性の高い高分子であるキチンに対し，キトサンは，水には不溶であるが，希酸溶液に溶解する性質を持つ。ヒトの消化酵素では消化されない，いわゆる食物繊維の一種であるが，ヒトが摂取すれば，その化学的性質から胃酸により胃内で溶解し，小腸内では再び凝集する。溶解時にアミノ基がプラスの電荷を帯びた状態（$-NH_3^+$）のカチオン性ポリマーであることが，他の食物繊維にはない大きな特徴である。この性質によりキトサンは胆汁酸排泄によるコレステロール低下作用[1]，核酸・プリン体の吸収阻害による血中尿酸値低下作用[2]，血圧降下作用[3]，高粘稠性による脂肪吸収阻害[4,5]などが報告されている。
　コレステロール低下作用のメカニズムについては，摂取したキトサンが胃内でプラスの電荷を帯びた食物繊維の溶液となり，陰イオン交換樹脂としての働きを発揮しながら腸管内を移動し，マイナスの電荷を帯びた胆汁酸と結合する。ここでキトサンは消化吸収されないため，胆汁酸と結合したまま便とともに排泄される。これにより胆汁酸とコレステロールの腸肝循環が抑制され，肝臓で新たな胆汁酸をつくるために原料となるコレステロールが使われ，結果的に血中のコレステロールが減少すると推測されている[1]。
　このようにキトサンの食品分野（健康食品，一般食品）における用途は，その凝集性を利用したもの，また，アミノ基を持つことによる抗菌性や粘性を利用したものが多い。そこで，本文では，キトサン凝集性や抗菌性などに係る溶解性や粘度などの物理的，化学的性質，安定性など，また，キトサンを食品として利用する場合の諸性質との係りについて述べる。

2　キトサンの酸に対する溶解性

2.1　キトサンの溶解方法[6]

　キトサンは，溶解の際の手順により溶解し易さが大きく異なる。一般的に良好に溶解させる手順は，始めに水に所定量のキトサンを加えて撹拌し分散させる。次に酸を所定量加えて常温で撹拌し続けると2～3時間で完全に溶解する。この時，予め水に酸を加えた水溶液にキトサンを添加すると，キトサン粉末が継粉（キトサン粉末の水溶液に触れた部分のみが溶けて，粉が固まりのまま水溶液に浮いた状態）となり，長時間撹拌しても溶けない状態となる。

第10章　キトサン

2.2　溶解可能な酸の種類[6]

キトサンは，酢酸，乳酸，塩酸，クエン酸，リンゴ酸，アスコルビン酸，グルコン酸等に溶解する。キトサンの低粘度から高粘度までの各種酸に対する溶解性を検討した。コーヨーキトサン（甲陽ケミカル）のFL-80（低粘度品，1% 20℃　粘度：5 mPa・s），FM-80（中粘度品，0.5% 20℃　粘度：42 mPa・s），FH-80（高粘度品，0.5% 20℃　粘度：330 mPa・s）を用い，各種キトサンの1%分散液100 gに対し，溶解に必要な各酸の最低添加量を表1に示した。最も少ない量でキトサンを溶解させる有機酸は酢酸であった。キトサンは粘度が低い方が少ない酸の量で溶解されやすい傾向であった。

2.3　キトサンの粘度と分子量の関係[6]

キトサンの粘度と分子量には相関関係があり，粘度が高ければ分子量も高い。分子量は，サイズ排除クロマトグラフィ（GPC）を用いてプルランに対する相対値を求めた。粘度は，0.5%酢酸溶液（20℃）で，B型粘度計を用いて測定した。分子量と両者の値に相関関係が認められている（図3）。

2.4　キトサンの酸解離定数（pK_a）とpHによるキトサンの性質

キトサンのアミノ基のpK_aは6.4との報告がある[7]。この値からキトサンのアミノ基の存在比のpHダイアグラムを作成した（図4）。pH 6.4以下でアミノ基はNH_3^+型の存在比が多くなり，pH 6.4以上ではNH_2型の存在比が多くなる。pH 6では約70%がNH_3^+型のアミノ基になる。

中性以上の高いpHでは，アミノ基はNH_2型になり，水に不溶の状態になる。味の面では，酸性の溶液状態でえぐ味が強い独特の味がある。一方，pHが高い不溶化した状態では，えぐ味は無く，ほぼ味が無い状態である。

表1　キトサン（1%，100 g）を溶解させる最低酸添加量およびpH

酸の種類	最低酸添加量（g）			最低酸添加時の溶液 pH		
	FL-80	FM-80	FH-80	FL-80	FM-80	FH-80
酢酸	0.3	0.3	0.3	5.0	5.1	4.9
乳酸	0.4	0.5	0.5	5.3	5.2	4.2
塩酸	0.13	0.15	0.15	5.3	4.3	4.4
クエン酸	2.0	3.0	3.0	2.6	2.5	2.5
リンゴ酸	0.8	1.2	2.0	3.4	3.0	2.7
アスコルビン酸	0.8	0.8	0.8	4.8	5.1	5.1
グルコン酸	1.5	1.5	2.0	4.3	4.3	3.3

＊方法：各品番のキトサン1 gを純水100 gに分散し（1 w/w%），各酸を添加し，3時間撹拌後の溶解性を確認した。吸光度（660 nm）を測定し，＜0.010を溶解と判断した。

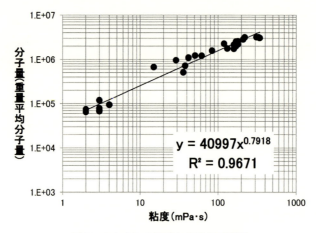

図3　キトサンの粘度と分子量の関係

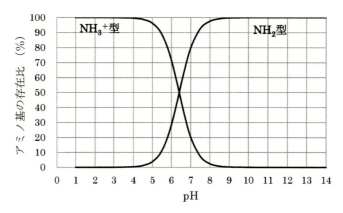

図4　キトサンのアミノ基存在比のpHダイアグラム

3　キトサンの抗菌性

3.1　キトサンの分子量と各種菌への抗菌性

　キトサンの分子量と各種菌への抗菌性の関係について，Noらが報告[8]している。菌の種類により作用が異なるが，全体的に分子量が高いキトサンよりも，低いキトサンの抗菌作用が強い（分子量：470,000，224,000）。ただし，分子量が低すぎると抗菌作用が弱くなる（分子量：28,000）。また，内田は異なる粘度のキトサンを用い，pH 6の培地において，大腸菌の最少育成阻止濃度（MIC）を測定することで抗菌性を評価している（MICが小さければ抗菌性が強いことを示している）。その結果，高粘度（200 mPa・s）から低粘度（5 mPa・s）に下がるほどMIC値が小さくなり，低粘度（低分子）のキトサンの抗菌性が強いことを報告[8]している。ここで低粘度（5 mPa・s）キトサンの分子量を図3から推定するとおよそ140,000となる。甲陽ケミカル製のキトサンではFL-80に相当する。

第10章 キトサン

キトサンの抗菌性はプラスに荷電したアミノ基が，マイナスに荷電している細菌の細胞壁へ結合し，細胞の増殖を抑制すると考えられており，高分子キトサンは，細菌の細胞壁との特異的な反応にとどまり，細胞膜を通過し，細胞内物質の核酸やタンパク質と反応するまでは至らないためと考察している。また，乳酸菌に対しても抗菌作用は認められるが，抗菌作用の強さは，大腸菌などの一般細菌に比べて弱くなった。したがって，食品への利用においては，キトサン添加濃度の調整により，乳酸菌の増殖を抑制しないで，一般細菌の増殖のみを阻止することや，あるいは一般細菌，乳酸菌の両者増殖を阻止する可能性など，様々な利用法が考えられる。

3.2 キトサンの各種菌への抗カビ性

キトサンはカビに対しても抗菌性がある。各種キトサン濃度での抗カビ性が調べられている[9]。キトサン添加で *Fusarium solani*（マメ科の植物等種々の植物に増殖する植物病原性カビ）に対して抗カビ作用がみられている。その他，*F. oxysporum*（ユウガオやキュウリに寄生），*F. oxysporum cepae*（タマネギの病原菌）にも抗カビ作用がみられている。しかし，他の植物病原菌である *Botrytis* 属，*Pestalotia* 属およびキトサンを細胞壁の主成分とする *Rhizopus* 属，*Mucor* 属，ならびに *Penicillium* 属，*Aspergillius* 属のカビに対しては，キトサンの抗カビ作用は弱くなる。キトサンの抗カビスペクトルは比較的狭く，抑制作用はカビの細胞壁の化学的組成に左右されるものと推定される。

3.3 日持ち向上剤としての食品への応用例

ラッキョウ漬けへのキトサンの日持ち向上剤としての利用が検討されている[10]。コントロールに比べて，キトサン添加濃度0.04％，0.08％で菌数を抑えており，日持ち向上効果が見られている（図5）。

その他，炊き込みご飯，スライスした野菜，きんぴらごぼう，だし巻き卵等にもキトサンが日

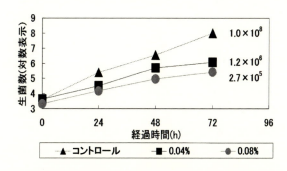

キトサン製剤1％ or 2％添加（キトサン量 0.04％ or 0.08％）検体：25℃保存
キトサン製剤：低分子キトサン4％、酢酸10％、酢酸Na 5％、水81％

図5 ラッキョウ漬けでの日持ち向上効果

持ち向上剤として有効であったとの報告があり[10]，様々な食品への日持ち向上剤としての効果が期待される。ただし，タンパク質が多い食品では注意が必要で，キトサン自身がタンパク質と凝集することで，キトサンの菌に対する作用が妨げられると考えられるため，一般的にタンパク質が多い条件下では抗菌性が弱くなる。信夫らは，タンパク質が多い食品のモデルとして，ポリペプトンを高含有した条件下でのキトサンの分子量と抗菌性の関係を報告している[9]。タンパク質高含有食品を想定したポリペプトン5％の存在下で，各分子量のキトサンによる抗菌性を評価したところ，*B. subtilis*（枯草菌）と *L. mesenteroides*（乳酸菌）では，分子量5万のキトサンのみが，抗菌性を保持していた。このことから，タンパク質が多い食品では低分子のキトサンを用いる必要があると考えられる。

4 キトサンの物性

4.1 吸湿性（粉末）[6]

3mmパス粉末（SK-10，SK-50，SK-200，SK-400）および微粉砕品（80メッシュパス，FL-80，FM-80，FH-80）を粉末のまま温度25℃，相対湿度（Relative Humidity：RH）75％RHおよび95％RHの条件下において，重量変化率を測定した（図6，図7）。3mmパス粉末は，75％RH1日で＋6〜8％程度，95％RH1日で＋17〜19％程度の重量変化が認められ，以降，1週間で大きな変化はなかった。微粉砕品では75％RH1日で＋10〜12％，95％RH1日で＋20％程度の重量変化が認められた。このことから，キトサン粉末は吸湿し，吸湿量は相対湿度が高く，粉砕メッシュが細かければ多くなるが，1日で安定することがわかった。

4.2 苛酷試験による粘度，および着色変化（粉末）[6]

各品番（FL-80，FM-80，FH-80）のキトサンを秤量瓶に入れて，100℃で加熱した時の粘度の変化（図8），および色の変化（図9）を見た。色の変化は色差計で測定をし，ハンター*Lab*色差式を用いて色差ΔEを計算し評価した。粘度は高粘度のFH-80において粘度低下が見られた。色の変化は加熱時間に伴いΔEの数値が増加した。高粘度のFH-80，中粘度のFM-80では大きな変化ではなかったが，低粘度品のFL-80は，加熱120分以上で僅かな色の変化（黄変）が認められた。

4.3 保存安定性（粉末，ポリエチレン袋入り）[6]

各品番（FL-80，FM-80，FH-80）のキトサンを二重にしたポリエチレン袋に入れ，40℃，75％RHで保存した時の粘度の変化（図10），色の変化（図11），水分量の変化（図12）を測定した。粘度は高粘度のFH-80において低下する傾向が見られた。FL-80，FM-80は安定していた。色の変化は低粘度品の品番であるFL-80で，経時的にΔEの数値が増加し，色の変化（黄変）が見られた。水分量はどの品番も経時的に増加が見られた。

第10章 キトサン

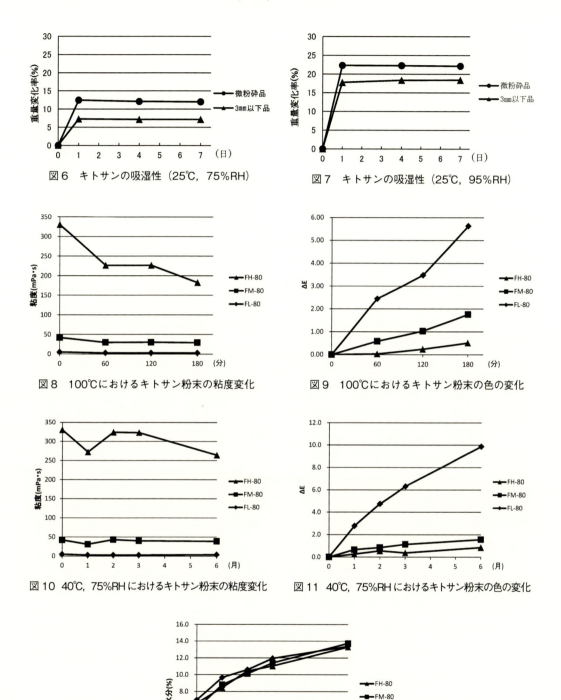

図6 キトサンの吸湿性（25℃, 75%RH）

図7 キトサンの吸湿性（25℃, 95%RH）

図8 100℃におけるキトサン粉末の粘度変化

図9 100℃におけるキトサン粉末の色の変化

図10 40℃, 75%RHにおけるキトサン粉末の粘度変化

図11 40℃, 75%RHにおけるキトサン粉末の色の変化

図12 40℃, 75%RHにおけるキトサン粉末の水分量変化

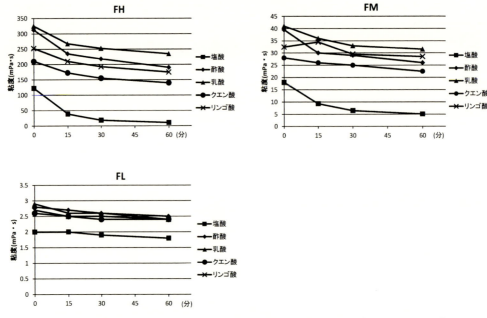

図13　85℃における0.5%キトサン溶液の安定性（上左：FH，上右：FM，下：FL）

4.4　加熱試験による粘度，および着色変化（溶液）[6]

各品番（FL-80，FM-80，FH-80）のキトサン濃度0.5%と各酸を所定濃度（塩酸：0.5%，酢酸：0.5%，乳酸：0.5%，クエン酸：2.5%，リンゴ酸：3%）で溶解した水溶液の85℃ 60分における粘度の変化を測定した（図13）。溶かした時点で酸の種類によって粘度が異なる。加熱後の粘度の変化は，塩酸で大きく低粘度化するが，その他の有機酸であれば低粘度化は緩やかであり，大きな変化はなかった。したがって，キトサン-有機酸の溶液であれば85℃の加熱滅菌を行っても粘度に大きな変化はないと考えられる。

4.5　保存試験（溶液）[6]

各品番（FL-80，FM-80，FH-80）のキトサン濃度0.5%と酢酸，塩酸濃度0.5%で溶解した水溶液の25℃ 6ヶ月の粘度の変化を測定した（図14）。溶かした時点で酢酸と塩酸で粘度が異なり，その後はどちらも経時的に低下した。

4.6　食品加工を想定した安定性[6]

食品加工における焼く，茹でる，揚げる工程を想定し，キトサン（食品向け）を乾熱（150，180，200℃），湯中（100℃），油中（150，180℃）で一定時間加熱した時の安定性を調べた（表2）。焼き（乾熱処理）は，180℃までは加熱温度が高いほど，粘度は低下したが，脱アセチル化率はあまり変化が認められず，溶解性に問題はなかった。しかし200℃では，一部のキトサンが溶け

第 10 章 キトサン

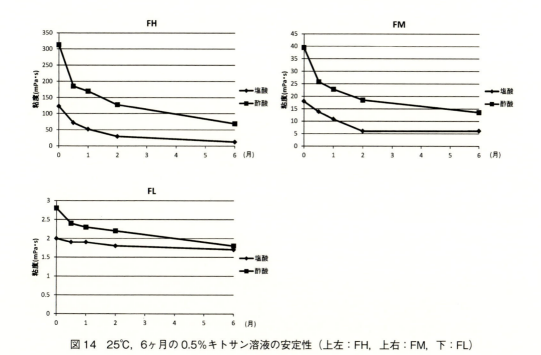

図 14　25℃, 6ヶ月の 0.5% キトサン溶液の安定性（上左：FH，上右：FM，下：FL）

表 2　食品加工を想定した安定性

処理方法	温度, 時間	粘度（mPa·s）	DAC（%）
無処理		340	91.5
焼き（乾熱処理）	150℃ 20 分	281	90.2
	180℃ 20 分	115	90.0
	200℃ 20 分	一部不溶解	
茹で	100℃ 10 分	328	89.3
揚げ	150℃ 10 分	267	84.9
	180℃ 10 分	192	80.1

・コーヨーキトサン FH-80 を使用

〈操作方法〉

焼き：キトサン 5 g をるつぼに入れ，各温度に設定した乾燥機中で 20 分加熱し，サンプルとした。

茹で：100℃ に達したお湯にキトサン 10 g を入れ，10 分間加熱した。凍結乾燥にて乾燥後，サンプルとした。

揚げ：50 mL のキャノーラ油にキトサン 10 g を入れ，オイルバスで加温し，各温度に達してから 10 分間加熱した。遠心分離後に油を除去し，脱脂工程として石油エーテルを加えて 15 分攪拌し遠心分離。石油エーテルを除去後，次は水で同操作を 2 回行い凍結乾燥にて乾燥後，サンプルとした。

なくなった。茹で100℃では，粘度，脱アセチル化率ともにほとんど変化はなかった。揚げでは，加熱温度が高くなるほど，粘度，脱アセチル化率の緩やかな低下が見られた。

以上のことから，キトサンを食品に加工する際には，調理方法と温度条件に注意が必要である。焼き20分間の調理であれば180℃まではキトサンの物性に大きな変化はないが，温度が高くなるにつれて粘度（分子量）が低くなるため，できるだけ低温度で加熱処理する方が物性変化は少ない。茹で10分間の調理であればキトサンの物性に大きな変化はない。揚げる調理の場合は，キトサンに食用油が吸着されるため，体内で油が吸収されることを阻害する可能性はあるが，コレステロール低下作用等の作用機序である胆汁酸との吸着作用が弱まる可能性も考えられるので，目的を考えて使用する必要があると考えられる。

4.7 加工食品の使用例

キトサンの粉末は，比較的熱に強い物性であり，水には溶けないことから味もほぼ無く，4.6のように調理方法に注意を払えば様々な食品形態への配合が可能である。具体例としては，せんべい，ビスケット[1]，即席粥[12]，食パン[13]，蒲鉾[14]などがある。ただし，飲料では注意が必要で，キトサンは乳酸やクエン酸等の酸の添加で溶解状態となり，強いえぐ味が問題になる（2.4）。また，コーヒーやお茶などにキトサン水溶液を添加すると，これらの成分をキトサンが吸着して不溶物が生じる。よって，飲料形態にする場合は，キトサンが溶けない中性領域の飲料に，キトサンを粉末のまま配合する（例えば，スープ，スムージー等）形態での開発が有用であると考えられる。

5　まとめ（キトサンの食品中の安定化）

キトサンは様々な機能性があり，機能性の目的に合わせた使用が必要と考えられる。コレステロール低下作用を目的とするならば，キトサンの凝集性を利用しており，それに関係する脱アセチル化率，粘度が重要である。臨床試験では，80％以上の高い脱アセチル化率で，中粘度品（FM-80），または高粘度品（FH-80）のキトサンにおいて，コレステロール低下の報告があるため[12],[14~16]，脱アセチル化率や粘度が低下しないことが重要であろう。

一方，抗菌性であれば，脱アセチル化率，粘度に加え，pH条件も重要な要素となる。低粘度で抗菌性が強くなるが，粘度が低下し，分子量が低くなりすぎれば（分子量28,000），抗菌性が弱くなる報告[9]があるので，一定以上の粘度を保つことが重要であると考えられる。さらに，キトサンのプラスの荷電が細菌の細胞壁へ結合し，細胞の増殖を抑制すると考えられているため，キトサン溶液のpHは6以下にし，アミノ基の大部分を$-NH_3^+$型のプラスの電荷の状態にしておくことが，重要であると考えられる。

そして，食品等に添加するキトサンがどのような形態であるかが重要と考えられる。例えば安定性の面では，キトサン粉末をカプセル等のいわゆる健康食品等に用いる場合であれば，高粘度

第10章　キトサン

品は加速試験で緩やかな粘度低下が認められるため，予め，一定以上の粘度のキトサンを用いる必要があると考えられる。一方，ドリンク等，溶液状態で用いる場合は，粉末より粘度低下を起こしやすく，低粘度～高粘度のキトサンまで粘度低下を考慮し，製品の設計をしなければならないと考えられる。また，一般食品で焼きなどにキトサンを用いる場合も200℃近くの高温で処理する工程があれば，粘度低下を考慮する必要があり，更に，溶解性が悪くなってしまう200℃以上の処理は避けなければならない。一方，味の面では，酸性溶液で強いえぐ味があり，中性領域の不溶化状態ではほぼ味が無く摂取しやすい。このことから，中性領域でキトサンが溶けていない状態で摂取し，摂取後は胃で速やかに溶解するような形態が有用であると考えられる。

　以上のことから，キトサンの特性を活かした機能性を安定的に発現させるためには，キトサンの諸性質を理解した上で商品の設計をすることは重要であると考えられる。今後，さらにキトサンの機能性を最大限，活かすことができるような物性の理解やその改善などが重要なテーマの一つとなると考えられる。

文　　献

1) Y. Maezaki *et al.*, *Biosci. Biotech. Biochem.*, **57** (9), 1439 (1993)
2) 和田政裕，月刊フードケミカル, **2**, 25 (1995)
3) H. Kato *et al.*, *J. Trad. Med.*, **11**, 198 (1994)
4) K. Deuchi *et al.*, *Biosci. Biotech. Biochem.*, **58** (9), 1613 (1994)
5) K. Deuchi *et al.*, *Biosci. Biotech. Biochem.*, **59** (5), 781 (1995)
6) 甲陽ケミカル社内資料，キトサン技術資料，Ver. V
7) Tamura H. *et al.*, *Chitin and Chitosan Res.*, **19** (2), 301-303 (2013)
8) H. K. No *et al.*, *J. Food Microbiol.*, **74**, 64 (2002)
9) 内田泰，フードケミカル, **2**, 22 (1988)
10) 信夫正ほか，日本食品保蔵科学会　第51回大会講演要旨 (2002)
11) 山本正次，食品工業, **45** (4), 35 (2002)
12) 大森正司ほか，日本食物繊維研究会誌, **3** (1), 21-24 (1999)
13) 武藤雅之ほか，健康・栄養食品研究, **3** (2), 11-18 (2000)
14) 平田千代枝ほか，健康・栄養食品研究, **4** (1), 19-28 (2001)
15) Bokura H., *Eur. J. Cli. Nutr.*, **57**, 721-725 (2003)
16) 卜藏ほか，日本食物繊維研究会誌, **6** (2), 61-71 (2002)

第11章 難消化性デキストリンの応用

島田研作*

1 はじめに

　難消化性デキストリンは澱粉を原料に作られた水溶性の食物繊維素材であり，様々な生理機能を有し，特定保健用食品（トクホ）の関与成分として知られている食品素材である。
　難消化性デキストリンは，生理機能を有することが主な特長であるが，別の特長として，食品素材および食品素材に含まれる成分のマスキング効果および安定化効果を有することが確認されており，様々な加工食品の味質改善剤としても利用されている。
　本稿では，マスキング効果および安定化効果を有する素材として難消化性デキストリンの応用例を紹介する。

2 製造方法，分析方法および安全性

　難消化性デキストリンの原料には，コーンスターチ，タピオカ澱粉，馬鈴薯澱粉等を使うことができるが，現在はコーンスターチが使われている。製造工程を図1に示す。
　加熱工程は難消化性成分を生成する工程である。原料となる澱粉に酸を添加して加熱すること

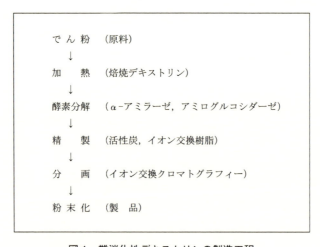

図1 難消化性デキストリンの製造工程

＊ Kensaku Shimada　松谷化学工業㈱　研究所　第一部3グループ　副主任研究員

第11章　難消化性デキストリンの応用

で難消化性成分が生成する[1]。なお，これは古くから焙焼デキストリンとして知られているものである。酵素分解工程は加熱工程で生成した難消化性成分と消化性成分を分離可能な成分に変換する工程である。加熱工程を経た澱粉を水に溶解して，α-アミラーゼ，続いてアミログルコシダーゼによる加水分解を行う。何れの加水分解反応もリミットまで反応させる。この連続した2つのリミット反応において，酵素で加水分解される成分はグルコースにまで分解し，加水分解されない成分はグルコース以外の難消化性画分として残る。分画工程は酵素分解工程で変換したグルコース画分と難消化性画分をイオン交換クロマトグラフィーで分離分画して難消化性画分を得る工程である。最後に，難消化性画分をスプレードライヤーで粉末化して製品とする。

こうして得られた製品は，ヒトでの臨床試験の結果，小腸までの上部消化管ではほとんど消化吸収されないことが確認されている[2]。

難消化性デキストリンの食物繊維の測定は，食品表示基準の栄養成分の分析方法である酵素-HPLC法によって定量される。この分析方法はAOAC2001.03に準拠している。一般的な食物繊維の分析方法である酵素-重量法（AOAC985.29，991.43に準拠する）で分析すると，アルコールに溶解する低分子成分が測定できないため，定量値が低くなるので注意が必要である[3]（AOAC法は米国のAOACインターナショナルが管理運営している世界標準の分析方法であり，世界各国で公定法として認められている）。

難消化性デキストリンは米国食品医薬品局（FDA）より21CFR,184,1444,マルトデキストリン（α1→4結合を主とするDE（ブドウ糖当量）20未満のでん粉分解物）に合致するとされ，1990年にGRAS（Generally Recognized As Safe：一般に安全と認められる食品素材）認証された。また，わが国の特定保健用食品の関与成分として1992年に認定された。下痢発症の最大無作用量は男性1.0 g/kg体重，女性は1.1 g/kg体重以上であり[4]，他の難消化性糖質と比べ，下痢発症のリスクは低く，さまざまな安全性試験により安全性が確認された食品素材である。近年，食品素材について，その食経験が安全性の面から重要視されている。難消化性デキストリンは原料の焙焼デキストリンが食品，医薬品の原料として半世紀以上用いられ，難消化性デキストリンも発売後25年以上経過し，世界中で使用されており，米国FDAが目安としている広範囲に最低25年，豪州・ニュージーランド食品基準局（FSANZ）が提唱している2～3世代，条件次第では10～20年の条件を満たしており[5]，十分な食経験があることから，安心して使用できる素材であるといえる。

3　物理化学的性質

難消化性デキストリンは水に溶けやすく，溶液の粘性は低く（濃度30%，30℃で8 mPa・s程度），甘味度はショ糖の10%なので，飲料や食品に配合しやすい素材である。また，酸性条件下（10%溶液・pH 2.4・95℃・60分間の処理）および高温下（10%溶液・120℃・10分間のレトルト処理）でもほとんど加水分解されず，安定である。さらに，30%溶液で凍結解凍を繰り返して

も白濁を起こさず，老化安定性に優れている。したがって，難消化性デキストリンは酸性飲料，加熱工程を経る加工食品および冷蔵・冷凍される加工食品への配合が可能である。

4 構造

難消化性デキストリンは，澱粉を酸や酵素を用いて加水分解した澱粉分解物であるため，中性多糖であり，様々な重合度の多糖（グルカン）の混合物である。数平均分子量は2,000程度であり，その分子量分布は図2の通りである。

メチル化分析法は多糖の結合していない部位および結合している部位にそれぞれ特定の化学修飾を施すことでその結合様式を測定する方法である[6]。その測定結果によると，難消化性デキストリンは，澱粉を酵素で加水分解したマルトデキストリンに比べて1→4結合以外の割合が多く，分岐構造が発達していることが認められている（表1）[2]。この結果をもとに模式的な2次元構造式を推定すると図3のように示される。難消化性デキストリンの2次元構造はマルトデキストリンのそれとは大きく異なることがわかる。

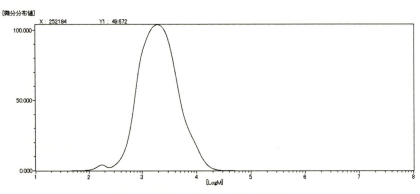

図2　難消化性デキストリンの分子量分布

表1　難消化性デキストリンと通常のマルトデキストリンのグルコース結合様式の割合

		難消化性デキストリン	マルトデキストリン
	DE	12.5	12.0
	非還元末端	29.3	13.1
	1→4	32.5	82.0
	1→6	11.3	—
グルコースの結合様式（％）	1→4,1→6	10.7	4.1
	1→3	7.3	—
	1→4,1→3	1.9	0.8
	1→4,1→2	2.6	—
	その他	4.5	—

第11章 難消化性デキストリンの応用

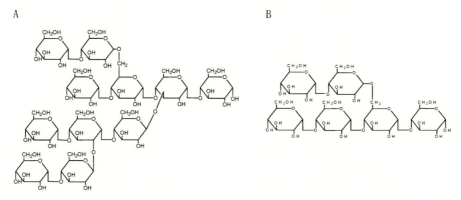

図3 難消化性デキストリンとマルトデキストリンの推定2次元構造式
A：難消化性デキストリン，B：マルトデキストリン

　分岐構造，分岐間の相互作用は分子全体のコンフォーメーションに大きな影響を及ぼすが，難消化性デキストリンの分岐構造は，2節で述べた通り，その製造工程の酸を用いた加熱工程で生成されることより，不規則的であると推察される。そのため，難消化性デキストリンのコンフォーメーションをモデル化することは極めて困難である。しかしながら，そのコンフォーメーションは，少なくとも，1→4結合からなる直鎖構造を主とするマルトデキストリンのそれとは大きく異なることが推察される。

5 特長

　難消化性デキストリンは，マルトデキストリンと比較して，食品素材および食品素材に含まれる成分のマスキング効果および安定化効果が高いことが認められている。その効果は，4節で述べた通り，発達した分岐構造を有し，そのコンフォーメーションはマルトデキストリンのそれとは大きく異なることに起因していると推察される。筆者らは，分岐構造の分岐部分は他の分子を包摂できる空間が形成されたコンフォーメーションになっているのではないかと推察している。以下に，その効果の具体例を紹介する。

5.1 マスキング効果
5.1.1 高甘味度甘味料のマスキング効果
　低カロリー，ゼロカロリー，シュガーレスおよび低糖を標榜する食品では，砂糖や異性化糖の代替として高甘味度甘味料が多用されている。しかしながら，高甘味度甘味料は特有の苦味や後味の切れの悪さ，好ましくない香りや風味を有することから，その使用は大きく制限されたものとなっている。そこで，酵素処理ステビア100％製剤もしくはアスパルテーム100％製剤を適量添加した水溶液に，難消化性デキストリンもしくはマルトデキストリンを最終10重量％になる

食品機能性成分の安定化技術

ように添加した水溶液と，対照として酵素処理ステビアおよびアスパルテームのみの水溶液について，6名のパネラーによって甘味の強さ，甘味の質および後味の切れ（風味）を官能評価した。その結果，酵素処理ステビアもしくはアスパルテームに難消化性デキストリンを添加することで，これらの高甘味度甘味料の甘味の質と後味の切れ（風味）が改善された（表2)[7]。サッカリンやスクラロースなどの他の高甘味度甘味料についても同様の味質改善がみられたことから，難消化性デキストリンは高甘味度甘味料に特有の苦味や後味の切れの悪さ，好ましくない香りや風

表2 高甘味度甘味料の味質に及ぼす難消化性デキストリンおよびマルトデキストリンの効果

a 酵素処理ステビア

酵素処理ステビア濃度（%）	0.05			0.05			0.05		
添加した糖質	対照			難消化性デキストリン			マルトデキストリン		
添加量（%）	−			10			10		
理論甘味（%）	6.5			7.5			7.5		
評価項目	A	B	C	A	B	C	A	B	C
パネラー1	4	−3	−3	5	−1	−1	6	−3	−3
パネラー2	5	−3	−3	4	−1	−1	6	−2	−3
パネラー3	4	−3	−3	5	1	−1	6	−3	−3
パネラー4	4	−3	−3	5	−1	0	6	−3	−2
パネラー5	4	−2	−2	5	1	0	6	−1	−2
パネラー6	5	−3	−3	6	0	0	4	−3	−3
平均	4.3	−2.8	−2.8	5.0	−0.2	−0.5	5.7	−2.5	−2.7

評価項目 A：甘味の強さ，B：甘味の質，C：後味の切れ（風味）
評価基準 「好ましくない，弱い」←−3〜3→「好ましい，強い」

b アスパルテーム

アスパルテーム（%）	0.057			0.057			0.057		
添加した糖質	対照			難消化性デキストリン			マルトデキストリン		
添加量（%）	−			10			10		
理論甘味（%）	6.5			7.5			7.5		
評価項目	A	B	C	A	B	C	A	B	C
パネラー1	4	−2	−1	5	−1	−1	6	−2	−2
パネラー2	5	−2	0	4	0	0	6	−2	−1
パネラー3	5	−1	0	4	1	0	6	0	−1
パネラー4	4	−2	0	5	0	0	6	−1	−1
パネラー5	5	−1	0	4	1	0	6	−1	−1
パネラー6	5	−2	−1	4	−1	0	6	−1	−1
平均	4.7	−1.7	−0.3	4.3	0.0	−0.2	6.0	−1.2	−1.2

評価項目 A：甘味の強さ，B：甘味の質，C：後味の切れ（風味）
評価基準 「好ましくない，弱い」←−3〜3→「好ましい，強い」

味をマスキングする効果があるといえる。

5.1.2 大豆タンパクのマスキング効果

　筋肉やスタミナの増強のためのタンパク質補給食品用のタンパク質として，良質かつ安価であるということから，大豆タンパクが注目されている。しかしながら，大豆タンパクには大豆臭，苦味，えぐ味および収斂味などがあり，その使用は大きく制限されたものとなっている。そこで，大豆タンパク100部を小型流動層装置に入れ，65℃の温風で粉末状の大豆タンパクを流動させながら，水100部に難消化性デキストリンもしくはマルトデキストリンを10部の割合で添加して調製した溶液を噴霧して大豆タンパクを造粒し，タンパク質補給食品とした。300 mLのビーカーに20℃の牛乳200 mLを入れ，タンパク質補給食品10 gを投入し，スプーンで撹拌して分散させた後，6名のパネラーによって，苦味，えぐ味，収斂味などの味とのどごしを官能評価した。その結果，大豆タンパクに難消化性デキストリンを噴霧して造粒することで，大豆タンパクの味とのどごしが改善された（表3)[8]。

5.1.3 その他の素材のマスキング効果

　難消化性デキストリンはその他様々な素材，例えば，カフェインおよびビタミンB1の苦味，タンニンの渋み，酢の酸味，鉄分の異臭味，魚油の魚臭，コラーゲンの獣臭などのマスキング効

表3　大豆タンパクの味質に及ぼす難消化性デキストリンおよびマルトデキストリンの効果

造粒に用いた糖質	対照		難消化性デキストリン		マルトデキストリン	
添加量（部）	−		10		10	
評価項目	A	B	A	B	A	B
パネラー1	3	2	4	3	1	2
パネラー2	3	3	4	3	1	3
パネラー3	3	1	4	3	1	2
パネラー4	2	2	3	3	1	2
パネラー5	3	1	4	3	1	1
パネラー6	3	2	3	2	1	2
平均	2.8	1.8	3.7	2.8	1.0	2.0

評価項目　A：味，B：のどごし
評価基準
「味」　　4点：牛乳と区別できない程度の味で，飲用しても全く抵抗がない。
　　　　 3点：牛乳に近い味をしていて，飲用しても抵抗がない。
　　　　 2点：苦味，えぐ味，収斂味など牛乳にない不快な味が若干感じられ，飲用するのに抵抗を感じる。
　　　　 1点：苦味，えぐ味，収斂味など牛乳にない不快な味が感じられ，飲用するのには非常に抵抗がある。
「のどごし」4点：のどごしが良く，飲用に全く支障がない。
　　　　 3点：幾分粉っぽいが，飲用に支障がない。
　　　　 2点：粉っぽく，飲用するのに抵抗を感じる。
　　　　 1点：非常に粉っぽく，飲用しにくい。

果が認められている。難消化性デキストリンはこのような素材を含む加工食品の味質改良剤として利用された実績を持つ。

5.2 安定化効果
5.2.1 茶飲料

　緑茶，紅茶，ウーロン茶などの茶飲料を長期間保存するとクリームダウンと呼ばれる乳濁が生じ，商品価値が著しく損なわれることが知られている。クリームダウンは茶類に含まれるポリフェノール類とカフェインが複合体を形成し，乳濁すると考えられている。そこで，紅茶（ダージリン，アッサムブレンド）を85℃の脱イオン水で8分間抽出し，粗濾過で茶殻を除去した後，ろ紙を用いて吸引濾過した。この抽出液に難消化性デキストリン，マルトデキストリンあるいはグラニュー糖を最終の紅茶飲料に2％含まれるように添加すると共にL-アスコルビン酸，炭酸ナトリウムを加えてpH 5〜6に，タンニン量50 mg/100 mLになるように調整したものを缶詰し，120℃で10分間殺菌して紅茶飲料を調製した。得られた紅茶飲料を4℃に保存し，1ヶ月および3ヶ月後に次の評価基準に従って評価した。茶飲料の試料を10 mmガラスセルに採り，720 nmにおける吸光度を分光光度計で測定して次式のクリームダウン指標で表す。720 nmの吸光度が0.04を超えると，目視で白濁が認められるので，クリームダウン指標が1.0を超えるとクリームダウンが生じていることになる。

　　　クリームダウン指標＝試料の吸光度／0.04

　その結果，クリームダウンの防止に難消化性デキストリンおよびマルトデキストリンが効果的であるが，なかでも難消化性デキストリンがより効果的であることが認められた（表4）[9]。

5.2.2 脂肪酸ミセル

　難消化性デキストリンは水と脂肪酸のO／W型エマルジョンを安定化させる効果が認められている。すなわち，20％難消化デキストリン水溶液もしくは水に脂肪酸（オレイン酸）と界面活性剤として胆汁酸（タウロコール酸ナトリウム）を添加し，ホモジナイズして脂肪酸を乳化させた後，濁度と粒子径を経時的に測定して乳化安定性を評価した。その結果，難消化デキストリンは，胆汁酸によって乳化された脂肪酸ミセルを安定化する作用が認められた（図4）[10]。

表4　紅茶のクリームダウンの防止に及ぼす難消化性デキストリンおよびマルトデキストリンの効果

添加した糖質	グラニュー糖（対照）	難消化性デキストリン	マルトデキストリン
添加量（％）	2	2	2
クリームダウン指数			
1ヶ月後	2.1	0.5	0.6
3ヶ月後	2.4	0.5	0.7

第11章　難消化性デキストリンの応用

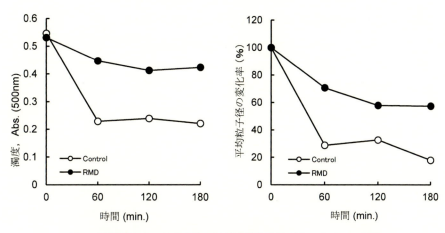

図4　脂肪酸ミセルの安定性に及ぼす難消化性デキストリンの効果
Control：水と脂肪酸のエマルジョン，
RDM：20％難消化性デキストリン水溶液と脂肪酸のエマルジョン

5.3　その他の特長—生理機能

難消化性デキストリンは，エネルギー値は食物繊維として1 kcal/gであり[11]，様々な生理機能を有する。具体的には，食後の血糖上昇を緩かにする，食後の中性脂肪の上昇を緩かにする，血清脂質を低下させる，内臓脂肪の蓄積を低減する，お腹の調子を整える（便秘の改善，継続摂取して下痢の改善），ミネラルの吸収を促進するなどの効果があり，いずれの効果もヒトを対象とした実験で証明され，論文報告されている[12〜17]。特に難消化性デキストリンを関与成分とした食後の血糖上昇を緩かにする効果，食後の中性脂肪の上昇を緩かにする効果およびお腹の調子を整える効果を保健の用途とした特定保健用食品（トクホ）は合計415品目にのぼり，全特定保健用食品1,268品目の実に約33％を占める（平成28年7月15日付）。

また，平成27年4月から始まった新しい制度である機能性表示食品の機能性素材としても利用可能である。多数報告されている論文をもとに難消化性デキストリンの機能性に関するシステマティックレビューが実施され，食後の血糖上昇を緩かにする効果，食後の中性脂肪の上昇を緩かにする効果およびお腹の調子を整える効果を表示した様々な商品が販売されている。

6　今後の展望

難消化性デキストリンは，そのものが生理機能を有する素材である。この特長に加えて，食品素材および食品素材に含まれる成分のマスキング効果および安定化効果も有する。例えば，優れた生理機能を有するが味質あるいは安定性の面で欠点がある機能性素材がある場合，難消化性デキストリンとその機能性素材を混合あるいは両方添加すると，ダブルの生理効果が謳え，相手の機能性素材の欠点を補った商品設計が可能である。難消化性デキストリンは，このコンセプトで

食品機能性成分の安定化技術

既存および今後開発される機能性素材へ利用することができると考えられる。

また，難消化性デキストリンはマルトデキストリンと同様に粉末化基材として利用することができる。その場合も，不安定な物質のマスキング効果および安定化効果を期待することができる。

このように，難消化性デキストリンは機能性を謳う商品開発の素材として，極めて有用であるといえる。

文　献

1) 大隈一裕ほか，澱粉科学，**37** (2), 107 (1990)
2) K. Okuma & I. Matsuda, *J. Appl. Glycosci.*, **49** (4), 479 (2002)
3) 栄養表示基準における栄養成分等の分析方法等について，別添　栄養成分等の分析方法等，8 食物繊維，厚生省生活衛生局食品保健課新開発食品保健対策室長通知，衛新第13号，平成11年4月26日
4) Y. Kishimoto et al., *J. Nutri. Sci. Vitaminol.*, **59** (4), 352 (2013)
5) 消費者庁，食品の新たな機能性表示制度に関する検討会報告書，p.8, 平成26年7月30日
6) I. Ciucanu & F. Kerek, *Carbohydr. Res.*, **131**, 209 (1984)
7) 公技番号 98-3161
8) 特開 2001-346522
9) 特開 2003-145
10) Y. Kishimoto et al., *J. Health Sci.*, **55** (5), 838 (2009)
11) T. Goda et al., *Am. J. Clin. Nutri.*, **83**, 1321 (2006)
12) 梅川知洋，健康・栄養食品研究，**2** (2), 52 (1999)
13) G. Livesey & H. Tagami, *Am. J. Clin. Nutr.*, **89**, 1 (2009)
14) 若林茂，日本栄養・食糧学会誌，**44**, 471 (1991)
15) Y. Kishimoto et al., *Eur. Nutr.*, **46**, 133 (2007)
16) 山本卓資，肥満研究，**13**, 34 (2007)
17) S. Miyazato et al., *Eur. J. Nutr.*, **49**, 165 (2010)

第12章 α-シクロデキストリン

古根隆広*

1 はじめに

　食物繊維は,「ヒトの小腸内で消化・吸収されづらく,消化管を介して健康の維持に役立つ生理作用を発現する食物成分」と定義されており[1],健康の維持・増進に重要な機能を持つため,第六の栄養素とも呼ばれている。しかしながら,食物繊維の摂取量は食の欧米化に伴って低下しており,平成22年,23年国民健康・栄養調査によると,成人1日当たりの食物繊維摂取量は目標量20gに対して約6g不足している。そのため,健康の維持と増進のためには健康食品やサプリメントなどによる補給が望まれる。また,近年,機能性を訴求した食物繊維含有食品が数多く店頭に並んでおり,機能性の面でも食物繊維は非常に注目されつつある。
　水溶性食物繊維の一つであるα-シクロデキストリン（αCD）はグルコースが6分子環状に連なった構造をしており,その外側は親水性,内側の空洞内は疎水性を示している。この性質によってαCDは自身の空洞内に疎水性分子を取り込む作用,いわゆる包接作用を有する。なお,αCDの構造や包接作用の詳細については,本書の「第Ⅰ編　汎用技術　第3章　シクロデキストリン」を参照されたい。現在,様々な食物繊維において多様な機能性が訴求されているが,αCDは機能の発現に包接作用が関与しており,その点において他の食物繊維とは明確に差別される。さらに,αCDは疎水性物質などを包接することによってその物質の安定化や水溶化,マスキングなどの機能を発揮する。本稿ではαCDの物性や包接作用による健康に対する機能性,安定化などの応用技術について紹介する。

2 化学的安定性

　αCDは環状構造であり,グルコースや直鎖のデキストリン,デンプンなどのように反応性を有する還元末端を持たないため,それらの物質と比較して化学的に安定である。各食物繊維やデキストリンの熱安定性について比較したものを図1Aに示す。αCDは200℃まで変色がなく安定であるのに対し,他の食物繊維やデキストリンは200℃で変色し,250℃ではさらに変色が進んでいることがわかる。タンパクと糖が混在する食べ物を揚げたり,焼いたり,焙ったりすると,タンパク質などに含まれるアミノ基と糖質の還元末端が反応することがある（メイラード反応）。このメイラード反応生成物の一例としてポテトチップスに含まれるアクリルアミドは,発がん性

---

* Takahiro Furune　㈱シクロケムバイオ　主任研究員

食品機能性成分の安定化技術

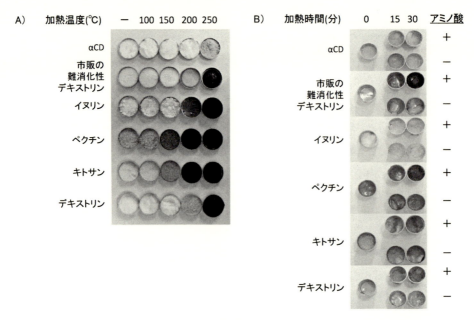

図1 各糖質の熱安定性およびメイラード反応性
A) 各糖質をアルミ容器に加え，各温度で5分間加熱した。B) アルミ容器に20 mgの各糖質，10 mgのリシンおよび40 μLの脱イオン水を加え，100℃で加熱した。

の物質として問題視されている。図1Bは各食物繊維やデキストリンのメイラード反応性について試験したものであるが，αCD，イヌリンはアミノ酸存在下でも変色しなかったが，その他の食物繊維やデキストリンはアミノ酸存在下でメイラード反応を意味する褐変化がみられている。これらのことから，αCDは揚げ物や焼き菓子など高熱処理に対して他の食物繊維や糖質よりも安定で安全な素材であるといえる。

3 健康に対する機能性

近年，食の欧米化に伴ったメタボリックシンドロームや動脈硬化，糖尿病への関心の高まりから，脂質，糖質コントロールなどの機能性が非常に注目されている。本節では，αCDの持つ脂質や糖質のコントロール，抗アレルギー効果やその作用機序について述べる。

3.1 食後の血中中性脂肪値に対する上昇抑制効果

食の欧米化による弊害の一つに中性脂肪の摂取量増加が挙げられる。そのため，脂肪の摂取量を減らすことは肥満化やメタボリックシンドロームなどに対するリスクを下げるために非常に重要である。

食事由来の中性脂肪に対するαCDの吸収阻害効果として，中性脂肪とともにαCDを2g摂

第12章　α-シクロデキストリン

取した際，食後の血中中性脂肪値の上昇が抑制されることが，空腹時の血中中性脂肪値がやや高めのものを含む健常人で確認されている（図2）[2]。食後の血中中性脂肪値に対する上昇抑制効果において，通常の水溶性食物繊維は5g摂取を必要としているのに対し，αCDは半分以下の2gで効果を発揮するが，この効果の違いはαCD特有の包接作用を介した作用機序が関与していると考えられる。食事として摂取された中性脂肪は小腸で脂肪酸に分解し，小腸液に溶解することによって吸収が促されるが，αCDはこの中性脂肪の吸収過程の中で中性脂肪と脂肪酸の双方に対して包接作用を介して吸収を抑える働きを持つ。αCDは中性脂肪に対して包接することによって図3に示すように安定なミセルを形成する。ArtissらはこのミセルVer形成によって1gの

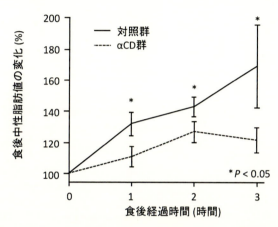

図2　αCDによる食後の血中中性脂肪値に対する上昇抑制効果
中性脂肪を含んだ食事とαCDを2g摂取した後，経時的に血中中性脂肪値を分析した（αCD群）。対照群としてαCDの代わりに不溶性食物繊維であるセルロースを摂取した。

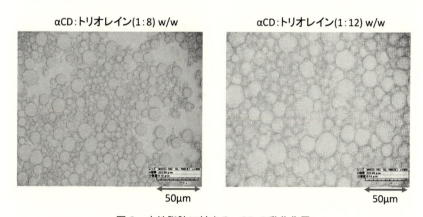

図3　中性脂肪に対するαCDの乳化作用
αCD水溶液に中性脂肪の一種であるトリオレインを加え，ホモジナイザーを用いて，6,000 rpm，10分間撹拌し，さらに9,500 rpm，10分間撹拌した。得られた乳化物をデジタルマイクロスコープ KH-7700（HiRox Japan）を用いて観察した。

食品機能性成分の安定化技術

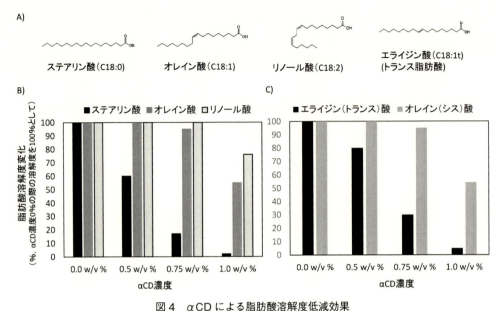

図4 αCDによる脂肪酸溶解度低減効果
あらかじめ各脂肪酸を溶解させた人工腸液にαCDを添加し，37℃で撹拌した。その後，脂肪酸の溶解度を分析した。A)各脂肪酸の構造。B)飽和脂肪酸と不飽和脂肪酸の比較。C)トランス脂肪酸とシス脂肪酸の比較。

αCDが9g分の中性脂肪を排泄すると考察している[3]。また，αCDは脂肪酸と不溶性の包接体を形成することによって小腸液に対する脂肪酸の溶解性を低減させる効果を持つことも確認されている（図4）[4]。

3.2 脂肪酸の選択的排泄効果

αCDは飽和脂肪酸やトランス脂肪酸の選択的排泄作用を有している[4〜6]。前述の通り，αCDは脂肪酸を包接することによって小腸液に溶解している脂肪酸を析出させる効果を持っているが，その析出効果は不飽和脂肪酸より飽和脂肪酸に対してより高いことが明らかにされている（図4B）。また，Gallaherらの飽和脂肪酸の中性脂肪であるトリパルミチンと不飽和脂肪酸の中性脂肪であるトリオレインを含む食餌をラットに摂取させた実験では，食餌にαCDを添加した群は無添加群やキトサンを添加した群と比べ，排泄物に含まれるトリパルミチン量の割合がトリオレイン量に対して有意に増加し，さらにαCDで包接化処理した場合，その傾向が高まることが見出されている[5]。

油脂を加工した際に生じるトランス型の不飽和脂肪酸はトランス脂肪酸などと呼ばれ，マーガリンやショートニングなどに含まれるが，近年の疫学研究により，脂質代謝異常を引き起こし，心筋梗塞などの心臓疾患のリスクを高めることが知られている。αCDは天然に多く存在するシス型の不飽和脂肪酸に比べてトランス脂肪酸を効果的に析出させることが明らかにされている

(図4C)。さらに，Artissらは遺伝性動脈硬化モデルマウス（LDLr-KOマウス）を高脂肪食群（コントロール群）とその食餌にαCDを配合した群（αCD群）に分け，それぞれ長期間摂取させたところ，コントロール群に対してαCD群では，血漿中のパルミチン酸などの飽和脂肪酸やトランス脂肪酸が減少し，DHAなどの多価不飽和脂肪酸が増加することを報告している[6]。

現在，食事由来の脂肪吸収を抑制することを謳った機能性成分がいくつかみられるが，それらの成分は体に有益な不飽和脂肪酸の吸収まで抑制する可能性がある。一方，αCDは不飽和脂肪酸の吸収に影響を与えず，飽和脂肪酸やトランス脂肪酸の吸収を選択的に阻害することが期待できる。

3.3 食後の血糖値の上昇抑制効果

デンプンや砂糖などを摂取すると食後に血糖値が急激に上昇し，動脈硬化や糖尿病のリスクが高まるため，食後の血糖値上昇はなるべく緩慢で低い方がよいとされている。5g以上のαCDの摂取は，炭水化物摂取による食後の血糖値上昇を抑制することが健常人で確認されている（図5)[7]。また，マウスの試験では砂糖に対しても同様の効果を持つことが報告されている[8]。炭水化物の一種であるデンプンは消化管にてデンプン分解酵素（アミラーゼ）によって単糖にまで分解されてから吸収されるが，αCDはそのアミラーゼの活性を阻害することや[9]，アミラーゼの活性部位に存在するアミノ酸残基を包接することが報告されている[10]。

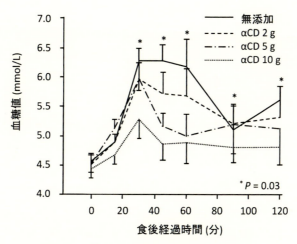

図5 αCDによる食後の血糖値上昇抑制効果
炭水化物と各添加量のαCDを含んだ米飯を摂取した後，経時的に血糖値を分析した。

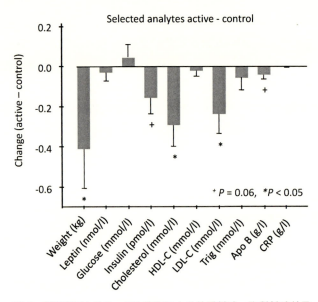

図6 肥満者におけるαCD摂取による体重低減，脂質低減効果
BMIが高めの健常人において毎食時にαCDを2g（6g/日），1ヶ月間摂取させた後に休薬期間を設けてセルロースを同量，同期間摂取させた。別の群は最初にセルロース，後にαCDを摂取させた。αCD摂取期をアクティブ，セルロース摂取期をコントロールとして比較した。
HDL-C, high-density lipoprotein cholesterol；LDL-C, low-density lipoprotein cholesterol；Trig, Triglyceride；Apo B, apolipoprotein B；CRP, C-reactive protein.

3.4 LDL-コレステロール低減効果

　総コレステロール値，LDL-コレステロール値そしてBMI値が高めの健常人に対してαCDを毎食2g，1日6gの摂取によって血中総コレステロール，LDL-コレステロールが低減することが報告されている（図6）[11]。LDL-コレステロール値の上昇の一因として，コレステロールの過剰摂取が挙げられる。摂取されたコレステロールは小腸から吸収される際，胆汁由来の胆汁酸ミセルに取り込まれることによって小腸液に溶解し，吸収が促進されている。これらの生理機能に対して，αCDは胆汁酸ミセルの構成成分であるレシチンを包接し析出させることによってミセル形成能を低下させ，小腸液へのコレステロールの溶解や吸収を妨げると考察されている（図7）[12]。また，飽和脂肪酸の過剰摂取もLDL-コレステロール値を上昇させるが，3.2項で述べたようにαCDは飽和脂肪酸の吸収も抑制するため，この効果もLDL-コレステロール値を下げる要因の一つとなっている可能性がある。

3.5 抗アレルギー効果

　アレルギー反応とは，体の外部から侵入したウイルスや病原菌などの異物によって免疫機能が過剰に反応し，体に悪い影響を与える反応である。平成23年リウマチ・アレルギー対策委員会

第12章　α-シクロデキストリン

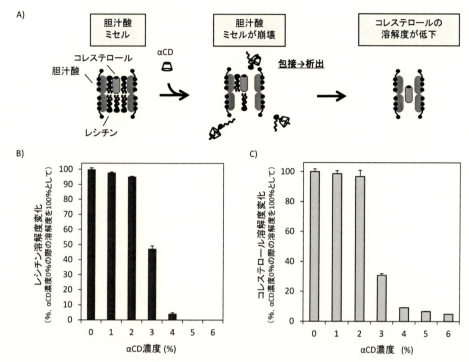

図7　αCDによるレシチン，コレステロール溶解度低減効果
A) 胆汁酸ミセルとコレステロール溶解度に対するαCDの影響。B) αCDによるレシチン析出効果。人工腸液にαCDを加えて37℃で攪拌後，レシチンの溶解度を分析した。C) αCDによるコレステロール溶解度低減効果。人工腸液にαCDとコレステロールを加えて37℃で攪拌後，コレステロールの溶解度を分析した。

報告書によると，日本全人口の2人に1人が何らかのアレルギー症状を抱えているという統計が出ているが，αCDはアレルギー性鼻炎，気管支喘息，アトピー性皮膚炎の患者に対して抗アレルギー効果を示すことが報告されている。アトピー性皮膚炎に対する改善効果については，2.5gのαCDを1日2回，12週間摂取すると，紅斑や掻痒といったアトピー性皮膚炎の症状の軽減効果が確認されている[13]。さらに，アトピー性皮膚炎モデルマウス（NC/Ngaマウス）に接触性皮膚炎を引き起こすピクリルクロライドを用いた試験において，αCDを摂取させた群はαCDを摂取させていない群と比べて炎症反応に関与する血漿中の免疫グロブリンE（IgE）レベルの上昇が抑制されたことから[14]，αCDは炎症反応を抑制する作用を持つことが推察される。

4 安定化ならびにその他の応用

4.1 色素の褐変化防止

　青汁などの色調や，リンゴやナシなどの果物を破砕した際，その色調は時間とともに茶色く変色していく。これらの変色はクロロフィルやポリフェノールの変質によるもので，それらは元々細胞中では安定であるが，破砕などの加工によって細胞から出た際に酸素や光，酵素などの影響によって変化し，結果として茶色く変色する。これらの物質の褐変化反応に対してαCDは包接作用を介した抑制効果を有する。植物から抽出したクロロフィルは室温保存下で時間が経過することによって退色するが，αCD存在下ではその退色が抑制されるとの報告がある[15]。また，ナシジュースなどを用いたポリフェノールの酵素的褐変化反応について，αCDは反応抑制効果を持つことが確認されている[16]。

4.2 タンパクの安定化

　キウイフルーツに含まれるアクチニジンというタンパク分解酵素は貯蔵安定性が低く，ジュースやスムージーとして保存した場合には酵素としての効果は消失するが，αCDはアクチニジンを安定化することが報告されている[17]。

4.3 相乗的な抗菌効果の向上

　マヌカハニーはニュージーランドに自生するマヌカの樹木に咲く花から採れるハチミツであり，他のハチミツにはないメチルグリオキサール（MGO）という特徴的な抗菌物質を有しているため非常に高い抗菌力を持つ。MGOはアルデヒド基を持ち，タンパクやペプチド，アミノ酸などが有するアミノ基と結合することによってタンパクなどの機能を阻害することで抗菌効果を発揮すると考えられている[18]。一方，αCDは溶菌作用を持つが[19]，マヌカハニーとαCDを混合した後に噴霧乾燥することによって黄色ブドウ球菌に対して相乗的な抗菌効果を発揮することが報告されている[20]。マヌカハニー，αCDならびにそれらを粉末化処理したものの抗菌試験結果を図8に示す。マヌカハニーとαCDをただ混ぜたものと比べ，マヌカハニーとαCDをあらかじめ混ぜて噴霧乾燥した粉末はより高い抗菌効果を示す結果が得られている。この技術を利用することによってマヌカハニーの機能を高めた食品素材の提供が可能である。

4.4 水溶性の向上

　αCDは機能性を持つ疎水性物質の可溶化の目的でも利用できる。レスベラトロールは，老化を抑制するサーチュイン遺伝子に対して，カロリー制限と同じような効果を発揮する物質として知られているが，水溶性が低いことが問題点として挙げられる。図9はレスベラトロールの水に対する溶解度とαCD添加の影響について示したものであるが，αCD添加量に比例してレスベラトロールの溶解度が増加していることがわかる[21]。同様の効果がフェルラ酸でも確認されてい

第12章 α-シクロデキストリン

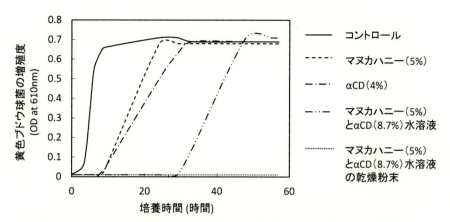

図8 マヌカハニーとαCDによる黄色ブドウ球菌に対する相乗的な抗菌効果
マヌカハニーとαCDを水中で撹拌後に噴霧乾燥した粉末（マヌカハニーαCD粉末）と混ぜただけのもの，各物質をそれぞれ添加した培地を用いて，黄色ブドウ球菌の増殖性を経時的に測定した。

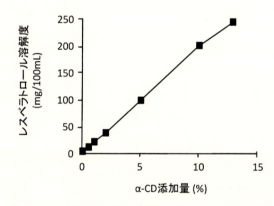

図9 レスベラトロールの水溶性に対するαCDの影響
各濃度のαCD水溶液に過剰量のレスベラトロールを加え，1日撹拌後，レスベラトロールの溶解度を分析した。

る[21]。また，難水溶性物質の可溶化と体内への吸収性の向上は密接に関連している。たとえば，クルクミンはウコンに含まれるポリフェノールの一種で，抗酸化，抗炎症，肝機能保護などが知られる機能性物質であるが，脂溶性が高いため体内への吸収性が極端に低い。このクルクミンをαCDで包接することで水溶性の増加と同時に吸収性の向上が認められている[22]。

4.5 味のマスキング効果

アミノ酸やペプチド，タンパク加水分解物などは，疎水性アミノ酸などの影響でしばしば苦味など味覚の問題を生じるが，αCDは苦味を持つアミノ酸やペプチドなどを包接することによって，苦味を低減させることが報告されている[23,24]。Lindeらの検討では，大豆タンパク加水分解

物を 5% になるようにミネラルウォーターに加えたものに αCD を添加し，官能試験によって苦味を評価したところ，コントロール（αCD 無添加）の苦味を 10 とした時に，5% の αCD 添加量で苦味が 6 まで減少し，10% の αCD 添加量で 4 に下がると報告されている[24]。

4.6 その他の応用

上記の他にも，αCD はリモネンなどのフレーバーや，わさびの辛味成分である AITC，大根の辛味成分である MTBI などの揮発，または分解しやすい成分の保持，さらには魚油や緑イ貝などが有する多価不飽和脂肪酸である EPA や DHA の安定化などの機能を持つ。これらの内容については，本書の「第Ⅱ編　成分別技術　第 20 章　イソチオシアネート類とテルペノイド」「第Ⅱ編　成分別技術　第 14 章　シクロデキストリンによる不飽和脂肪酸の安定化技術」を参照されたい。また，前述の通り，αCD は中性脂肪を包接することでミセルを形成するため，界面活性剤フリー，エッグフリーのマヨネーズなどの乳化物を調製することができる。

5 おわりに

今日，市場では様々な食物繊維が提案されているが，αCD は他の食物繊維にはない包接作用を介した機能や応用技術を発揮する。例えば，過剰摂取が健康によくないとされる飽和脂肪酸やトランス脂肪酸に対する選択的な吸収阻害効果は包接を介した αCD の特徴的な機能である。また，αCD はそれ自体が他の糖質と比べて化学的に安定であることに加え，包接作用を介した色素成分の安定化や香料の保持，さらには，他の機能性成分の安定化や水溶化，マスキング作用も有するため，他の食物繊維や糖質では困難であった用途にも利用できるものと考えられる。

文　　献

1) 海老原清ほか編，ルミナコイド研究のフロンティア，建帛社（2010）
2) P. A. Jarosz et al., *Metabolism*, **62**, 1443 (2013)
3) J. D. Artiss et al., *Metabolism*, **55**, 195 (2006)
4) T. Furune et al., Program and Abstract Book of "Joint Conference of 8th Asian Cyclodextrin Conference and 32th Cyclodextrin Symposium", p.148 (2015)
5) D. D. Gallaher et al., *Faseb. J.*, **21**, A730 (2007)
6) E. M. Wagner et al., *Metab. Clin. Expt.*, **57**, 1046 (2008)
7) J. D. Buckley et al., *Ann. Nutr. Metabol.*, **50**, 108 (2006)
8) 城文子ほか，第 33 回日本臨床栄養学会総会・第 32 回日本臨床栄養協会総会　第 9 回大連合大会要旨集, p.124 (2011)

第12章　α-シクロデキストリン

9) R. Koukiekolo et al., *Eur. J. Biochem.*, **268**, 841 (2001)
10) S. B. Larson et al., *J. Mol. Biol.*, **235**, 1560 (1994)
11) K. B. Comerford et al., *Obesity*, **19**, 1200 (2011)
12) T. Furune et al., *Beilstein J. Org. Chem.*, **10**, 2827 (2014)
13) 中田大介ほか，第24回シクロデキストリンシンポジウム要旨集，p.80 (2006)
14) Nakanishi et al., *J. Incl. Phenom. Macrocycl. Chem.*, **57**, 61 (2007)
15) Y. Seto et al., *The Japan Society of Cookery Science*, **23** (4), 392 (1990)
16) J. M. López-Nicolás et al., *J. Agric. Food Chem.*, **55**, 6330 (2007)
17) 麻田佳珠ほか，第26回シクロデキストリンシンポジウム要旨集，p.148 (2009)
18) A. E. L. Roberts et al., *Res. Rep. Biol.*, **6**, 215 (2015)
19) H. M. Zhang et al., *Arch. Microbiol.*, **190**, 605 (2008)
20) 寺尾啓二ほか，特許 5555708
21) 大西麻由ほか，第30回シクロデキストリンシンポジウム要旨集，p.280 (2013)
22) N. M. Patro et al., *J. Incl. Phenom. Macrocycl. Chem.*, **78**, 471 (2014)
23) M. Tamura et al., *Agric. Biol. Chem.*, **54**, 41 (1990)
24) G. A. Linde et al., *Food. Res. Int.*, **42**, 814 (2009)

第13章　大麦由来βグルカン

椿　和文*

1　はじめに

βグルカンは，きのこに多く含まれている抗腫瘍作用を有する成分としてよく知られているが穀類の種子や微生物（酵母・カビ類）にも存在している成分である。穀類の中でも大麦（学名 *Hordeum vulgare*）は，βグルカンを比較的大量に含有していることから，大麦の濃縮物や抽出物は健康食品素材として製品開発が進められてきた。国内外で多くの研究者が大麦由来βグルカンの健康機能性に着目して研究論文を発表し，ヒトでのエビデンスも進んでいる。大麦由来βグルカンを関与成分とする機能性表示食品の製品数の増加は健康機能性に優れた成分としての認知度が高まっている証左であるといえる。本稿では大麦由来βグルカン（以下，大麦βグルカン）の特徴と機能性を紹介する。

2　大麦βグルカンの食経験と健康強調表示について

大麦βグルカンは，大麦種子（可食部）の胚乳細胞壁を構成する多糖成分の一つであり，栄養学的には水溶性食物繊維に分類される。穀物としての大麦は3世紀ごろ朝鮮半島を経て日本に伝来し，奈良時代にはコメに次いで広く栽培され主食として食されてきた。現在は，味噌・醤油・焼酎・麦茶等にも幅広く利用されており，日本人にとって大麦はなじみの深い食品である。したがって，大麦βグルカンは食経験のある安全・安心な食品成分といえる。

大麦の健康強調表示に最初に取り組んだのは，米国であり，2006年に米国食品医薬品局（FDA）は栄養表示教育法（NLEA）に基づく健康強調表示（ヘルスクレーム）として，大麦βグルカンを含む大麦繊維を1日3g以上摂取することは，「冠状動脈心疾患のリスク低減に役立つ」とし，1食あたり大麦βグルカンを0.75g以上含む食品への健康強調表示を認めた。2011年，欧州食品安全機関（EFSA）は，大麦由来βグルカンを含む大麦繊維を1日に3g摂取できる食品に対して，コレステロール低下による心臓疾患のリスク低減，食後血糖値の上昇抑制，排便促進効果の3つの健康表示を認めている[1]。

日本では2015年より食品の新たな機能性表示制度が施行され，大麦βグルカンを含む食品に対して，「糖質の吸収を抑える」，「コレステロールを低下」，「おなかの調子を整える」，の3点で健康機能表示された食品が製品化されている。機能性表示制度は，食品が持つ健康機能のエビデ

＊　Kazufumi Tsubaki　㈱ADEKA　研究開発本部　研究企画部　主席研究員

第13章 大麦由来βグルカン

ンスを商品に表示できるもので生鮮食品（農林水産物）に対しても機能性表示を可能とする日本独自の制度である。同制度は，企業が自ら科学的根拠を評価したうえで事前に届出し，消費者庁が受理することで食品への表示が可能となる。特定保健用食品で認められていないヘルスクレームも含まれるのが画期的な制度である[2]。すでに大麦βグルカンを関与成分とする製品の届出は6件を超え，今後さらに大麦βグルカンを関与成分とする機能性表示食品が増加すると推察される。

3 大麦βグルカン分子について

　大麦βグルカンは，ブドウ糖がβ結合によって数百から数千連なった直鎖状の多糖体（グルコースポリマー）であり分子内にβ-1,3結合とβ-1,4結合を含み，β-1,3-1,4-D-グルカンと呼ばれている（図1）。大麦βグルカンの構造は未だすべてが解析されておらず構造解析の研究は進行中である。大麦から抽出されたβグルカン分子には図1に示すβ-1,4結合を2つ有する三糖がβ-1,3結合にて連結している四糖の構造単位（図中カッコ内で示したもの）やβ-1,4結合が1つである二糖がβ-1,3結合にて連結している三糖の構造単位が多く検出される（大麦βグルカン分子からは，この構造が最も多く検出される）。その一方で，含有比率は小さいもののβ-1,4結合を3つ以上有する四糖以上がβ-1,3結合にて連結している五糖以上の構造単位，あるいは，β-1,3結合のみが連続して数十以上結合した構造も分子内に存在していることが報告されている[3]。天然のポリマーであるがゆえ，大麦βグルカンの構造は意外と複雑であることが明らかになりつつある。

　βグルカンは胚乳の細胞壁を構成する主要な成分であることから，一般的に栽培されている大麦品種は例外なく2〜6%のβグルカンを含有している。栽培条件（土壌，施肥条件）や天候によりβグルカン含有量は変動するほか，品種改良によってβグルカンを8〜10%以上含有する高βグルカン品種（ビューファイバーなど），また，ほとんど含有しないβグルカンレス品種

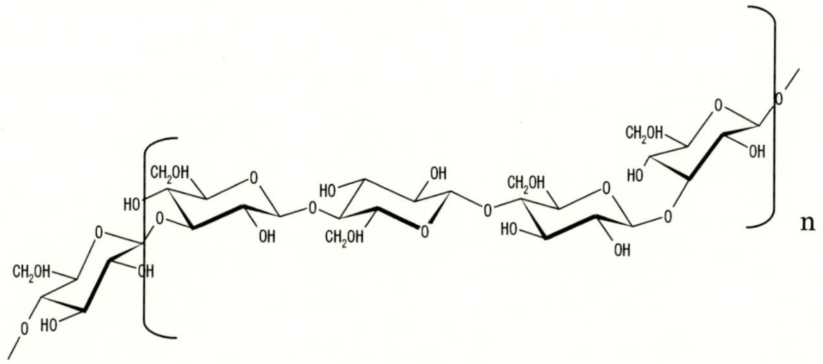

図1

(OUM125) が開発されている。ビューファイバーはオオムギ Riso M86 の突然変異系統にオオムギ四国裸84号を交配し育成された二条裸オオムギで農研機構・作物研究所で作出され2012年に品種登録された。OUM125は，裸性六条オオムギ「赤神力」の半矮性突然変異体で岡山大学において作出されている。βグルカンレス品種が存在することは，大麦にとってβグルカンは生命維持に必要不可欠な成分ではないことを示している。

4 抽出された大麦βグルカンの特徴

種子の細胞壁中に含まれるβグルカンの分子量は数百万～数十万とされている。水溶性多糖である大麦βグルカンは大麦から水抽出によって単離することができる。

大麦粒を粉砕した粉（大麦粉）から篩や気流分級装置にて，でんぷんを選択的に除去したβグルカン濃縮大麦粉は，分子量数百万～数十万の高分子量のβグルカンを含んでいる。一方，大麦粉から水抽出されたβグルカンは分子量数十万～数万であり比較的低分子量のβグルカンからなり，高分子量のβグルカンが部分的に加水分解され低分子化された分子であると考えられる。

大麦βグルカンは温水に溶解させると粘稠な液体となり，その粘性は分子量に依存している。たとえば，粉砕した大麦に温水を添加後，攪拌抽出を行い，固液分離後の上清を得て濃縮，乾燥させることで大麦βグルカンを70％以上含有する大麦βグルカン抽出物を得ることができる。βグルカンの平均重量分子量は8万程度であり，70℃以上の温水に可溶性である。大麦βグルカン抽出物の水溶液は，濃度とともに粘度が増加し，5％程度の水溶液は冷却すると特有のゲルを形成する。3％水溶液の粘度はひずみ制御方式の回転粘度計で測定すると，33 mPa/s（40℃)，この大麦βグルカン抽出物の水溶液にリケナーゼ（β-1,3-1,4 グルカナーゼ）を作用させると，大麦βグルカンの平均重量分子量は3,000，水溶液の粘度は0.86 mPa/s（40℃）と粘性が消失する[4]。

5 大麦βグルカンの機能性[4]

大麦βグルカンは，消化管（胃・小腸）で酵素の作用を受けず，水溶液の状態では高粘性を有することから，胃粘膜の保護作用，腸内を通過する際に糖質や脂質などの栄養素を抱き込むことで栄養素の消化吸収を遅延させる作用，有害物質を吸着して体外へ排出促進する作用が知られている。腸内での滞留時間が長くなることは，血糖値の上昇を緩慢にさせ，インスリン分泌の低減や満腹感の持続に役立ち，その結果，食事量の低減や肥満抑制に役立つ。また，消化されずに大腸に到達したβグルカンは，腸内細菌によって発酵を受け短鎖脂肪酸（酢酸・プロピオン酸・酪酸）に変換され，整腸作用に寄与するとともに，消化管ホルモン GLP-1 の産生を促進しインスリン分泌を促すとの報告がある。近年，低分子化した大麦βグルカンはキノコと同様に免疫賦活活性があることも解析された。βグルカンは胚乳細胞壁中でアラビノキシラン，セルロースなど

第13章　大麦由来βグルカン

の多糖類やタンパク質などとフェルラ酸を介して結合していることも知られている。大麦は炊飯により加熱褐変するがその原因物質はポリフェノール成分であり，プロアントシアニジンが同定されている。フェルラ酸やプロアントシアニジンは抗酸化性を有しており，部分的に大麦βグルカンの機能性に影響している可能性も考えられる。

大麦そのものについての健康機能性が多く報告されているが，最近になって，大麦βグルカン濃縮物や抽出物の機能性評価研究の報告も多く見受けられるようになっている。大麦そのものに関する機能性については他書を参照いただくこととし[5]，ここでは大麦βグルカンの健康機能性について知見を紹介する。

5.1　内臓脂肪の蓄積と耐糖能に及ぼす影響[6]

メタボリックシンドロームは，過食・偏食，運動不足や喫煙などの生活習慣に起因した耐糖能異常，高血圧症，脂質異常症などを指しこれらの症状が合併することによって動脈硬化症の発症に至ることから，動脈硬化症のリスク要因とされ予防や改善が重要とされている。これらリスク要因は生活習慣とともに生じる内臓脂肪の蓄積が大きな影響を与えている。大麦βグルカンは脂肪蓄積を抑制し，耐糖能異常の抑制に寄与する。

大麦粉（大麦βグルカン8％以上），大麦粉に大麦抽出βグルカンを添加し加熱加工したもの（大麦βグルカン30％以上），大麦抽出βグルカン（大麦βグルカン70％以上）の3素材を用いた評価結果を紹介する。

脂肪エネルギー比率50％となるようラードを配合した高脂肪食中に食物繊維として5％のセルロース，炭水化物としてコーンスターチ，たんぱく質としてカゼイン，その他微量栄養成分（ビタミン，ミネラル）を添加したコントロール食に対して，食物繊維成分を5％含有となるように大麦粉とセルロース，大麦粉と大麦抽出βグルカン，大麦抽出βグルカンのみに置換し，炭水化物量をコーンスターチ添加量にて，たんぱく質量をカゼイン添加量で調整し，大麦βグルカンとして0％，1.2％，3.1％，5％含有する飼料を作製した。調製した餌をC57BL/6Jマウスに12週間自由摂取させた結果を以下に示す。

5.1.1　体重増加の抑制効果

12週間の摂取後の各群マウス（n=8）にて摂取した食事量に差がないにもかかわらず，体重はコントロール群＞大麦粉＋セルロース群＞大麦粉＋抽出βグルカン群＞抽出βグルカン群の順番で大麦βグルカン摂取量に反比例していた。セルロースに比較して大麦βグルカン抽出物の摂取は有意に体重を10％ほど減少させる効果を示した。摂取した食事一定量についてどれだけ体重増加に寄与したかを示した値（食事効率）を比較すると，コントロール群（7.9±0.9％），大麦粉＋セルロース群（7.8±1.9％），大麦粉＋抽出βグルカン群（7.2±0.7％），抽出βグルカン群（6.4±1.1％）となり，大麦βグルカンの摂取は摂取カロリーの蓄積を有意に抑制する効果を示した。

5.1.2 内臓脂肪の蓄積抑制効果

調製した各飼料中のβグルカン含有量と12週後のマウス腹腔内脂肪重量および脂肪サイズの測定結果を図2に示す。用量依存的な腹腔内脂肪組織重量の低下および脂肪細胞平均サイズの減少が認められ，コントロール群に比較して抽出βグルカンを5％添加した飼料群で有意な脂肪重量の低下と脂肪サイズの減少が認められた。マウスにおいては大麦βグルカンの継続的な摂取は脂肪蓄積抑制に効果があることが明らかである。βグルカンの摂取が脂肪蓄積抑制に働くメカニズム解明には今後の研究が必要であるが，βグルカンの摂取量に依存した血液中インスリン分泌抑制が認められ，βグルカンの粘性による栄養成分の消化吸収遅延などが働き内臓脂肪の蓄積を抑制するものと推察される。

5.1.3 耐糖能評価結果

調製した各飼料中のβグルカン含有量と12週後のマウスを用いた糖負荷試験の結果を図3に示す。1日絶食させたマウスに20％グルコースを1g/kgとなるように投与し，簡易測定器を用

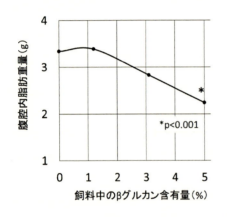
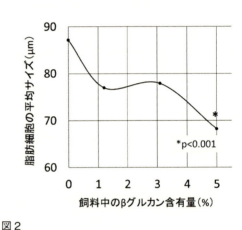

図2

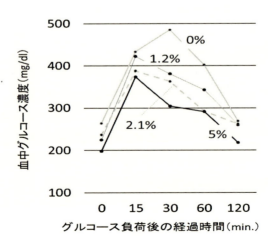

図3

第13章 大麦由来βグルカン

いて0〜120 min.で血糖値を測定した。その結果，まず12週間の高カロリー食の摂取によって，空腹時血糖値はすでに高値を示しインスリン抵抗性が高まっているが，糖負荷後には大麦βグルカンの摂取量依存的な血糖値の上昇抑制が認められた。大麦βグルカンの継続摂取は高カロリー食の摂取による空腹時血糖値の上昇およびインスリン抵抗性を抑制した。糖負荷後，15〜60 min.で大麦βグルカン摂取群は血糖値の上昇抑制を示した。血糖値曲線下面積（iAUC）を比較すると大麦βグルカン摂取群はいずれも非摂取群に対して有意に低値を示した。

HOMA-IRは早朝空腹時の血中インスリン値と空腹時血糖値を掛け算して405で割った値で算出され，インスリン抵抗性の簡便な指標として臨床上よく使用される（高値はインスリン抵抗性を示す）。HOMA-IRの値は大麦βグルカンの摂取量依存的に53.8→31.7→20.3→19.9と有意な低下を示した。以上から，高カロリーな食事とともに大麦βグルカンを摂取することは血清インスリン濃度と空腹時血糖値を低下させインスリン感受性を高め，耐糖能異常を起こりにくくする可能性が示唆された。

5.2 大麦βグルカンの抗酸化作用[7]

大麦はフェルラ酸やプロアントシアニジンなどのポリフェノール類を多く含んでいることから大麦βグルカンの抽出物にこれら分子が影響している可能性も考えられる。そこで，抽出した大麦βグルカンの抗酸化性を評価した。

抗酸化能の測定には測定キットのラジカルキャッチを用いた。添加する評価物質がどの程度活性酸素を捕捉し消去する能力があるかその消去率を比較評価した。大麦βグルカンを70％含有する抽出物（平均重量分子量8万），同抽出物をβグルカナーゼであるリケナーゼにて処理して平均重量分子量を2,000となるように低分子化した大麦βグルカンの1％水溶液を測定に用いた。比較対照はゼラチン，カードラン，デキストリン，プルラン，アルギン酸，ジェランガムとした。図4に示したように大麦βグルカン抽出物のラジカル捕捉率は80％と高い値を示し，低分子化することにより捕捉率は40％に低下した。また，対照に用いたポリマーは全てラジカル捕捉能

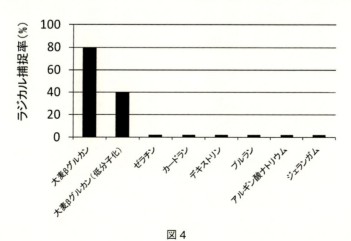

図4

を示さなかった。大麦βグルカンが抗酸化性を有することは他のポリマーにない特徴といえる。

5.3 低分子化大麦βグルカンの免疫活性評価[8]

大麦βグルカンの免疫活性化機序は、完全には明らかとなっていないが、免疫細胞の表面に存在する受容体であるデクチン-1分子に結合することが報告され、大麦βグルカン分子が受容体を介して免疫細胞を活性化する機構が働いている可能性が示唆されている[9]。抗原提示を担う樹状細胞は抗原特異的な適応免疫反応を誘導するためにT細胞の活性化に必要な刺激分子を発現し、かつ、サイトカインを産生する成熟化が必要である。樹状細胞は骨髄細胞から顆粒球単球コロニー刺激因子（GM-CSF）で未熟な樹状細胞へ分化誘導され、様々な活性化因子が作用し成熟樹状細胞へと誘導される。マウス由来の骨髄細胞にGM-CSFを添加し培養した未熟な樹状細胞に低分子化した大麦βグルカンを添加することでIL-6産生能を獲得し、細胞表面マーカーの解析からCD80/CD86、MHC-Ⅱを発現することを検出している。マウス由来の骨髄細胞にGM-CSFを添加し培養した未熟な樹状細胞にLSPを添加するとIL-6の他、TNF-α、IL-12の産生が認められ、CD86の発現を検出したが、CD80、MHC-Ⅱは検出されず大麦βグルカンの添加による樹状細胞の活性化と差が認められた（図5）。

5.4 大麦βグルカンの血圧降下作用[10]

血圧が高めの男女合計20人に大麦ベータグルカン顆粒（大麦βグルカン1g入り）を3包／日で1ヶ月間摂取する試験を実施した（図6）。摂取前後の血圧を比較したところ、摂取後に有意な低下を認めた。ナトリウムの体外への排泄促進は血圧の上昇抑制に働くことが知られており、大麦βグルカンの作用の一つと考えられる。

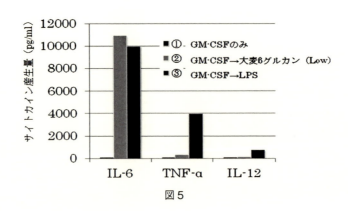

図5

第13章　大麦由来βグルカン

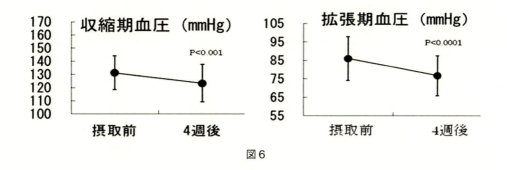

図6

6　おわりに

　大麦βグルカンの健康強調表示（コレステロール低下作用，血糖値の上昇抑制作用，整腸作用）に加えて耐糖能異常の抑制，抗酸化作用，免疫活性化作用，血圧抑制作用などの機能評価の結果を紹介した。大麦βグルカンはβ-1,3-1,4結合したグルコースからなるポリマーであるが，その結合様式は複雑である。また，ポリフェノールなどによる修飾部位の存在も示唆される。そのような分子の複雑さは幅広く多彩な健康機能性を示す一因かもしれない。大麦βグルカンは天然の食物繊維であり，食経験も豊かな安全性の高い成分である。エビデンスのさらなる蓄積は大麦βグルカンを関与成分とする機能性表示食品の製品化を促進するものと期待される。

文　　献

1) 青江誠一郎，月間フードケミカル，**32** (5), 27 (2016)
2) 森下竜一，食品と科学，**58** (2), 14 (2016)
3) T. Kuge *et al.*, *Biosci. Biotechnol. Biochem.*, **79**, 1810 (2015)
4) 椿和文，βグルカンの基礎と応用，シーエムシー出版（2010）
5) 荒木茂樹ほか，栄養学雑誌，**67**, 235 (2009)
6) 加藤美智子ほか，栄養学雑誌，**74**, 60 (2016)
7) K. Kofuji *et al.*, *ISRN Pharm.*, **2012**, 125864 (2012)
8) A. Tanioka *et al.*, *Anticancer Res.*, **31**, 1647 (2011)
9) R. Tada *et al.*, *J. Agric. Food Chem.*, **56**, 1442 (2008)
10) 椿和文ほか，薬理と治療，**39**, 341 (2011)

〈脂肪酸・ステロール〉

第14章　シクロデキストリンによる不飽和脂肪酸の安定化技術

中田大介[*1], 佐藤慶太[*2], 寺尾啓二[*3]

1　はじめに

　近年，40歳代から50歳代の働き盛り世代に自覚されないほど軽い生活習慣病から突然心筋梗塞を起こすケースが増えている。心筋梗塞は動脈硬化によって引き起こされる。動脈硬化の危険因子は高脂血症，高血圧，高血糖などの生活習慣病であるが，最近の研究からこうした生活習慣病は，一つ一つはきわめて軽症でも，その数が重なることで動脈硬化を急激に促進してしまうことが明らかとなってきている。生活習慣病の最大の原因は，生活様式や食生活の欧米化である。食べ過ぎや間食，運動不足によって肥満となり，その結果，コレステロール，血圧，血糖値などのすべての危険因子を悪化させる。

　米国では生活習慣病予防・改善のために健康食品を積極的に摂る人が多く，健康食品市場は3兆円市場にまで成長した。その要因は，国と国民の健康食品による生活習慣病予防への関心の高まりにある。米国は，栄養補助食品の存在価値を明確にするため，1994年10月に「米国栄養補助食品・健康教育法」（Dietary Supplement Health and Education Act：DSHEA）を制定し，ビタミン，ミネラル，ハーブなどの成分を含む錠剤やカプセルなどを栄養補助食品と定義してFDA（米国厚生省）の許可なしに体の構造や機能に対する健康表示が可能となった。結果，健康食品市場は飛躍的な拡大につながり，米国は代替医療の普及により総医療費の大幅削減に成功している。

　一方で，日本の国民総医療費は30兆円を突破して破綻の一歩手前であり，米国に遅れながらも厚生労働省も規制緩和基準の見直しが必要であることを認識し，21世紀の生活習慣病対策として，規制緩和推進計画に則った栄養補助食品のカテゴリー化を進めている。その結果，日本でも，サプリメントなどの健康食品を健康維持に米国並に（国民の50％以上）使用する時代が到来しようとしている。

　このような規制緩和による健康食品，代替医療の普及は大変好ましいことである。しかしながら，日本で市場に出回っている健康食品は"安心"して服用できるものばかりとは言い難いのが

[*1]　Daisuke Nakata　㈱シクロケム
[*2]　Keita Sato　㈱シクロケムバイオ　テクニカルサポート
[*3]　Keiji Terao　㈱シクロケム　代表取締役社長；神戸大学　大学院医学研究科　客員教授；神戸女子大学　健康福祉学部　客員教授

第14章　シクロデキストリンによる不飽和脂肪酸の安定化技術

現状である。"安心"が得られない最も大きな原因は，健康食品の製品化において安全性評価を厳密にしているかどうかにある。医薬品の場合，大手企業が莫大な費用を投じて製剤の研究開発が行われており，鍵となる活性成分の光，熱，酸素等に対する安定性や製剤中で他成分との反応によって分解促進されるような配合禁忌性（他の配合成分を混合した際の分解性）等が厳密に評価検討された上で製品化されている。一方で健康食品の場合には，配合禁忌性等の問題点を考慮せず（そのような化学知識がなく），単に話題となっている人気素材を複数配合しているケースも多い。そして，それらの健康食品が製造，包装，輸送されて，店頭に並ぶ時点では既にその活性成分は分解されているため，あるいは，錠剤の崩壊速度が適当でないため，その活性成分の効能は残念ながら期待できない場合もある。さらにもっと大きな問題としては，それぞれの食品素材の分解生成物が安全な物質であるかどうかが不明で，逆に毒性が付与されているかもしれない点が挙げられる。このような"不安"を"安心"に変える方法としてシクロデキストリン（以下，CDと略す）は有用である[1]。

"環状オリゴ糖"とも呼ばれるCDは，既存食品添加物として古くから利用されてきた。ワサビペースト，カテキン飲料をはじめ，多種多様な食品に使用されているのでCDを食したことがない人はほとんどいないといっても差し支えないだろう。このCDは*Bacillus*属の微生物が生産する酵素であるシクロデキストリングルカノトランスフェラーゼ（CGTase）をトウモロコシや馬鈴薯デンプンに作用させて得られるグルコースがα-1,4結合した環状のオリゴ糖であり，すべてのグルコース基は殆どひずみのないC1（D）（いす型）のコンフォメーションをとっている。グルコース基のC-2およびC-3原子についている二級水酸基は，環の一方の広い側に位置し，環の反対（狭い）側に一級水酸基が位置している。そのため，環の外側は親水性を示し，逆に環の内側は水素原子やグリコシド結合の酸素原子が位置して疎水性を示す。このようにCDは同一分子内に親水性部分と疎水性部分を合わせ持つ一種の界面活性剤ともいえる（図1）。グルコース単位が6個以上のものが天然に存在するCDであり，既に工業生産されているCDはグルコース単位が6個のαCD，7個のβCD，そして，8個のγCDである。

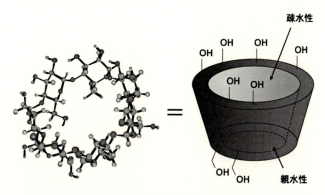

図1　シクロデキストリンの環状構造

食品機能性成分の安定化技術

　CDはその疎水性空洞内に，脂溶性物質を中心とした各種の分子を包み込む性質（包接作用）を有する。CDの包接作用を利用した機能は数多くあるが，よく知られているものは主に次の9種類である。

① 安定化：光や熱に不安定な物質や，酸化，加水分解されやすい物質を包接し安定化する
② 徐放：食品香料などの有用成分をあらかじめ包接化しておき，徐々に放出する
③ バイオアベイラビリティの向上：有効成分を包接化することで分子間力を断ち切り，分子レベルで効果を発揮できるようにする。これにより，有用成分の使用量を軽減する。
④ マスキング：嫌な臭い，味などを包接化によって改善する。
⑤ 可溶化：水に溶けにくい物質を包接化し，水に溶解させる。
⑥ 粉末化：気体，液体を包接して安定な粉末にしてそれらの利用を容易にする。
⑦ 吸湿性防止：吸湿性の高い物質を包接化して吸湿性，潮解性を防止する。
⑧ 洗浄効果：油溶性物質を包接化し，汚れ成分を除去する。
⑨ 粘度調整：粘度の高い物質を分子レベルで包接化することで分子間力を断ち切り，粘度を下げる。

　上記のCD包接による機能を利用して，食品・飲料の味覚改善，機能性素材の水への溶解性の改善，粉末化による取扱性改善，生体利用能改善，安定性改善などの様々な目的で利用されている[2,3]。これらのCDによる特性改善の中において，安定性の改善は食品の安全性確保の観点から最も重要なCD利用目的である。活性成分の1分子1分子をCDに包接化することで，熱，光，酸素等に対して安定性を確保できる。また，配合禁忌の関係にある物質同士の配合においても，その物質のどちらか一方を，あるいは，双方を包接化することで，その同時配合を可能にすることもできる。本章では，近年その機能性が非常に注目されながらも容易に酸化され変質を起こしやすい不飽和脂肪酸のCD包接による安定性改善例を紹介する。

2　脂肪酸について（表1）

　脂肪酸とは炭化水素鎖にカルボニル基が結合した化合物であり，炭素鎖の長さによって短鎖脂肪酸，中鎖脂肪酸，長鎖脂肪酸に分類される。脂肪酸がグリセリンなどとエステルを構成した構造は油脂と呼ばれ，自然界に広く分布している。体内では細胞膜を形成する主要な構成成分となっているほか，それ自身が生体にとって重要な栄養素であり，エネルギー源として利用される。
　脂肪酸は構造中の不飽和結合の有無によって飽和脂肪酸／不飽和脂肪酸に分類される。飽和脂肪酸は牛乳，バター，ラードなどの動物性の脂肪に多く含まれ，また，ココナッツオイルには中鎖の飽和脂肪酸が多く含まれる。一方で，オリーブオイルや亜麻仁油などの植物性の油脂や，魚介類由来の油脂には不飽和脂肪酸が多く含まれる。
　飽和脂肪酸はエネルギー価が高いため，過剰に摂取することで肥満の原因となるだけでなく，血中LDL-コレステロールの増加など脂質異常症を引き起こす原因ともなるが，逆に摂取量が少

第14章　シクロデキストリンによる不飽和脂肪酸の安定化技術

表1

炭素数：二重結合の数	慣用名
8：0	カプリル酸
10：0	カプリン酸
12：0	ラウリン酸
14：0	ミリスチン酸
16：0	パルミチン酸
16：1	パルミトレイン酸
18：0	ステアリン酸
18：1	オレイン酸
18：2, n-6	リノール酸
18：3, n-3	αリノレン酸
18：3, n-6	γリノレン酸
20：4, n-6	アラキドン酸
20：5, n-3	エイコサペンタエン酸 (EPA)
22：5, n-3	ドコサペンタエン酸 (DPA)
22：6, n-3	ドコサヘキサエン酸 (DHA)

なすぎても生活習慣病のリスクが高まることが知られており，「日本人の食事摂取基準（2015年版）」（厚生労働省）によると，総摂取エネルギーに占める脂質エネルギーの割合は20～30％程度（そのうち飽和脂肪酸によるエネルギーが7％）とされている。

　ココナッツオイルはカプリル酸（C8），カプリン酸（C10）を多く含んでいる。これらは中鎖脂肪酸と呼ばれ，他の脂肪酸と同様に高エネルギー価でありながら，長鎖脂肪酸とは違った体内挙動を示すため，摂取後も体脂肪として蓄積されにくく，ダイエット向け商材だけでなく高齢者向けの栄養食としても注目されている。

　脂肪酸中に不飽和の二重結合が1つ含まれるものは1価不飽和脂肪酸と呼ばれている。日本人が主に摂取しているのはオレイン酸（C18：1, n-9）であり，オリーブ油や動物性脂肪にも広く含まれている。一方，二重結合が2つ以上あるものを多価不飽和脂肪酸（PUFA）と呼び，二重結合の位置によってω-3系，ω-6系と分類される。1価不飽和脂肪酸であるオレイン酸は体内でステアリン酸から生合成されるが，ω-3系のα-リノレン酸，エイコサペンタエン酸（EPA），ドコサヘキサエン酸（DHA），ω-6系のリノール酸，γ-リノレン酸，アラキドン酸などは体内で生成できない，もしくは生合成量が少ないため必須脂肪酸と呼ばれ，食事から摂取する必要がある重要な栄養素である。

　ω-3系PUFAは魚油や植物油に多く含まれるが，その中でも特にDHA，EPAを多く含む魚油は生活習慣病を予防すると考えられており，消費者庁2011年度事業の「食品の機能性評価モデル事業」で選出された11機能性成分の中でも，科学的根拠レベル総合評価において，唯一，

食品機能性成分の安定化技術

心血管疾患リスク低減,中性脂肪低下作用,関節リウマチ症状緩和の3項目が明確で十分な効果があると評価された機能性物質である。

　不飽和脂肪酸は生体にとって重要な物質であるが,空気中の酸素によって酸化され劣化しやすいという性質がある。特に不飽和結合の多いDHA,EPAはこの酸化を受けやすい。また,酸化によって過酸化物や重合物が生成するだけでなく,その後引き続く過酸化物の分解反応によって低級脂肪酸,アルデヒド,アルコールなどの分子量の小さな分子も発生し,これらが異臭,悪臭の原因となる(図2)。これらの異臭原因物質が油脂の風味を著しく損なうだけでなく,変敗した油脂は腹痛や下痢,嘔吐などを引き起こし,食中毒の原因となる。

　ω-3系PUFAの1日の摂取推奨量は成人男性で約2gであり,これはイワシであればおよそ1尾に相当する。イワシ1尾,もしくはこれに相当する量の魚を毎日食べ続けることはなかなか難しいので,魚としてではなく違った形でも食べることができれば継続的に摂取することが可能になる。ω-3系PUFAをソフトカプセルに充填することで酸素を遮断したサプリメントも一部あるが,それ以外で食品,サプリメントに配合されている利用例は極めて少ない。これは,上述の通り不飽和脂肪酸の不安定性が根本的な原因となっており,酸化による過酸化物や異臭,悪臭原因物質の発生のため,様々な用途にω-3系PUFAを利用できないためである。安定性が改善

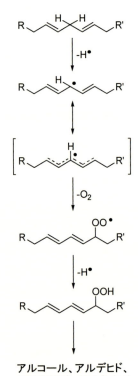

図2　不飽和脂肪酸の酸化反応

第 14 章 シクロデキストリンによる不飽和脂肪酸の安定化技術

できれば，不飽和脂肪酸をさまざまな食品やサプリメントなどに添加することができるようになり，商品の選択肢が増えることは消費者にとっても大きなメリットとなる。

この問題点に対して，著者らは CD による不飽和脂肪酸包接が安定性向上に有効であることを見出している。次節にてその詳細を述べる。

3 CD による脂肪酸の安定化

3.1 試験方法

油脂の変敗の程度を知る指標としては，過酸化物の生成量を表す過酸化物価（POV），発生した遊離脂肪酸量を示す酸化（AV），不飽和結合の程度を示すヨウ素価などがあるが，筆者の検討においては，操作が簡便で複数のサンプルの酸化安定性を同時に測定可能な CDM 試験にて評価を行った。

不飽和脂肪酸の酸化反応は，まず初めに光や熱などによって油脂が酸素と反応し，ペルオキシラジカルを経てヒドロペルオキシドが蓄積する自動酸化と，ヒドロペルオキシドが分解してアルデヒド，アルコール，短鎖脂肪酸などに分解する熱酸化がある。CDM 試験（Conductmetric Determination Method, 基準油脂分析試験法 2.4.28.2-93）は，ヒドロペルオキシドが蓄積後，熱酸化によって揮発性分解物が急激に出始めるまでの時間を測定する試験方法で，酸化安定性を比較することができる。測定は専用の装置（ランシマット）を用いて測定を行ったが，その原理は次のとおりである（図3）。まず，加熱した反応容器に試料をいれ，一定流量の清浄空気を流し込み強制的に酸化させる。反応容器を通過した空気を脱イオン水にバブリングすることで酸化によって生成した揮発性分解物を捕集し，その水の導電率を検出器で連続的に測定する。導電率が急激に変化する折曲点までの時間を過酸化物誘導期間として酸化安定性の指標として評価する。

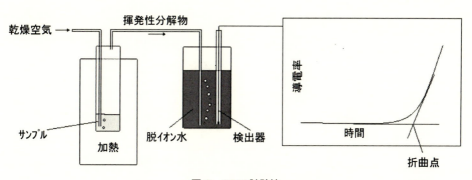

図 3 CDM 試験法

3.2 包接体調製方法

ビーカー（500 mL）にγCD（77.5 g），精製魚油（22.5 g）をそれぞれ量り取り，脱気した精製水（150 mL）を加える。窒素雰囲気下，ホモジナイザーを用いて10分間撹拌すると，魚油と水が分離せず，全体が均一な白色のペースト状態となる。これを窒素雰囲気下，室温で1晩静置するとさらに粘度が上昇し，白色の粘土状物となっているので，脱気した精製水を加えてペリスターポンプで送液可能な程度になるまで粘度を調整後，スプレードライヤーにて乾燥し，白色の魚油-γCD包接体粉末を得た。油種や使用するCDが変わっても同様の方法にて調製可能である。

3.3 ω-3不飽和脂肪酸（PUFA）-CD包接体

3種類のCD（αCD，βCD，γCD）を用い，上記の方法にて魚油-CD包接体粉末を調製した。各サンプル（3 g），および包接体調製に使用した魚油をそれぞれランシマットの反応容器にいれ，温度100℃，空気流量20 L/hにて測定を行った（図4）。その結果，γCDを使用して調製した包接体では折曲点までの時間が25時間を超え，魚油そのもの（7時間）に比べて約4倍の過酸化物誘導期間となった。このことから，γCDによる包接化が最も魚油の酸化安定性を向上させる方法と考えられた。一方，αCDやβCDを用いた場合はむしろ魚油よりも折曲点までの時間が短くなっていた。この結果から，αCDやβCDでは魚油の不飽和脂肪酸を適切に包接しておらず，CD粒子の表面に魚油が付着した状態で粉末化されたために表面積が増大し，魚油そのものよりも酸化されやすくなったものと推察できる[4]。

また，上記とは別の魚油を用いて調製した魚油-γCD包接体粉末を，加熱条件下（177℃，204℃）で一定時間処理した後にサンプルから油脂を抽出し，そこに含まれるDHA，EPA，およびトータルω-3含有量を測定した。また，上述の包接化方法を用いず，γCD（粉末）に魚油

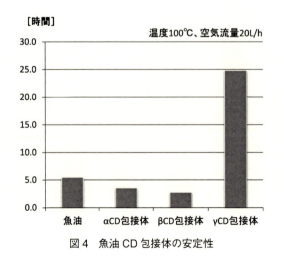

図4 魚油CD包接体の安定性

第14章　シクロデキストリンによる不飽和脂肪酸の安定化技術

をまぶしただけの物理混合物（包接体ではない）を比較品として用いた。その結果，γCD包接体ではいずれの温度においてもDHA，EPAおよびトータルω-3量が保たれていたのに対し（図5），物理混合物では時間とともにそれらの減少が確認された（図6）。このことから，γCDと魚油はそれぞれを混合しただけでは安定化効果は得られず，包接化処理を行うことによって魚油中のω-3PUFAが安定化されることが確認された。

　この試験は，パンやクッキーなどの焼成温度と時間を模して設定した。今回の結果から，魚油-γCD包接体粉末を添加した場合，焼成後にもω-3PUFAが安定に保持されている可能性を示している。実際にクッキーやマフィン生地に魚油-γCD包接体粉末を添加して焼成し，でき上がっ

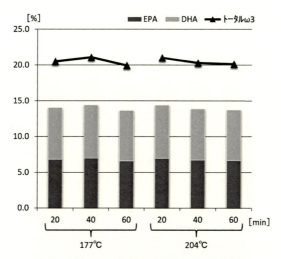

図5　魚油-γCD包接体中のPUFAの安定性

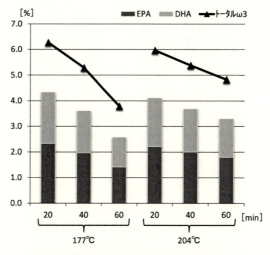

図6　魚油-γCD混合物中のPUFAの安定性

161

食品機能性成分の安定化技術

たものから油脂を抽出し測定した結果，DHA，EPAが良好に保持されていることを確認している。また，魚油-γCD包接体粉末を添加してもクッキー，マフィンともに味，風味に全く影響なく，魚臭くなることはなかった。ただし，チョコチップを入れた場合のみ非常に魚臭くて食べることができなかった。これは，チョコレートに含まれる油脂の構造は魚油とかなり似ているので，生地調理中の条件下でγCDに包接されている魚油と競合して入れ替わってしまった部分があり，γCD空洞から追い出された不飽和脂肪酸が焼成中に酸化し悪臭の原因となったのかもしれない。

　以上の試験は魚から絞り出された油を高度に生成した精製魚油を使用したが，油を含む魚身そのものでもγCDによって不飽和脂肪酸の安定化を行うことができる。マグロの頭部はω-3PUFAの中でも特にDHAを豊富に含み，そのほかアンセリンやコラーゲン，ビタミン，ミネラル類も豊富に含まれる栄養価の高い部位ではあるが，そのままでは食をそそる形状ではなく，解凍して調理すると不飽和脂肪酸の酸化による不快な魚臭を放つため，マグロ頭部を有効活用することは不可能であった。そこで，このマグロ頭部にγCDの水溶液を加えてミルですりつぶし，得られたペーストに音速の水蒸気を吹き付けて乾燥し（125℃，5秒），マグロ頭部-γCD複合粉末を得た。得られた粉末中の成分分析を行った結果，マグロ対γCDの添加量比が10：1の場合はDHA，EPAの残存量がそれぞれ52％，71％であったが，添加量比を5：1にすると残存率が90％，89％と高まることが確認され，γCD包接によってマグロ頭部中のDHA，EPAが安定化されたことが示唆された（図7）。この結果からマグロ頭部に限らず，すり身などの魚身を食品として加工する際にγCDを添加すれば，加工，流通，調理を経て人が食するまでの間ω-3PUFAを安定に保つことができ，また安定化による魚臭の低減効果も期待される[5]。

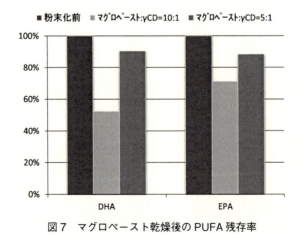

図7　マグロペースト乾燥後のPUFA残存率

第14章 シクロデキストリンによる不飽和脂肪酸の安定化技術

3.4 ω-6系不飽和脂肪酸（PUFA)-CD包接体粉末

リノール酸はトリグリセリドの形で植物油に多く含まれ，生合成されないために食事からの摂取が必要な必須の栄養素であるだけでなく，メラニンの生成を抑制する作用などが知られており化粧品原料としても重要な機能性成分である。しかし，ω-3系PUFAと同様にリノール酸も酸素による酸化を受けやすく，酸化によって異臭の原因にもなる。また，期待した機能性を発揮するためには使用するときまで安定に存在していなければならず，リノール酸の安定化技術が必要である。なお，化粧品原料として使用されているリノール酸はトリグリセリドではなく遊離の脂肪酸であるが，Wacker社では遊離型のリノール酸がαCD包接によって安定化されることを見出している[6]。リノール酸に対してαCDを1〜4当量用いて包接体を作製し，空気中45℃の条件下で安定性を評価したところ，αCDを4倍当量用いたリノール酸-αCD包接体ではリノール酸の分解が認められず，αCD包接による安定化効果が確認された（図8）。同じような構造を持つ不飽和脂肪酸でも，ものによってはαCDのほうがγCDよりも包接による安定化効果が高い場合があるのは興味深い。著者らは別に，ω-6系PUFAトリグリセリドを含む馬油の酸化安定化に対してもCDM試験によってγCDよりもαCDが効果的であることを見出しており（図9），脂肪酸が遊離型かトリグリセリドかの違いだけでは説明できない可能性もある。規則性の解明にはさらなる検討が必要である。

3.5 中鎖飽和脂肪酸-CD包接体

ココナッツオイルには飽和脂肪酸が多く含まれ，これまでに紹介した不飽和脂肪酸よりは酸素による酸化を受けにくい。しかし，炭素鎖が8〜12程度の飽和脂肪酸の割合が多いため融点が低く，室温によっては固体，ペースト状，油状と変化し取り扱いに難点がある。このココナッツオイルをαCDで包接することで粉末化でき，ココナッツオイル-αCD粉末を得ることができる。粉末化することで取り扱いが容易となり，オイルとしてしか利用できなかったココナッツオイル

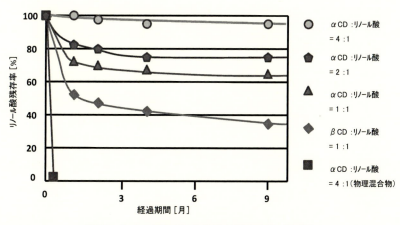

図8 リノール酸-CD包接体の熱安定性（45℃）

食品機能性成分の安定化技術

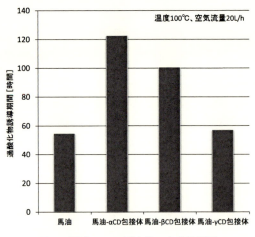

図9　馬油-αCD混合物の安定性評価

を様々な食品やサプリメントに添加することが可能となる。またココナッツオイルのダイエット効果は，αCDによる体重減少効果，食事から摂取した脂肪の吸収を抑える効果とはその機構が違うため，組み合わせによって効果の向上が期待され，機能面からも優れた組み合わせであるといえる。

4　おわりに

　機能性食品やサプリメントの開発者が，抗酸化，抗糖化，抗疲労，抗老化など，既存製品に比べ，高い効果効能を持つ製品開発を目指すのは当然のことである。既存技術や既存製品よりもさらに有効な製品を開発するための「生体利用能の向上技術」や「複数機能性成分の相乗作用」といった情報はポジティブ（プラス）な情報であり，その機能性素材の持っている機能を+1から+2にするもので注目されやすく，そのような研究報告や総説は数多くみられる。
　一方，機能性素材の不安定さや取扱い困難な物性などのネガティブ（マイナス）な情報，および，それらの問題点を解決するための手段や技術情報は-1から±0にするためのものなので，ポジティブ（プラス）な情報に比べて注目度は低いことから「不安定物質の安定化」に関する研究報告は少ない。しかし，このネガティブをポジティブというよりはノンネガティブにする科学的（化学的）根拠こそが消費者にとって安心で効果効能も期待できる機能性食品やサプリメントの開発に必要なことであり，その目的において，様々な脂溶性の不安定な機能性食品素材の安定化に有用なCDは，機能性食品，サプリメント，パーソナルケア製品開発のために重要な鍵ツールの一つになると考えられる。

第 14 章　シクロデキストリンによる不飽和脂肪酸の安定化技術

文　　献

1) 寺尾啓二ほか（監修），機能性食品・サプリメント開発のための化学知識，日本食糧新聞社 (2011)
2) WHO Food Additives Series: 32 Toxicological evaluation of certain food additives and contaminants 41, Meeting of the joint FAO/WHO Expert Committee on Food Additive, Geneva 1993 IPCS technical information.
3) WHO Food Additives Series: 35 Toxicological evaluation of certain food additives and contaminants 44, Meeting of the joint FAO/WHO Expert Committee on Food Additive, Rome 1995.
4) G. Schmid & M. Harrison (Wacker Biochem Corp.), 特開 2000-313897
5) 寺尾啓二ほか，第 21 回シクロデキストリンシンポジウム講演要旨集，p.169 (2003)
6) M. Regiert (Wacker Chemie AG), Oxidation stable linoleic acid by inclusion in α-cyclodextrin, International Cyclodextrin Symposium Proceedings, Turin (2005)

第15章　クリルオイル

佐藤慶太[*1], 石田善行[*2]

1　はじめに

　クリルオイルは，ナンキョクオキアミ（*Euphausia superba*，以下オキアミ）から抽出される濃赤色のオイルである。特徴としてオメガ3系脂肪酸であるドコサヘキサエン酸（DHA）やエイコサペンタエン酸（EPA）がリン酸とともにグリセロールにエステル結合した，いわゆる，リン脂質であることから，DHAとEPAの体内への吸収性が優れていることに加え，強力な抗酸化作用をもつアスタキサンチンも含有している。心疾患リスク低減[1]，関節リウマチおよび炎症の緩和[2,3]，月経前症候群の緩和[4]，脳機能改善[5]など多くの健康増進効果が報告されており，世界的にも欧米を中心に注目されている素材の一つである。一方でオメガ3系脂肪酸を豊富に含有しているため，酸化によって臭気が強くなることから，摂取しにくいと感じる人も少なくない。その問題を解決し，食品への利用を広げるため，本章ではクリルオイルのシクロデキストリンによる酸化安定性向上の手法を紹介する。

2　オキアミ

　オキアミはサクラエビに似ているが，分類学上では甲殻亜門軟甲綱ホンエビ上目オキアミ目に属する動物プランクトンである。雌のオキアミは一度に1万個ほどの卵を産み，場合によっては1シーズンに数回産卵する。成長すると体長は5～6 cm，体重1～2 gに達し，海面の表層300 m以浅に群を形成する。

　オキアミは単一種で世界最大のバイオマスであると言われており，その生物量は国連食糧農業機構の推定では1億2,500万～7億5,000万トンとなっている。クジラやアザラシ，海鳥，ペンギン，魚などの様々な生物の餌となり，生態系において欠かせない存在になっている。このようにオキアミは食物連鎖の下位に位置しているため，有害物質の生物濃縮が進んでおらず，さらに南極海は世界有数の汚染されていない海域であることから，クリーンな生物であると考えられる。そこで水揚げされたオキアミから抽出されるクリルオイルは安全性とトレーサビリティの高い素材と言える。

---

*1　Keita Sato　㈱シクロケムバイオ　テクニカルサポート
*2　Yoshiyuki Ishida　㈱シクロケムバイオ　テクニカルサポート　CSO

第15章 クリルオイル

3 クリルオイル

　オキアミにはタンパク質および脂質が豊富に含まれ，粗タンパク質11〜15％，粗脂質1〜8％と報告されている（表1)[6]。さらにオキアミ脂質の脂肪酸組成は表2で示している通り，DHA，EPAの含有率が高く，さらにその大半がリン脂質として存在している（表2)[6]。
　クリルオイルのDHA・EPAは親水基であるリン酸とともにグリセロールにエステル結合したリン脂質の形で存在している（図1)。そのため，消化に関して水性の環境でも胆汁に依存しておらず，自然にミセルを形成し，そのままの形態，もしくは消化酵素により分解され，リゾリン脂質として吸収される。一方，一般的にDHA・EPA摂取に利用される魚油では，大部分が親水基を有しないトリグリセリド型であるため，胆汁により乳化後，消化酵素によって，モノグリセリドと脂肪酸に分解されることで，ミセルを形成し吸収される。
　以上より，リン脂質の消化吸収プロセスはトリグリセリドと比較すると，単純であることから，クリルオイルのDHA・EPAの体内への吸収性は魚油のDHA・EPAに比べ，向上する傾向が報告されている[7]。
　その他，オキアミは強力な抗酸化作用をもつアスタキサンチンを有しており，特に眼球中に多

表1　オキアミの一般化学成分（％）

	平均値	最小値	最大値	最大値／最小値
水　　分	77.5	72.0	86.1	1.2
タンパク質	13.2	9.1	17.9	2.0
脂　　質	4.6	0.5	11.7	23.4
灰　　分	2.9	2.1	4.1	2.0
炭水化物	0.7	0.3	1.2	4.0

表2　オキアミの脂肪酸組成（％）

脂肪酸	総脂質	トリグリセリド結合型	リン脂質結合型
$C_{14:0}$	10.6	13.7〜16.9	1.5〜2.8
$C_{16:0}$	19.6	17.0〜18.2	17.9〜20.5
$C_{16:1}$	8.5	9.7〜12.5	2.5〜3.1
$C_{18:0}$		2.3〜3.5	1.1〜1.3
$C_{18:1}$	18.6	18.8〜22.7	10.0〜11.8
$C_{18:2}$	2.9	2.7〜3.2	1.8〜3.1
$C_{18:3}$	1.2	1.0〜1.9	0.8〜1.4
$C_{18:4}$	2.2	3.4〜4.7	1.2〜2.3
$C_{20:1}$		0.8〜2.8	0.5〜0.8
$C_{20:4}$	0.8	0.3〜0.5	1.2〜2.1
$C_{20:5}$	18.8	4.5〜7.0	27.8〜30.0
$C_{22:1}$		0.4〜0.7	0.5〜1.1
$C_{22:6}$	10.0	0.9〜3.0	19.5〜23.9

食品機能性成分の安定化技術

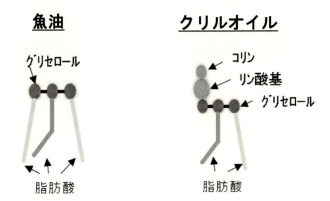

図1　トリグリセリド型（魚油）とリン脂質型（クリルオイル）の構造

く含有し，4,000 ppm に達する。オキアミに含有されるアスタキサンチンは他の天然アスタキサンチンと比べ，疎水性の高いジエステル型が多いことが特徴である[6]。

その一方，クリルオイルは保存温度が高いほど，酸化が進むことによって，メイラード反応が起こり，その副反応であるストレッカー分解により，揮発性の臭気物質が発生する[8]。その臭気が食品への利用を妨げていると考えられる。

4 クリルオイルの酸化安定性向上

シクロデキストリン（以下 CD）を用いた魚油の CDM 試験法（前章参照）による酸化安定性評価を行い，γCD 包接複合体が最も有効であることが報告されており，著者らはさらに酸化安定性を改善すべく，γCD と抗酸化物質であるトコトリエノールを併用した結果，γCD のみと比較し，さらに改善した結果を報告している[9]。

CD はブドウ糖が環状に結合したオリゴ糖で，環のサイズにより，α，β，γCD と呼ばれている。この分子はバケツのような形状をしており，外側が親水性，内側が疎水性とユニークな物性をもつため，この包接・徐放作用により，安定性向上，香り成分の持続性，バイオアベイラビリティーの向上，マスキング消臭，可溶化などの機能性を有し，食品，家庭用品の他様々な分野で幅広く用いられている（図2）。

以前に報告した魚油同様にクリルオイルにおいて，著者らは γCD とトコトリエノールを併用して，酸化安定性評価，加えて臭気評価も行った。22.5 wt％クリルオイル（サンデン商事㈱製），77.5 wt％ γCD（ワッカーケミカル社製）の包接複合体および 17.3 wt％クリルオイル，3.5 wt％トコトリエノール（アメリカンリバーニュートリション社製），79.2 wt％ γCD の包接複合体をそれぞれ常法により調製し，CDM 試験法を用いて，クリルオイルの酸化に対する安定性評価を行った。その結果，クリルオイル-γCD 複合体およびトコトリエノールを併用したクリルオイル-γCD 包接複合体のインダクションタイムは，クリルオイル単体およびトコトリエノールを

第15章 クリルオイル

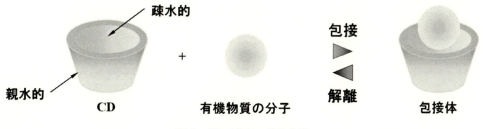

図2 CDの包接・徐放作用

加えたクリルオイルに比べ、顕著な延長がみられた。ただ、γCD包接複合体同士のインダクションタイムを比較した際に、トコトリエノール併用の有無に関わらず、ほぼ同様の値であった。このことから、クリルオイルの酸化安定性向上においてはトコトリエノールの抗酸化作用によるものではなく、γCD包接複合体の形成が有効であることが示された（図3）。

しかしながら、臭気測定においてはトコトリエノールもクリルオイルの酸化防止に関与していると考えられる結果が得られている。臭気測定は、においハンディーモニターOMX-SR（神栄テクノロジー㈱製）を用いて行った。それぞれの試料をクリルオイルが100 mg含有するように量りとり、100 mLバイアル瓶に入れ、臭いを充満させるために、一晩静置した。その後、においハンディーモニターを使用して、5分間測定し、その強度の最高値を観測した。その結果、γCD包接複合体にすることで、クリルオイル単独と比較し、著しく臭い強度を低減することができた。またトコトリエノールを併用したクリルオイル-γCD包接複合体は臭い強度を検知することができなかった（図4）。官能的にもクリルオイル単独では臭いが非常に強く感じられ、クリルオイル-γCD包接複合体はわずかに臭いを感じた。トコトリエノールを併用したクリルオイル-γCD包接複合体はほとんど臭いを感じなかった。その理由として、クリルオイルを包接することにより、酸化に伴う臭い成分の発生を低減するが、包接複合体形成時に僅かな酸素が取り込まれたと考えられ、トコトリエノールを併用して包接複合体を調製することにより、その酸化を抑制できたものと推察できる。

またトコトリエノールを併用したクリルオイル-γCD包接複合体を6ヶ月間の加速試験条件下（40℃, 75％RH）における保存安定性試験で評価した結果、DHA・EPAの組成およびトコトリエノールはほとんど変化しないことがわかった（図5）。

以上のことから、γCDによる包接複合体を形成することにより、クリルオイルの問題点であった酸化安定性が大幅に改善され、臭いも低減することができた。さらにトコトリエノールを併用することで、さらに臭いの低減に成功した。このことから健康増進に有用なクリルオイルがγCD包接化技術によって幅広く食品へ利用されることを期待したい。

食品機能性成分の安定化技術

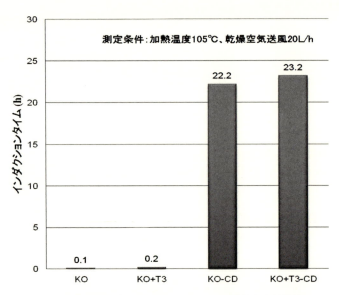

図3 CDM試験法によるクリルオイルの酸化安定性試験
KO：クリルオイル，KO＋T3：クリルオイル＋トコトリエノール，KO-CD：クリルオイル-γCD包接複合体，KO＋T3-CD：トコトリエノールを併用したクリルオイル-γCD包接複合体

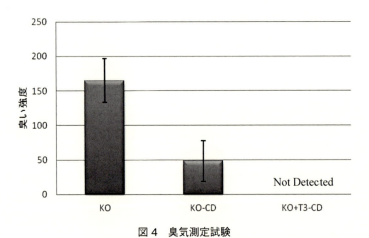

図4 臭気測定試験
KO：クリルオイル，KO-CD：クリルオイル-γCD包接複合体，KO＋T3-CD：トコトリエノールを併用したクリルオイル-γCD包接複合体。データはmean±SD。

第15章 クリルオイル

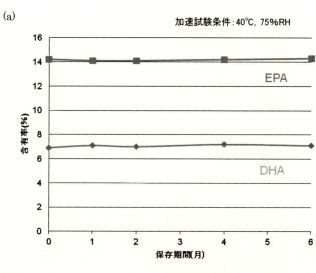

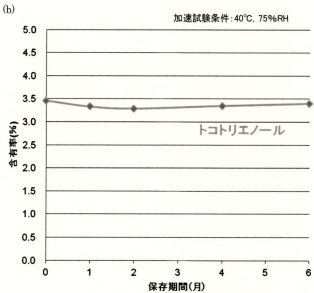

図5 トコトリエノールを併用したクリルオイル-γCD包接複合体の保存安定性試験
　　(a) DHA・EPA, (b) トコトリエノール

文　　献

1) B. Batetta *et al.*, *J. Nutr.*, **139**, 8 (2009)
2) M. Ierna *et al.*, *BMC Musculoskelet. Disord.*, **11**, 136 (2010)
3) L. Deutsch *et al.*, *J. Am. Coll. Nutr.*, **126**, 1 (2007)
4) F. Sampalis *et al.*, *Altern. Med. Rev.*, **8**, 2 (2003)
5) S. Gamoh *et al.*, *J. Agr. Sci.*, **3**, 4 (2011)
6) 韓力ほか, *Food Style 21*, **15**, 10 (2011)
7) J. P. Schuchardt *et al.*, *Lipids Health Dis.*, **10**, 145 (2011)
8) F. S. Lu *et al.*, *Food Chem.*, **157**, 398 (2014)
9) 佐藤慶太ほか, 第29回シクロデキストリンシンポジウム講演要旨集 (2012)

第16章　α-リノレン酸

笠井通雄[*]

1　はじめに

　α-リノレン酸は生命の維持に重要な脂肪酸であり，体の中で生成できないため，食べ物より摂取しなければならない必須脂肪酸である。α-リノレン酸は魚油に含まれるエイコサペンタエン酸（EPA）やドコサヘキサエン酸（DHA）らと同じn-3系脂肪酸として，栄養機能や物性機能面より食用油や加工原料として利用されている。

　α-リノレン酸を多く含有する代表的な油種は，あまに油やえごま油である。あまに油は塗料や印刷インクなどの用途として利用されている。これは，あまに油がα-リノレン酸を多く含むことより，酸化重合が進みやすく，重合により，水，油や溶剤などに溶けにくい物質に変化する特徴を利用している。食用として，あまに油は酸化安定性が悪いことにより，これまであまり利用されてこなかった。しかし，現代の健康的な食生活を考慮する中で，α-リノレン酸の健康機能を求める消費者も増えてきている。消費者の食用油の摂取に関する考え方が変化しており，より体に良い天然の油を摂取したい関心が高まっている。そんなニーズに対応した食用油として，n-3系脂肪酸やα-リノレン酸を強調表示する商品が販売されている。

　本章ではα-リノレン酸に関する油種の種類，安定性に関する基本情報とその制御と新たな栄養機能について紹介する。

2　α-リノレン酸を含有する食用油

　表1にα-リノレン酸を含有する主要な油種の脂肪酸組成を示した。あまに油やえごま油は食用油のカテゴリーの中でも市場を大きくけん引している代表的な油種である。あまに油はカナダ，ロシアおよびカザフスタン産などがあり，α-リノレン酸を55～60％含有する。えごま油はα-リノレン酸を60％強含有し，主に中国北部で生産されている。えごまは古くから日本でも栽培されており，福島県の船引町などはえごま油を食生活の一部に利用している。シソ科の種子から搾油されるチアシード油は主に南米で生産されており，α-リノレン酸含有量は60％前後である。汎用的な食用油として利用されている菜種油や大豆油は10％弱含有しており，α-リノレン酸を摂取できる食用油である。n-3系脂肪酸は日本の保健機能食品の規格基準型栄養機能食品の機能成分として認められており，菜種油や大豆油でもn-3系脂肪酸の強調表示が可能になって

　＊　Michio Kasai　日清オイリオグループ㈱　中央研究所　食用油開発グループ　リーダー

食品機能性成分の安定化技術

表1　α-リノレン酸を含有する油脂の脂肪酸組成

	あまに油	えごま油	チアシード油	菜種油	大豆油
原産国	カザフスタン ロシア	中国	パラグアイ	カナダ	アメリカ
脂肪酸			(wt/wt)%		
16：0	5	6	7	4	11
18：0	4	2	3	2	4
18：1	18	14	6	64	27
18：2	15	14	19	19	51
18：3	57	63	63	9	6
20：0	0	0	0	1	0
20：1	0	0	0	1	0
22：0	0	0	0	0	1

日清オイリオグループ㈱　分析事例

いる。

3　α-リノレン酸の安定性

3.1　保存時および開封後の安定性

　α-リノレン酸を高含有する油種の保存安定性を図1，表2に示す。あまに油を精製後，容器に充填し，暗所未開封で60℃に3週間（常温1年相当）保存した。開封前の油の状態は無味，無臭の油であるが，1年相当保存後には，瓶容器に充填した油は過酸化物価が上昇しており，劣化した風味を感じる。

　上記の1年相当保存した充填品をそれぞれ開封し，暗所40℃で3週間（常温3ヵ月相当）保存し，劣化状態を評価した。油脂は開封後常温1ヶ月後相当で過酸化物価は上昇しており，風味点数も低下し，強い劣化を感じるレベルであった。瓶やPET容器にα-リノレン酸を多く含む油種を保存する場合，開封後に温度の低い場所へ保存することが望ましい。一部の市販品に冷蔵庫に保管することを推奨しているが，未精製油や脱ロウ工程（低温で固まるワックス成分などの除去）を施していない油種は結晶が析出する場合があるので注意が必要である。

3.2　酸化安定化技術

3.2.1　窒素置換技術

　容器ヘッドスペースに不活性ガスを置換する技術は，いろいろな食品に利用されてきている。油脂製品は缶容器が利用されており，有用とされてきた。近年，容器の材料や形も進化を続けており，食用油は瓶タイプ，PETタイプが主流となっている。しかし，油脂用容器に窒素置換を効率よくできる方法が確立していないため，油脂保存時の劣化抑制を目的に，技術開発を行った。単に窒素を容器上部より吹き込んでも酸素濃度は低下しない。そこで，2また3方向から窒素を

第16章　α-リノレン酸

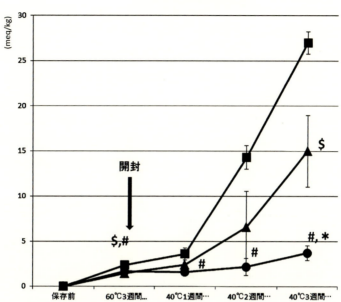

図1　各種容器保存によるあまに油の過酸化物価の変化

瓶容器およびデラミ容器にあまに油を充填し，ヘッドスペースに窒素置換を施したものを作製した。それぞれの容器を60℃3週間保存し（常温1年相当），開封し，40℃に3週間（常温3ヵ月相当）まで保存した。開封後は使用シーンを再現し，少量ずつ利用し，容器に残存しているあまに油をサンプルとした。
●デラミ／窒素置換充填，▲瓶／窒素置換充填，■瓶／一般充填。平均値±標準誤差。
$ 瓶／窒素置換充填 VS 瓶／一般充填の比較で有意差有り，$P<0.05$
# デラミ／窒素置換充填 VS 瓶／一般充填の比較で有意差有り，$P<0.05$
* デラミ／窒素置換充填 VS 瓶／窒素置換充填の比較で有意差有り，$P<0.05$

表2　各種容器保存によるあまに油の風味点数の変化

	保存前	60℃3週間（常温1年相当）		40℃1週間（常温1ヵ月相当）	40℃2週間（常温2ヵ月相当）	40℃3週間（常温3ヵ月相当）
瓶／一般充填	5	3	開封→	3	2	2
瓶／窒素置換充填	5	4		4	3	3
デラミ／窒素置換充填	5	4		4	4	4

風味点数
　5点：劣化風味なく，良好，4点：わずかに劣化を感じる，3点：劣化を感じる，
　2点：強い劣化を感じる（ここまでが賞味可能），1点：かなり強い劣化を感じる（賞味不可）
瓶容器およびデラミ容器にあまに油を充填し，ヘッドスペースに窒素置換を施したものを作製した。それぞれの容器を60℃3週間保存し（常温1年相当），開封し，40℃に3週間（常温3ヵ月相当）まで保存した。開封後は使用シーンを再現し，少量ずつ利用し，残存しているあまに油をサンプルとした。

吹き込むことにより，酸素濃度5％以下を可能としている[1]。この技術を利用し，最近の汎用的な食用油は賞味期限を6ヵ月間延長している。

瓶容器のヘッドスペースの空気を窒素置換した充填品を作製し，保存試験を実施した結果を図1に示した。窒素置換した油脂は劣化を抑制し，常温1年相当保存後では過酸化脂質は低値を示しており，一般充填に比べ風味は良く，やや劣化を感じられるレベルであった。開封後の劣化においても，窒素置換を施した充填品は過酸化物価，風味点数ともに劣化が抑制されていた。

3.2.2 二重構造容器（デラミ容器）

最近，二重構造の容器は，醤油や食用油に利用されている。ボトルの構造特性によって，内包の容器内部に空気が入らない構造になっている。よって，酸素の供給を遮断することが酸化抑制に寄与している。図1，表2にあまに油のヘッドスペースの空気を窒素置換した二重構造容器（㈱吉野工業所）の酸化抑制効果を示した。二重構造容器は常温1年相当保存後の過酸化物価，風味点数は窒素置換充填の瓶容器と大差はなく，一般充填の瓶容器に比べ，過酸化物価は低値を示し，風味点数は高値を示している。しかし，瓶容器は開封後の経過により著しく過酸化物価が上昇し，風味点も低下している。一方，二重構造容器は開封後も過酸化物価は低値が維持されており，風味点も瓶容器に比べ良いことを確認している。二重構造容器は二重結合を多く持つ油脂を含有する油種について，有用な酸化抑制効果を示すと考えられる。

3.3 調理時の安定性

α-リノレン酸高含有の油脂は酸化安定性が悪いことより，生食向けの利用を推奨している。高温の熱が加わることにより，α-リノレン酸を主とした油脂は分解物や重合物に変化してしまう。その一例として，あまに油を使用した一般的な料理時のα-リノレン酸とトランス脂肪酸の変化を図2-Aに示した。180℃で揚げ物を繰り返した場合，α-リノレン酸含量の減少が認められる。1回程度の利用であれば，ほとんど変化はないが，4回使用した場合は低減がみられる。180℃の揚げ調理の条件において，トランス脂肪酸は変化しない。過酸化脂質の分解物の指標である重合物量やカルボニル価においても，あまに油は一般的な菜種油同様に揚げ回数が多くなるほど，同レベルで数値（重合物含量8％，カルボニル価25μmol/g）は高くなる。一方，炒め油として使用した場合，あまに油および菜種油のα-リノレン酸およびトランス脂肪酸の含量は変化がなかった（図2-B）。また，炒め時の重合物は1％以下であり，カルボニル価も10μmol/g以下であった。これらの結果より，あまに油の揚げ物調理の適性は低く，炒め調理は簡単な5分程度の利用は可能であることがわかる。時間を要する加熱調理にあまに油を利用する方法は，酸化安定性の高い菜種油やオリーブオイルなどの植物油に混合して使用することが良いと考えられる。

第 16 章　α-リノレン酸

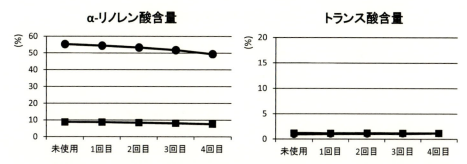

図 2-A　●あまに油，■菜種油　油脂を天ぷら鍋に 1 kg はり，IH ヒーターにて 180℃に加温し，冷凍男爵コロッケ 10 個を揚げた。コロッケ 10 個を繰り返し，4 回目まで揚げた。

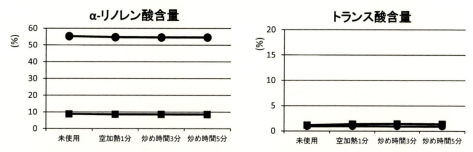

図 2-B　●あまに油，■菜種油　ガスコンロにて 45 g の油を入れたフライパンを強火にて 1 分間加熱し，食材（キャベツ 300 g）を投入し，3 分間，5 分間炒めた。炒めた物の油分を溶剤抽出し，分析を行った。

4　α-リノレン酸の栄養機能トピックス

　日本人の食事摂取基準（2015 年版）では n-3 系脂肪酸の生活習慣病に罹りにくくするための目安量として 1.6〜2.4 g/ 日の摂取基準が設けられている。n-3 系脂肪酸は抗動脈硬化作用，抗血栓作用，免疫機能改善などを介して，さまざまな疾病の予防効果を有することから注目を集めている。n-3 系脂肪酸の一つである α-リノレン酸の栄養機能は数多くの研究がなされており，中でも冠動脈疾患の予防効果が期待されている。

　近年，α-リノレン酸の血圧の低下に関する可能性が示唆されている。我々は α-リノレン酸の血圧に関する機能について，二重盲検法による並行群間比較の臨床試験を正常高値血圧者および軽症高血圧者 127 名（平均年齢 46 歳）に対して，比較試験（二重盲検法）を実施した[2]。試験群には α-リノレン酸高含有油脂を 14 g/ 日（α-リノレン酸 2.6 g/ 日），対照群には菜種油と大豆油の調合油を 14 g/ 日（α-リノレン酸 1.2 g/ 日）として 12 週間摂取した。試験群では，収縮期血圧が 4 週目から試験期間 12 週目まで，対照群よりも低下し，拡張期血圧は 12 週目において低下が確認された（図 3）。以上の結果から，α-リノレン酸は，正常高値血圧者および軽症高血圧者に対して，血圧低下作用を有することが示された。α-リノレン酸の血圧低下の作用機序は，

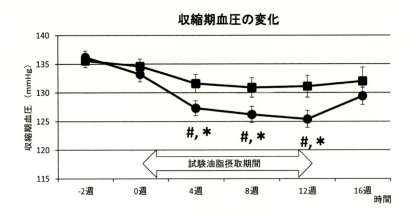

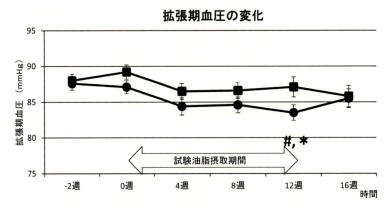

図3 α-リノレン酸高含有油脂摂取による血圧の変化，上段：収縮期血圧，下段：拡張期血圧
● α-リノレン酸高含有油脂，■対照油脂。平均値±標準誤差。
n＝111（α-リノレン酸高含有油脂：n＝58，対照油脂：n＝53）。
＃群間の比較で有意差有り，$P<0.05$，＊0週との比較で有意差有り，$P<0.05$

ACE活性の抑制によるものと，ACE活性の抑制に関連したPGI2の増加によるものの2つの機序が関与することを推定している[3,4]。

日本における高血圧者数は，約4,300万人と推定されており，心血管病（脳卒中および心疾患）の最大の危険因子といってよい。食生活の中で，食塩の摂取を抑えること以外に，日ごろ使用する食用油の質を代えることで，血圧を低下できることは有意義だと考えられる。

5 おわりに

食品の範疇で，α-リノレン酸を代表する二重結合を多く含有する脂肪酸を含む油脂の安定性をもたらす技術は決して多くはない。保存安定性を有する窒素置換技術や二重容器による酸素の遮断技術のもたらす成果を紹介したが，加熱安定性に対して利用できる有用な技術が存在しな

第16章　α-リノレン酸

い。今後の技術開発として脂肪酸で構成される油の加熱安定性の制御について技術革新を期待したい。

文　　献

1) 特許第 4601711 号
2) H. Takeuchi *et al.*, *J. Oleo Sci.*, **56**, 347 (2007)
3) A. Ogawa *et al.*, *J. Oleo Sci.*, **58**, 355 (2009)
4) S. Sekine *et al.*, *J. Oleo Sci.*, **56**, 341 (2007)

〈ポリフェノール・カロテノイド・テルペノイド・イソチオシアネート〉

第17章　大豆イソフラボン

戸田登志也*

1　はじめに

　大豆イソフラボンは，エストロゲンレセプターと弱い結合性を持つことから植物エストロゲン（フィトエストロゲン）ともよばれる。大豆イソフラボンは，エストロゲン様作用のほかにも抗エストロゲン作用，抗酸化作用，チロシンキナーゼ阻害作用，トポイソメラーゼ阻害作用，血管新生阻害作用などを示すことが知られており，骨粗鬆症の予防，更年期症状の緩和，乳がんや前立腺がんなどのホルモン依存性のがんに対する効果のほかに非ホルモン依存性のがんに対する効果も期待されている[1]。

　イソフラボンの摂取源は，主要な食品素材の中では大豆にほぼ限定されるが，日本や東アジアの国々では大豆食品が豊富で種類も多岐にわたっているため，イソフラボンを日常的に摂取することが可能である。しかも，さまざまな調理や加工後もイソフラボンは比較的安定しているため，習慣的に大豆食品を多食する人たちでは，その健康効果が期待できる。

　また，伝統的な大豆食品以外の製品やサプリメントからもイソフラボンを摂取する目的で，一部では発酵によるエクオールへの変換やシクロデキストリンによる包接技術の開発が進んでいる。

2　大豆イソフラボンとは

　大豆種子に含まれるイソフラボンは，ダイゼイン（daidzein），ゲニステイン（genistein），グリシテイン（glycitein）とそれらの7位にグルコースが結合したダイズイン（daidzin），ゲニスチン（genistin），グリシチン（glycitin），さらにグルコースの6位がマロニル化あるいはアセチル化された6"-O-マロニルダイズイン（6"-O-malonyldaidzin），6"-O-マロニルゲニスチン（6"-O-malonylgenistin），6"-O-マロニルグリシチン（6"-O-malonylglycitin），6"-O-アセチルダイズイン（6"-O-acetyldaidzin），6"-O-アセチルゲニスチン（6"-O-acetylgenistin），6"-O-アセチルグリシチン（6"-O-acetylglycitin）の12種類の存在が知られている（図1）[2]。このうち6"-O-マロニルダイズイン，6"-O-マロニルゲニスチン，ダイズイン，ゲニスチンで大豆種子中の全イソフラボンの約80%以上を占めている。

　大豆種子中のイソフラボンの含量は，栽培地域の影響を受けるが，栽培年による変動も大き

---

　*　Toshiya Toda　フジッコ㈱　研究開発室　室長

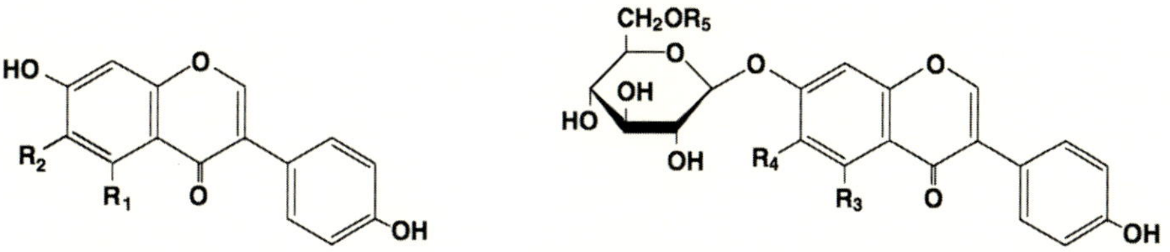

第17章 大豆イソフラボン

Compound	R₁	R₂
Daidzein	H	H
Genistein	OH	H
Glycitein	H	OCH₃

Compound	R₃	R₄	R₅
Daidzin	H	H	H
Genistin	OH	H	H
Glycitin	H	OCH₃	H
6"-O-Malonyldaidzin	H	H	COCH₂COOH
6"-O-Malonylgenistin	OH	H	COCH₂COOH
6"-O-Malonylglycitin	H	OCH₃	COCH₂COOH
6"-O-Acetyldaidzin	H	H	COCH₃
6"-O-Acetylgenistin	OH	H	COCH₃
6"-O-Acetylglycitin	H	OCH₃	COCH₃

図1　大豆に含まれるイソフラボンの構造

く[3]，気象条件，特に登熟期の気温の影響が大きいと考えられている[4]。また，近年ではイソフラボン高含有の大豆品種の開発が進んでおり，「ふくいぶき」（平成14年 東北農業研究センター育成），「ゆきぴりか」（平成18年北海道立十勝農業試験場育成），「フジクロM110，同M111，同H210」（平成22，24年 フジッコ㈱育成）などが育成されている。

イソフラボンは，大豆種子の子葉よりも胚軸部分（茎になる部分で，下端は幼根になる）の濃度が高く，発芽した大豆種子の根からアグリコンとして分泌され，根粒菌と共生関係を作るためのシグナル物質として作用することが知られている[5]。

3　大豆食品に含まれるイソフラボン

3.1　イソフラボン量

表1に筆者らによる大豆および日本で一般に販売されている大豆食品に含まれるイソフラボンの分析結果を示した[6]。大豆原穀に含まれる総イソフラボン量は約 2.6 mg/g，きな粉は 2.5 mg/g であり，原料の大豆とほぼ同等の量が含まれていた。乾物の湯葉には 2.8 mg/g，納豆には 1.4 mg/g のイソフラボンが含まれており，煮豆，油揚げ，豆腐，豆乳，味噌にも平均して 0.30〜0.65 mg/g 含まれていた。醤油の含量はわずかではあったが，供試したすべての大豆食品についてイソフラボンが検出された。

大豆食品に含まれる総イソフラボン量は，水分や大豆以外の原料の混合割合，大豆原料の差以外に加工の影響を大きく受ける。水煮などを行わず焙煎によって製造されるきな粉では，イソフラボンの流失がほとんどないため，原穀とほぼ同等のイソフラボンが含まれていたのに対して，その他の大豆食品の多くは，製造中に水浸漬や水煮などの処理が行われるためイソフラボンの流

食品機能性成分の安定化技術

表1 大豆および大豆食品中のイソフラボン量（μg/g wet weight）

サンプル		アグリコン			配糖体			マロニル化配糖体		
		Dein	Gein	Glein	Din	Gin	Glin	Din	Gin	Glin
1 大豆	n=5	9.8	10.8	0.6	188.2	197.0	69.8	825.2	977.6	140.0
2 豆乳	n=4	3.5	3.8	0.3	68.3	101.0	6.0	46.8	69.0	4.3
3 豆腐	n=6	7.0	8.8	0.2	42.0	54.9	25.4	115.5	166.1	34.0
4 湯葉	n=4	86.3	84.2	40.0	684.2	986.0	98.1	301.6	423.3	45.7
5 油揚げ	n=4	10.6	18.1	nd	75.8	68.4	109.0	55.6	176.8	nd
6 煮豆	n=6	5.8	12.1	nd	152.0	284.5	25.8	36.1	26.3	14.9
7 きな粉	n=5	58.5	77.2	16.0	525.6	620.6	34.0	8.0	nd	14.0
8 納豆	n=6	18.9	26.1	nd	413.3	598.2	194.2	58.5	nd	71.2
9 味噌	n=5	63.1	94.5	8.0	31.2	57.8	2.2	11.8	26.3	nd
10 醤油	n=5	5.1	2.4	0.7	1.8	2.7	nd	nd	0.9	nd

サンプル		アセチル化配糖体			合計
		Din	Gin	Glin	
1 大豆	n=5	108.0	5.4	81.4	2613.8
2 豆乳	n=4	2.0	3.8	8.5	317.3
3 豆腐	n=6	2.2	3.7	nd	459.8
4 湯葉	n=4	22.8	8.0	20.3	2800.5
5 油揚げ	n=4	45.4	86.5	nd	646.2
6 煮豆	n=6	12.8	34.8	nd	605.1
7 きな粉	n=5	435.1	659.4	28.0	2476.4
8 納豆	n=6	12.4	42.7	nd	1435.5
9 味噌	n=5	nd	8.9	nd	303.8
10 醤油	n=5	nd	nd	nd	13.6

Dein = daidzein；Gein = genistein；Glein = glycitein；Din = daidzin；Gin = genistin；Glin = glycitin.
nd = not detectable.

失があり，含有量はきな粉と比較して低い値を示した。

　Wangらは，豆腐およびテンペの製造過程におけるイソフラボンの挙動を調べ，豆腐の製造では，原料大豆のイソフラボンは，おからに12％，ホエーに44％，豆腐に33％が移行すること，テンペの製造工程では，水浸漬で12％，水煮工程で49％のイソフラボンが流出することを報告している[7]。

3.2 イソフラボン組成

　筆者らは，表1で用いた大豆および市販大豆食品全50サンプルについて12種類のイソフラボンの組成比による階層的クラスター分析を行った[6]。距離の尺度としてはユークリッド平方距離を，手法としては最短距離法を用いた。図2に示したデンドログラムから明らかなように，AからFまでの6つのクラスターに分けることができた。豆乳と油揚げの各1製品で例外があったが，同じ種類の食品はすべて同じクラスターに含まれ，食品の種類によってイソフラボン組成

第17章 大豆イソフラボン

のパターンに明確な特徴があると考えられた。クラスターAには大豆と豆腐，Bには豆乳と湯葉，Cには煮豆と納豆，Eには味噌と醤油が分類された。きな粉と油揚げは，それぞれ単独でクラスターを形成した。

次に表1に供試した大豆および市販大豆食品のイソフラボン組成をアグリコン，配糖体，マロニル化配糖体，アセチル化配糖体の割合に分けて示した（表2）。クラスターAに分類された大豆と豆腐では，マロニル化配糖体が占める割合が63～73%であり，他と比較して最も高いという特徴があった。クラスターBの豆腐，湯葉は配糖体の割合が高く（63%），マロニル化配糖体

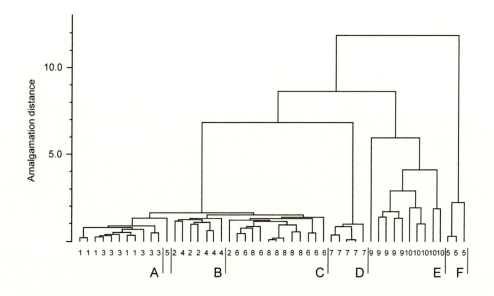

1, 大豆; 2, 豆乳; 3, 豆腐; 4, 湯葉; 5, 油揚げ; 6, 煮豆; 7, きな粉; 8, 納豆; 9, 味噌; 10, 醤油

図2 大豆および大豆食品中のイソフラボン組成比に基づく階層的クラスター分析によるデンドログラム

表2 大豆および大豆食品中のイソフラボンの組成（%）

		サンプル		アグリコン	配糖体	マロニル化配糖体	アセチル化配糖体
A	1	大豆	(n=5)	1.6	21.3	73.1	4.0
	3	豆腐	(n=6)	6.3	29.4	63.0	1.4
B	2	豆乳	(n=4)	3.8	62.9	28.7	4.7
	4	湯葉	(n=4)	11.8	63.5	23.1	1.6
C	6	煮豆	(n=6)	5.4	78.1	9.6	6.9
	8	納豆	(n=6)	5.3	83.4	7.5	3.7
D	7	きな粉	(n=5)	9.9	47.5	0.8	41.8
E	9	味噌	(n=5)	66.3	22.9	8.7	2.1
	10	醤油	(n=5)	72.9	23.5	3.6	0.0
F	5	油揚げ	(n=4)	7.7	41.7	30.3	20.3

Percentages were calculated on mole basis.

(23～29%) がそれに次いだ。クラスターCは，さらに配糖体の割合が高く，他の化学形態の割合はいずれも少なかった。単独でクラスターを形成したきな粉は，アセチル化配糖体が他の食品と比較して明らかに高く，クラスターEの味噌，醤油ではアグリコンが70%程度であった。クラスターFの油揚げは，配糖体約40%，マロニル化配糖体約30%，アセチル化配糖体約20%で他とは異なるパターンを示した。

以上から，大豆食品はその種類によって，それぞれ特徴のあるイソフラボン組成（アグリコン，配糖体，マロニル化配糖体，アセチル化配糖体の比率）を持つことがわかった。

4　大豆加工中のイソフラボンの変化

大豆は，加工に際して水浸漬される場合が多い。水浸漬中には，大豆が持つβ-グルコシダーゼの働きによって[8]，配糖体の減少とアグリコンの増加がみられる。水浸漬は一般に比較的低温で行われるため，β-グルコシダーゼによるアグリコンの増加量は顕著なものではないが，大豆品種による吸水速度の差や成分の溶出量の差も影響する。また，マロニル化配糖体，アセチル化配糖体の割合の変化はほとんどない。

図3と図4に10時間，20℃で水浸漬した大豆を95℃で水煮および120℃で蒸煮した時のイソフラボン組成の変化を示した[6]。水煮，蒸煮ともに処理時間が長くなるにつれてマロニル化配糖体が減少し，配糖体が増加するが，変化の割合は蒸煮の方が大きい。マロニル化配糖体は，熱に

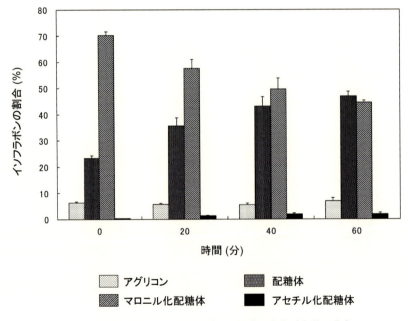

図3　加熱による大豆イソフラボンの組成の変化（水煮95℃）
Percentages were calculated on mole basis.

第17章 大豆イソフラボン

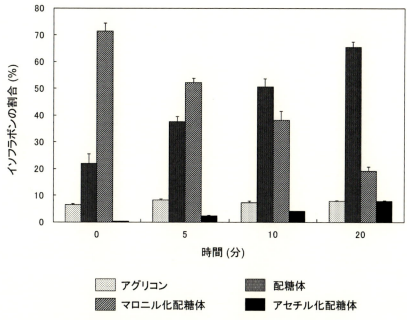

図4 加熱による大豆イソフラボンの組成の変化（蒸煮120℃）
Percentages were calculated on mole basis.

対して不安定であり，分析を行う際も加熱抽出する場合と室温抽出する場合で定量値が大きく変わることが報告されている[2]。マロニル化配糖体は，加熱により主に配糖体になるが，ごく一部はアセチル化体にもなっていると考えられ，その傾向は，95℃で水煮よりも120℃で蒸煮した場合で大きい。

水浸漬を行わず200℃で焙煎した場合のイソフラボン組成の変化を図5に示す。焙煎初期には，マロニル化配糖体の減少と配糖体およびアセチル化配糖体の増加が起こるが，焙煎が進むとマロニル体が激減し，これとは逆にアセチル体の割合が大きく増加した。この変化は，マロニル化配糖体は，焙煎初期の大豆に若干の水分がある状態では加水分解と脱炭酸が同時に進行し，水分がなくなるにつれて脱炭酸の割合が増えたためであると考えられる。また，焙煎が進むにつれてアグリコンの増加もみられた。

なお，水浸漬の場合も加熱処理の場合も，モル当量でみた場合，ダイゼインとその配糖体類の合計，ゲニステインとその配糖体類の合計，グリシテインとその配糖体類の合計には大きな変化は認められず，イソフラボンの基本骨格部分は通常の大豆食品の加工処理条件に対して安定であるといえる。

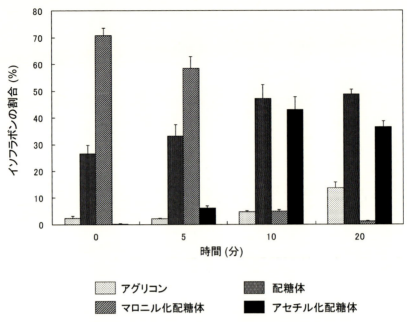

図5 加熱による大豆イソフラボンの組成の変化（焙煎200℃）
Percentages were calculated on mole basis.

5　発酵によるイソフラボンの構造変換

味噌や醤油の生産に広く用いられる*Aspergillus*属は，発酵中にβ-グルコシダーゼの作用によってイソフラボン配糖体のβ-グルコシド結合を加水分解する。したがって，これらの食品ではアグリコンの割合が明らかに高い（表2）。

*Aspergillus saitoi*がゲニステインとダイゼインの8位をヒドロキシル化することによって，8-ヒドロキシゲニステイン，8-ヒドロキシダイゼインを産生することが報告されている[9]。さらに*Aspergillus oryzae*で培養した大豆麹（味噌玉麹）から6-ヒドロキシダイゼインが同定されている[10]。

インドネシアでテンペの製造に用いられる*Rizopus oligosporous*もβ-グルコシダーゼを産生する[11]。テンペからはMicrococcus属，Arthrobacter属の菌も分離されており，これらが6,7,4'-トリヒドロキシイソフラボン，7,8,4'-トリヒドロキシイソフラボン，7,8,3',4'-テトラヒドロキシイソフラボン，6,7,3',4'-テトラヒドロキシイソフラボン，6,7,8,4'-テトラヒドロキシイソフラボンを産生することが報告されている[12]。

納豆の製造に用いられる*Bacillus subtilis*（*natto*）の系統は単一ではないが，数種の市販納豆のイソフラボン分析を行った結果，アグリコンの生成はほとんどなく，他の大豆食品では見られないサクシニル化配糖体が共通して検出された（図6）[13]。*Bacillus subtilis*（*natto*）は，β-グルコシダーゼ活性をほとんど持たず，配糖体をサクシニル化する作用を持つと考えられる。納豆製

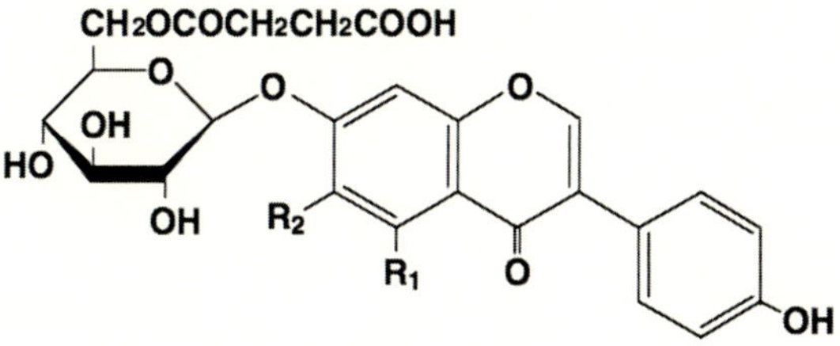

第17章 大豆イソフラボン

Compound	R1	R2
1 Daidzein 7-*O*-β-(6''-*O*-succinyl)-D-glucoside	H	H
2 Genistein 7-*O*-β-(6''-*O*-succinyl)-D-glucoside	OH	H
3 Glycitein 7-*O*-β-(6''-*O*-succinyl)-D-glucoside	H	OCH$_3$

図6 納豆から分離されたイソフラボンの構造

品中でサクシニル化配糖体は，比較的安定して存在している。

イソフラボンはヒトに摂取された後，腸内細菌によってさまざまな代謝を受ける。特にダイゼインから中間体のジヒドロダイゼインを経て生成されるエクオールは，元のイソフラボンよりも強い生理活性が期待されることで注目されている[14]。しかし，エクオールを作れるエクオール産生者の割合は，日本人で30～60%，欧米人では約20%程度といわれている。大豆食品にはエクオールが含まれていないため，近年では，ダイゼインからエクオールへの変換能を持った微生物を用いたエクオール含有発酵物の素材化が進んでいる[15]。

6 シクロデキストリン（CD）による大豆イソフラボンの包接

CDは，D-グルコピラノースが環状につながった構造をしており，環状オリゴ糖とも呼ばれる。D-グルコースの数が6個のα-CD，7個のβ-CD，8個のγ-CDが知られている。CDは，底の抜けたバケツのような構造をしており，環状構造の外側にはヒドロキシル基があるため親水性が高いが，内側は疎水的になっており相反する極性が分子内に共存する。したがって，疎水性を持つ有機化合物などが化学結合することなく空洞内に包接されることで，溶解性の擬似的な向上や香味がマスキングされるなどの効果がある。

α，β，γの3種のCDは，それぞれの空洞のサイズが異なるため，化合物によって包接現象の起こりやすさが異なる。大豆イソフラボンは，β-CDとγ-CDに包接される[16]。NMRによる解析では，ダイゼインはイソフラボン骨格のA環，B環側のいずれ側からもβ-CDの空洞に取り込まれ包接されるが，配糖体であるダイズインはA環に糖が結合しているためB環側からイソフラボンがβ-CDの空洞に取り込まれることによって包接されることが確認されている[17]。

イソフラボンの CD への包接は，溶解性の改善によって飲料などの液状食品中での安定性が向上する。また，CD に包接することによって，イソフラボンのバイオアベイラビリティの向上が期待される[16,18]。

7 おわりに

大豆イソフラボンは，製造工程によって含有量に差があるものの，すべての大豆食品に含まれている。また，加工によって化学形態は変化するが，イソフラボンの基本骨格は加工後も安定的に維持されている。そのため，日本人の一般的な食生活から摂取されるイソフラボンの量は，生理学的に意味を持ち，欧米人と比較した時に日本人の健康に影響を与え得るものである。日本食は，大豆イソフラボンを無理なく継続的，安定的に摂取できるものであるが，アレルギーなどの何らかの事情で大豆食品が摂取できない人にとっては，CD 包接などの安定化技術を活用した機能性食品の摂取も有用であると考えられる。

文　　献

1) 家森幸男ほか，大豆イソフラボン，幸書房（2001）
2) S. Kudou et al., *Agric. Biol. Chem.*, **55**, 2227 (1991)
3) H. Wang et al., *J. Agric. Food Chem.*, **42**, 1674 (1994)
4) C. Tsukamoto et al., *J. Agric. Food Chem.*, **43**, 1184 (1995)
5) G. Smit et al., *J. Biol. Chem.*, **276**, 310 (1992)
6) T. Toda et al., *Food Sci. Technol. Res.*, **6**, 315 (2000)
7) H. Wang et al., *J. Agric. Food Chem.*, **44**, 2377 (1996)
8) T. Toda et al., *Food Sci. Technol. Res.*, **7**, 171 (2001)
9) H. Esaki et al., *Biosci. Biotechnol. Biochem.*, **62**, 740 (1998)
10) H. Esaki et al., *Biosci. Biotechnol. Biochem.*, **63**, 1637 (1999)
11) 江幡淳子ほか，農化，**46**, 323 (1972)
12) K. Klus et al., *Arch. Microbiol.*, **164**, 428 (1995)
13) T. Toda et al., *Biol. Pharm. Bull.*, **22**, 1193 (1999)
14) K. D. Setchell et al., *J. Nutr.*, **132**, 3577 (2002)
15) S. Yee et al., *Food Chem. Toxicol.*, **46**, 2713 (2008)
16) U. S. Patent 5847108 (1998)
17) R. Zhao et al., *Molecules*, **21**, 1 (2016)
18) S. H. Lee et al., *Biosci. Biotechnol. Biochem.*, **71**, 2927 (2007)

第18章 カロテノイド(リコピン,ルテイン,カロテン)

市川剛士[*]

1 カロテノイドとは

　カロテノイド(カロチノイド,Carotenoid)はおもに植物,動物などの生体内に存在する赤,黄色などを示す天然色素の総称である。代表的なものとしてトマト等に含まれるリコピン(Lycopene),ニンジン等に含まれるベータカロテン(Beta-Carotene),エビ・カニ類に含まれるアスタキサンチン(Astaxanthin),マリーゴールドに含まれるルテイン(Lutein)などのほか,微生物・動物・植物などからこれまで750種類以上のカロテノイドが同定されている[1]。自然界におけるカロテノイドの生理作用は多岐にわたり,とくに光合成における補助集光作用,光保護作用や抗酸化作用等に重要な役割を果たす。また,ヒトをはじめとする動物の必須栄養素であるビタミンAの前駆体となるほか,近年ではがんや心臓病の予防効果も報告されている[2]。

　カロテノイドは一般に8個のイソプレン($CH_2=C(CH_3)CH=CH_2$の,二重結合を2つ持つ炭化水素)単位が結合して構成された化学式$C_{40}H_{56}$の基本骨格を持つ。テルペノイドの一種でもあり,テトラテルペンに分類される。ごくわずかの細菌からは,化学式$C_{30}H_{48}$を基本骨格とするものも発見されており,トリテルペンに分類される[3]。カロテノイドのうちベータカロテンやリコピンなどのように炭素と水素原子のみで構成されるものはカロテン類,アスタキサンチンやルテインなどのように酸素原子を含むものはキサントフィル類に分類される。カロテンの名称はニンジン(carrot)から得られた不飽和炭化水素(ene)に,キサントフィルの名称は黄色い(xantho)葉(phyll)の色素にそれぞれ由来する[4]。

　カロテノイドの色素としての性質は,その分子骨格にそってのびる長い共役二重結合(ポリエン)によるものである。その共役系の長さによって,400から500 nmの間に極大を持つ異なる吸収スペクトルを示すことにより,黄色,橙色,赤色の異なる色を呈する。また,カロテノイドの持つ高い抗酸化作用もこの共役二重結合に由来する[5]。

　カロテノイドに共通する特徴として,抗酸化作用という体内に過剰に発生した活性酸素を除去する働きを持つ。カロテノイドは,植物が紫外線による活性酸素から自らの身を守るために生成している抗酸化物質であり,人間の体内においても同様の抗酸化作用を発揮し,細胞の保護などの働きを行う。

　カロテノイドは,肝臓,肺,乳房,子宮頚部,前立腺,大腸,皮膚,網膜をはじめとする眼組織など,人間の体のいたる所に存在している[6]が,人間をはじめとする動物はカロテノイドを体

---

　[*] Takeshi Ichikawa　サンブライト㈱　代表取締役社長

内でつくり出すことはできない。そのため，食事などを介して外部より摂取する必要がある。

2 主要なカロテノイドについて

2.1 ベータカロテン
2.1.1 概要
　ベータカロテン（β-カロテン，beta-carotene）は，植物に豊富に存在する橙色～赤橙色を呈し，共役二重結合を11個，両末端にβ環を持つ，自然界に最も多く存在するカロテノイドである（図1）。テルペノイドの一つであり，水には溶けないが脂溶性は大きい。

　ベータカロテンはビタミンAの前駆体であり，体内に入った約3分の1が小腸で吸収され，体内で必要な量のみがビタミンAへと変換される。

　ベータカロテンを多く含む食材としてはシソ（11 mg/100 g），モロヘイヤ（10 mg/100 g），ニンジン（8.6 mg/100 g），パセリ（7.4 mg/100 g）[7]などが挙げられる。

2.1.2 食品への利用と機能性
　ベータカロテンは食品添加物として着色料または強化剤として食品に利用される。

　着色料（カロテン色素）での使用に際しては，橙色～赤橙色を持つ着色料として油性色素，乳化色素，分散色素などの形で利用される。主な用途としては冷菓，プリン，乳製品，卵製品，チーズ，マーガリン，バターなどが挙げられる。

　強化剤の利用に際しては，製造や貯蔵の過程で失われた栄養分を補填したり，本来その食品に備わっていない栄養分を付加したりする役割でビタミンA前駆体として，また強力な抗酸化作用を持つ機能性素材として加工食品や健康食品などで利用されている。

2.2 リコピン
2.2.1 概要
　リコピン（リコペン，lycopene）は，鮮やかな赤色を呈すカロテノイドである。8個のイソプレン単位が集まったテトラテルペンであり，炭素と水素からのみ構成されるため水には溶けない（図2）。トマト（3～10 mg/100 g）やピンクグレープフルーツ，スイカ，パパイヤなど赤色の果物・野菜に含まれる。

　一般的に共役二重結合は物質に色がつく構造の一つとされており，共役二重結合が5個以上連

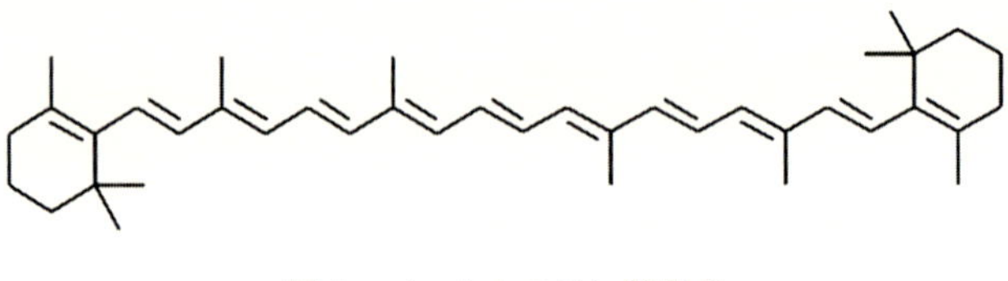

図1　ベータカロテン構造式

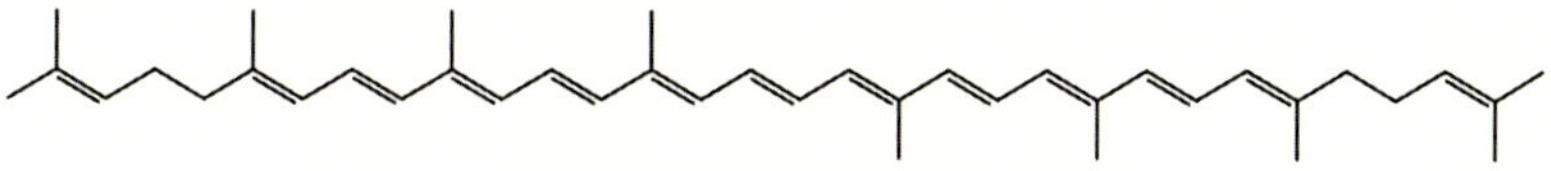

第18章　カロテノイド（リコピン，ルテイン，カロテン）

図2　リコピン構造式

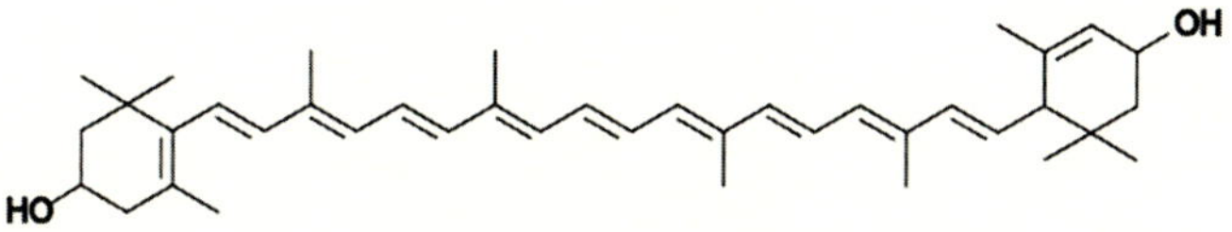

図3　ルテイン構造式

続して繋がると着色するとされている。リコピンはこの共役二重結合を11個，二重結合を2個鎖状に持っており，共役二重結合をポリエン部に9個，末端のエンドグループに2個持つベータカロテンより強い赤色を呈する。

2.2.2　食品への利用と機能性

トマトから抽出されたリコピンは食品添加物として着色料（トマト色素）として使用される。着色料での使用に際しては，鮮やかな赤色を持つ着色料として結晶分散製剤などの形で利用される。赤色天然色素の中でもトマト色素は熱，光に対して比較的安定性が高く，pHによる色調変化がほとんどないことおよび素材の持つ安心・安全・健康イメージから製菓，飲料，水産製品など幅広い分野で利用されている。

また，リコピンの持つ13個の二重結合は非常に強い抗酸化性を与えている[8]。その強力な抗酸化作用を持つ機能性素材として加工食品や健康食品などでも利用されている。

2.3　ルテイン

2.3.1　概要

ルテイン（Lutein）は，ホウレンソウ（10〜20 mg/100 g）やケール（20〜40 mg/100 g）などの緑葉野菜，卵黄，動物脂肪，黄体で見られる黄色〜橙色を呈するカロテノイドである[9]。

ルテインは共役二重結合を10個持っており，共役二重結合を11個持つベータカロテンと比べてより黄色味を帯びた色調を呈する（図3）。

脂溶性の分子であり水には溶けない。不飽和二重結合（ポリエン鎖）の発色団により特有な光吸収性を持つ。ポリエン鎖は光もしくは熱による酸化分解を受けやすく，酸に対しても不安定である（図4）。

2.3.2　食品への利用と機能性

マリーゴールドから抽出されたルテインは食品添加物として着色料（マリーゴールド色素）として使用される。着色料での使用に際しては，黄色〜橙色を持つ着色料として主に乳化製剤などの形で利用される。カロテン色素よりも赤みが少なく，ベニバナ黄色色素よりも青みが少ない純

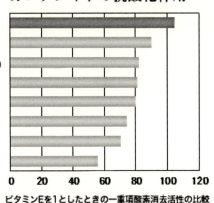

図4 カロテン抗酸化比較

粋な黄色に近い色相を持ち，製菓，飲料，乾麺，ゼリーなど幅広い分野で利用されている。

また，ルテインの持つ10個の二重結合はリコピンやベータカロテンには及ばないものの強い抗酸化性持ち，機能性素材として加工食品や健康食品などでも利用されている。

3　カロテノイド製剤の安定性と安定化技術

カロテノイドは非常に強い抗酸化作用を持つ反面，その分子中に長い共役系を有するために，酸素や熱等に対する安定性，および光に対する安定性が低いという欠点がある。そのためカロテノイドを含有する製剤および着色剤は，特に光の影響により経時的に酸化・退色を起こし易いという問題がある。

ひとたび酸化・退色した着色剤は，種々の食品，いわゆる健康食品，化粧品，医薬品等の商品価値を著しく低下させる。

そのため，カロテノイドを含有する製剤では以下のような安定化を行うことにより，製剤の安定性を改善している。

3.1　酸化防止剤による安定化

カロテノイドの酸化は光や熱，製剤中に存在する溶残酸素および接する酸素により特に酸化が行われる。カロテノイドの分子を酸化から守るために，カロテノイド製剤に酸化防止剤を添加して安定性を上げる改善が行われている。酸化防止剤は製剤中のカロテノイドの身代わりとなって酸化されることにより，製品そのものの酸化を防止する。

第18章 カロテノイド（リコピン，ルテイン，カロテン）

　酸化防止剤の選定においては食品としての使用に問題のない安全・安心なものでありかつ，味・匂い・色調などに影響を及ぼさないものを選定する必要がある。

　トマトリコピンのオレオレジンやカロテン・ルテイン類の植物油懸濁品などの脂溶性原料および脂溶性製剤などについては，同じ脂溶性を持つトコフェロール（ビタミンE）やローズマリー抽出物が使用されることがある。

　一方，カロテノイドの乳化製剤・結晶分散製剤などの水分散製剤については，水溶性を持つL-アスコルビン酸やカテキンなどが使用されることがある。

3.2 コーティング等による安定化

　前述の酸化防止剤の添加は特に液体製剤においては有効であるが，粉末製剤においてはより酸化に対する安定化が必要である。粉末製剤化は空気中の酸素と反応し容易に酸化が起こるため，空気中の酸素と遮断することが有効となる。

　カロテノイドの粉末製剤に有効な安定化技術としてアルギン酸ナトリウムと塩化カルシウムを反応させることによるアルギン酸カルシウムによるコーティングが用いられることがある。

　アルギン酸ナトリウムは主に褐藻に含まれる，α-L-グルロン酸，β-D-マンヌロン酸がピラノース型で1,4-グリコシド結合で結合した構造を持つ多糖類・食物繊維の一種である。食品添加物として増粘多糖類およびゲル化剤，医薬品として胃粘膜保護用剤，歯科印象剤，染料の捺染用の糊，紙のコーティング剤など，広い用途で利用されている。アルギン酸は水に不溶だが，アルギン酸ナトリウムは冷水，温水に良く溶け，粘度を持つ水溶液となる。

　アルギン酸ナトリウムの水溶液にCaイオンを加えると，瞬時にイオン架橋が起こり，ゲル化を起こす。アルギン酸ナトリウムとCa塩を反応させて作られたゲルは熱に対して安定であり，他のゲル化剤，例えばゼラチンやカラギーナン，寒天などと違い加熱しても溶解しない特徴を持つ（熱不可逆性）。これは数ある天然ハイドロコロイドの中でも，アルギン酸ナトリウムだけが持つ特異的な性質である。

　この性質を利用し，アルギン酸ナトリウム水溶液中に微細化したカロテノイド結晶を分散させ，塩化カルシウム水溶液中に噴霧することでカロテノイドをアルギン酸カルシウムでコーティングした製剤を作ることができる。

　アルギン酸カルシウムによるコーティングの特徴として，アルギン酸カルシウムが食品の利用に適していること，製造工程が複雑でないこと，カロテノイドを酸素から完全に遮断することなどから粉末製剤への安定化として非常に有効である。

4 おわりに

　前述の通りカロテノイドはその抗酸化性と様々な色調を持つことから，広く食品において利用されている。近年の天然志向および健康志向から今後もさらなる天然色素，機能性素材としての需要が見込まれるのではないかと思われる。

　一方でその性質を最大限生かすために安定性をいかに保てるか，ということが非常に重要になってきている。今後の製剤開発でさらなる安定化改善が確立され，新しい需要に応えるさらなる用途の広がりが起こることを期待したい。

文　　献

1) G. Britton *et al.* (Eds.), Carotenoids: Handbook, Birkhäuser (2004)
2) 三室守ほか，カロテノイド―その多様性と生理活性―，裳華房 (2006)
3) L. Tao *et al.*, *Appl. Environ. Microbiol.*, **71**, 3294 (2005)
4) 眞岡孝至，食品・臨床栄養，**2**, 3 (2007)
5) M. Jerry, Advanced Organic Chemistry: Reactions, Mechanisms, and Structure (3rd ed.), Wiley (1985)
6) F. Khachik *et al.*, *Anal. Chem.*, **69**, 1873 (1997)
7) 香川芳子監修，七訂食品成分表 2016，女子栄養大学出版部 (2016)
8) http://www.kagome.co.jptomatotomato-univmedicalelimination.html
9) O. Sommerburg *et al.*, *Br. J. Ophthalmol.*, **82**, 907 (1998)

第19章　アスタキサンチン

眞岡孝至[*1], 小暮健太朗[*2]

1　はじめに　アスタキサンチンの構造と自然界における分布

　アスタキサンチン（3,3'-dihydroxy-β,β-carotene-3,3'-dione）はキサントフィル類に属するカロテノイドで$C_{40}H_{52}O_4$の組成式を持ち分子中に2個の水酸基と2個のカルボニル基が存在する。アスタキサンチンは13個の共役二重結合系が存在するので480 nm付近に可視部吸収スペクトルの極大を示す。結晶は光沢のある黒紫色を呈し、その溶液は深赤色を示す。アスタキサンチンは脂溶性物質であり、かつ水酸基とカルボニル基を持つので極性がありクロロホルム、アセトン、ピリジンなどの極性有機溶媒に良く溶ける。一方、ヘキサンなどの非極性溶媒にはほとんど溶けず水には不溶である。

　アスタキサンチンは対称な分子構造を持ち3,3'位に不斉炭素が存在するので3種の光学異性体（立体異性体）、すなわち（3S,3'S）,meso, および（3R,3'R）体が存在する。（3S,3'S）と（3R,3'R）体は光学活性、meso体は光学不活性である。またポリエン部に9個の二重結合を持つので理論上512個の幾何異性体が考えられる。天然に存在するものは主として全トランス体であるが9-, 13-, 15-シス体（これらのシス体はE/Z命名法では9Z, 13Z, 15Zと表示される）などの幾何異性体も存在する（図1）。

　微生物、藻類、陸上植物はアスタキサンチンを酢酸などから生合成（de novo synthesis）することができる。パラコッカス（Paracoccus）属の細菌は遊離型の（3S,3'S）-アスタキサンチンを産生する。Paracoccus carotinifaciensが産生するアスタキサンチンは水産、畜産動物の色揚げ剤として用いられている。強い紫外線をうける雪山でとられたファフィア酵母 Xanthophyllomyces dendrorhousは遊離型の（3R,3'R）-アスタキサンチンを産生しており同じく水産、畜産動物の色揚げ剤として用いられている。一方、緑藻のヘマトコッカス Haematococcus pluvialisは（3S,3'S）-アスタキサンチンの脂肪酸エステル体（主成分はモノエステル）を産生する。ヘマトコッカスのアスタキサンチンは健康食品や化粧品に用いられている。アスタキサンチンは動物にも広く分布している。海綿動物、腔腸動物、軟体動物、節足動物（エビ、カニ）、棘皮動物、原索動物（ホヤ類）、魚類、両生類、鳥類などにアスタキサンチンは遊離型、エステル型またはタンパク質との複合体で存在している[1~4]。

---

*1　Takashi Maoka　（一財）生産開発科学研究所　食物機能研究室　室長
*2　Kentaro Kogure　徳島大学　大学院医歯薬学研究部　衛生薬学分野　教授

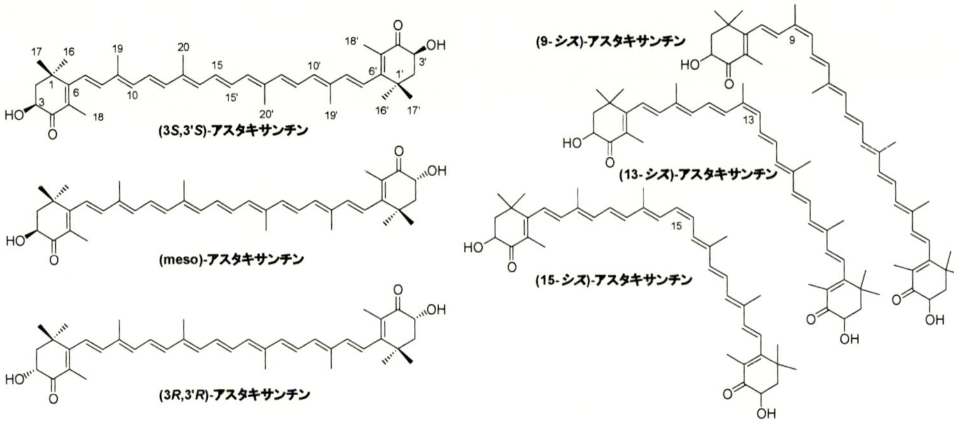

食品機能性成分の安定化技術

図1 アスタキサンチンの構造，光学異性体と主な幾何異性体

2 アスタキサンチンの生理機能

2.1 抗酸化作用

アスタキサンチンをはじめとするカロテノイドは強力な一重項酸素消去活性を持っている。カロテノイドが有意な一重項酸素の消去活性を示すには分子中に9個以上の共役二重結合を持つことが必要である。β-カロテンはポリエン部に9個，末端のエンドグループに2個の合計11個の共役二重結合を持っている。一方，アスタキサンチンはこの11個の共役系に加えて4,4'位にそれぞれ共役するカルボニル基を2個（合計13個の共役二重結合）持っているのでβ-カロテンに比べてさらに強力な消去活性を示す。このように共役系が長い，すなわちより赤い色を示すカロテノイドほど一重項酸素の消去活性が強いことが知られている。アスタキサンチンの一重項酸素の消去活性はビタミンEの約550倍，β-カロテンの約40倍であるとの報告がある[1~4]。生体膜の構成成分の一つである不飽和脂肪酸は活性酸素やフリーラジカルによりプロトンを引き抜かれると脂質ラジカルになり，さらに脂質ラジカルが酸素を取り込むと脂質ペルオキシラジカルを生じる。脂質ラジカルや脂質ペルオキシラジカルは連鎖的に脂質過酸化反応を進行する。カロテノイドはこの脂質過酸化反応に対して顕著な抑制効果を示す。特に低酸素分圧下では強力な活性を示すことが知られて，また，アスタキサンチンはβ-カロテン，ルテイン，ゼアキサンチンよりも長い共役二重結合系を持つのでこれらのカロテノイドよりより強い脂質過酸化抑制作用を示す[1~4]。従来アスタキサンチンをはじめとするカロテノイドはヒドロキシラジカル，スーパーオキサイドアニオンラジカルの消去活性をほとんど持たないと考えられていたが近年これらのフリーラジカルに対して消去活性を示すことがいくつかの研究により明らかになってきた。

例えば，ヒドロキシラジカル消去に関しては，アセトニトリル／テトラヒドロフラン（4：1）に溶かしたN-hydroxypyridine-2(1H)-thione（N-HPT）へのレーザーパルス光照射により，ヒドロキシラジカルを発生させる系における測定結果が報告されている[5]。この系にβ-カロテン

を共存させた場合に，β-カロテンの吸収スペクトルが変化したことから，β-カロテンが長鎖共役二重結合でヒドロキシラジカルと反応することが示唆されている。さらに，コンピュータ計算により水素原子転移反応のギブズ自由エネルギー変化ΔGが最も低くなったことから，長鎖共役二重結合中の水素原子がヒドロキシラジカルによって引き抜かれラジカル消去が起こっていることが示唆されている。

一方，別のアプローチによって水溶液系で発生したヒドロキシラジカルと疎水性環境にあるカロテノイドの反応が明らかになっている[6]。リポソーム膜中にアスタキサンチンもしくはβ-カロテンを存在させたカロテノイドリポソームを調製し，ルミノール試薬共存下の水溶液中に過酸化水素と二価鉄を添加することでヒドロキシラジカルを発生させると，ヒドロキシラジカルによる化学発光が顕著に抑制されたことから，アスタキサンチンやβ-カロテンが水溶液中のヒドロキシラジカルを消去可能であることを明らかにしている。さらに，アスタキサンチンの方がβ-カロテンよりも効果的にヒドロキシラジカルを消去できることが明らかになっている。

また，スーパーオキシドアニオンラジカルとアスタキサンチンの反応性に関しても，いくつか報告されている。水溶性buffer系においてヒポキサンチンとキサンチンオキシダーゼによってスーパーオキシドアニオンラジカルを発生させ，ESRプローブ 5,5-dimethyl-1-pyrroline N-oxide (DMPO) を共存させた系に，アスタキサンチン有機溶媒溶液を添加した際のスーパーオキシドアニオンラジカル付加DMPOシグナルの変化から，アスタキサンチンによるスーパーオキシドアニオンラジカル消去活性が確認されている[7]。

最近Nishinoらは ESR スピントラップ法によりアセトニトリル溶液中で過酸化水素およびヘマトポルフィリンにUV-Aを照射して生じるヒドロキシラジカルとスーパーオキシドアニオンラジカルをアスタキサンチンが消去することを報告している[8]。

2.2 その他の生理作用

近年アスタキサンチンの生理作用として抗炎症作用，抗動脈硬化作用，免疫賦活作用，抗ストレス作用，糖尿病進展抑制や合併症進展抑制などの糖尿病に対する作用，光障害による網膜保護や毛様体機能調節などの目に対する作用，色素沈着抑制，光加齢抑制，メラニン生成抑制などの皮膚に対する作用が細胞レベルの実験から臨床実験まで様々なレベルの実験，疫学調査などを通じて明らかにされている[1~4]。これらの作用発現のメカニズムは上記の抗酸化作用，光酸化抑制作用などによるものと考えられる。このように多くのエビデンスの蓄積によりアスタキサンチンは健康食品（サプリメント）や化粧品に用いられるようになった[1~4]。

3 アスタキサンチンの分解要因

アスタキサンチンは結晶性が良く濃厚な溶液を放置すると結晶を晶出する。アスタキサンチンは結晶状態では安定である。筆者の経験ではアスタキサンチン結晶を一夏室温で放置しても目

立った分解物は見られなかった。しかし溶液状態では結晶に比べて不安定であり熱や光によりポリエン部の二重結合がトランス型からシス型へと異性化し，さらに酸素（活性酸素）やフリーラジカルと反応することにより酸化分解する。本節ではこれらの異性化，酸化分解のメカニズムとその反応生成物などについて述べる。

3.1　熱，光による異性化

アスタキサンチンは結晶状態では安定であり長期間室温で放置してもほとんど異性化，分解をうけない。また結晶のアスタキサンチンは酸素に触れさせなければ100℃以上の加熱にも安定である。しかし溶液状態ではトランス体のアスタキサンチンは熱や光により異性化して9-シス，13-シス，15-シス体が生成する[1~4]。合成品のアスタキサンチンはほぼ全てトランスであるがその溶液を長時間放置しておくと9-シスおよび13-シス体などのシス体を生じる。

3.2　アルカリ溶液中での反応

アスタキサンチンはアルカリ溶液中では容易に酸化されアスタセン（3,3'-dihydroxy-2,3,2',3'-tetradehydro-β,β-carotene-3,3'-dione）になる（図2）。一方，酸性溶液中では比較的安定である。アスタセンもアスタキサンチンと同様濃赤色を呈する。またエノール構造のため親水性が増加する[1~3]。

3.3　酸素（活性酸素）やフリーラジカルとの反応

第2節で述べたようにアスタキサンチンは一重項酸素の消去，連鎖的脂質過酸化の抑制，フリーラジカルの消去などの優れた抗酸化作用を持っている。一重項酸素の消去は物理的機構によるものもあるがフリーラジカルの消去作用を示すということはアスタキサンチンがフリーラジカルと反応してそれらを自らの分子中に取り込むかまたは自らがフリーラジカルに電子やプロトンを与えるということでありこの反応によりアスタキサンチンは分解し退色していく。近年これら

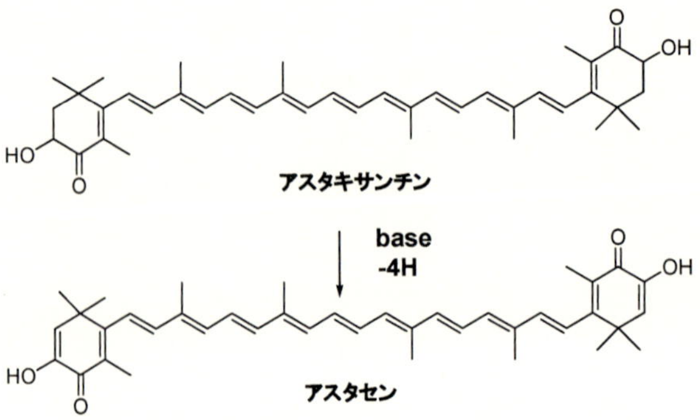

図2　アルカリ溶液中におけるアスタキサンチンからアスタセンへの酸化

第19章　アスタキサンチン

の分解過程が化学的に解明されてきた。

3.3.1　自動酸化による分解

　アスタキサンチンは自動酸化により二重結合が酸化開裂して一連のアポアスタキサンチナール，アポアスタキサンチンノンを生成する（図3）[9]。この自動酸化がさらに進むと有機溶媒に不溶の黒色重合物ができる。アスタキサンチンは連鎖的脂質過酸化に対しても強い抑制作用を示す。そのメカニズムは脂質ヒドロペルオキシドの生成を抑制することで脂質過酸化連鎖反応を抑えているものと考えられる。アゾ化合物により引き起こされる脂質過酸化連鎖反応の系にアスタキサンチンを添加するとこの過酸化連鎖反応は抑制されるがそれに伴いアスタキサンチンも退色する。ここにポリフェノール類やトコフェロール類などを添加しておくと脂質過酸化の抑制とともにアスタキサンチンの退色も抑制される。ポリエン系の抗酸化剤とプロトンを供給するフェノール系の抗酸化剤が共存することを筆者は見出している[1〜3]。

3.3.2　一重項酸素との反応

　アスタキサンチンは一重項酸素に対して優れた消去活性を示す。その機構は主に物理的なエネルギーの移行である。すなわちアスタキサンチンは一重項酸素の過剰なエネルギーを自ら吸収して安定な三重項状態にもどし，吸収した過剰なエネルギーはポリエンの振動により熱エネルギーとして放散して自らも安定状態に戻る。この消去は物理的機構なので何回も繰り返される[1〜3]。一方アスタキサンチンは化学的にも一重項酸素を消去することができる。すなわち分子中の二重

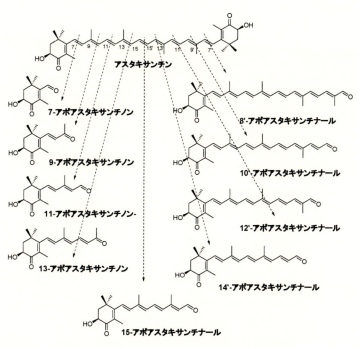

図3　アスタキサンチンの自動酸化による生成物

結合に酸素分子を取り込みエンドペルオキサイドを形成することにより一重項酸素を消去している[8]。さらにポリエン部分が酸化的に開裂してアポカロテナール類を生成することにより一重項酸素を消去することもできる。化学的消去は不可逆的機構でありこれに伴いアスタキサンチンは分解して退色する。アスタキサンチンの一重項酸素の消去は初期段階では主に物理的機構で進みその後化学的消去がおこり退色していく。

3.3.3 ヒドロキシラジカルおよびスーパーオキサイドアニオンラジカルとの反応

アスタキサンチンをはじめとするカロテノイドは従来ヒドロキシラジカル，スーパーオキサイドアニオンラジカルとの消去作用は弱いもしくは活性を示さないと考えられていたが近年これらのフリーラジカルとも反応してアスタキサンチンがエポキシ化合物を生成することによりそれらのフリーラジカルを消去することが明らかになってきた。それらのメカニズムを図4に示した[8]。なおこの化学反応も不可逆的機構でありアスタキサンチンは分解して退色する。

前述のリポソームかアスタキサンチンによるヒドロキシラジカル消去活性測定時，ヒドロキシラジカル発生によりアスタキサンチンの特徴的な吸収スペクトルが大きく減少（分解・退色）することが確かめられている[6]。

また近年，スーパーオキシドアニオンラジカルと種々のカロテノイドとの反応性（electron transfer）についてΔGが計算され，構造によるスーパーオキシドアニオンラジカルとの反応性の比較がなされている[10]。β-カロテンおよびアスタキサンチンとスーパーオキシドアニオンラジカルとの反応時のΔGは-0.2 kcal/mol および-13.3 kcal/mol であった。ΔGが負のとき反応

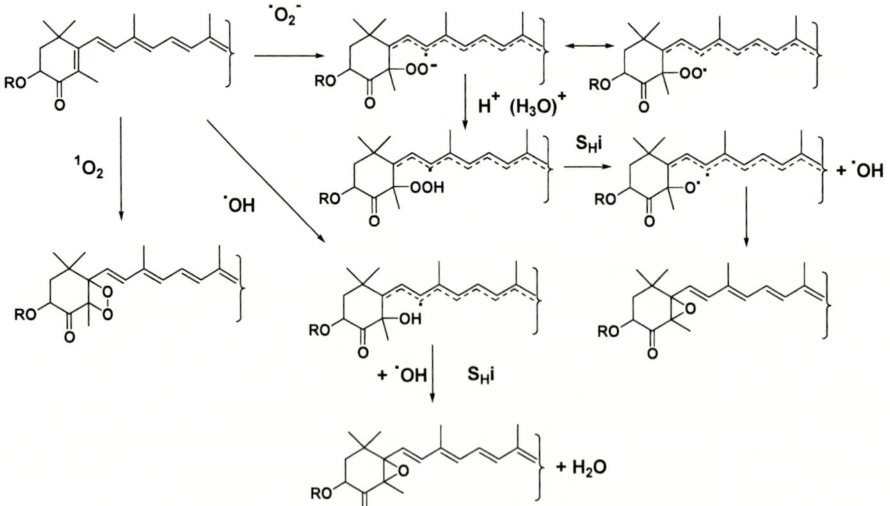

図4 アスタキサンチンとヒドロキシラジカル，スーパーオキサイドアニオンラジカルおよび一重項酸素との反応機構[8]
R＝H：アスタキサンチン，R＝Ac：アスタキサンチンアセテート，
$S_{H}i$：intra-molecular homolytic substitution reaction

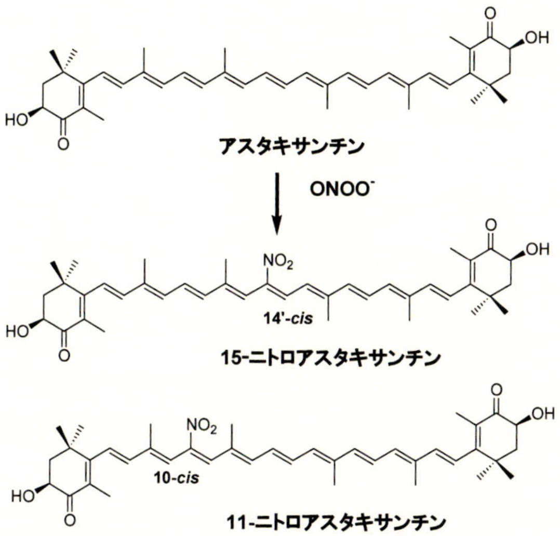

第19章 アスタキサンチン

図5 アスタキサンチンとペルオキシナイトライトとの反応による生成物[11]

は自発的に進行するため，β-カロテンやアスタキサンチンはスーパーオキシドアニオンラジカルと自発的に反応することになるが，その絶対値はアスタキサンチンの方が大きいことから，アスタキサンチンはβ-カロテンよりもスーパーオキシドアニオンラジカルと反応性が高く消去活性が高いことが推察される。アスタキサンチン構造の末端リングのヒドロキシル基とケト基が欠失した類縁体の計算結果ではΔGが小さくなったことから，スーパーオキシドアニオンラジカルに対する反応性には，末端リングの構造も寄与している可能性が示唆されている。

3.3.4 ペルオキシナイトライトとの反応

ペルオキシナイトライトはフリーラジカルではないが酸化力の強い活性窒素種で生体内の脂質やタンパク質，核酸を酸化して様々な障害，疾病を引き起こす要因になっている。筆者らは in vitro の系であるがアスタキサンチンはペルオキシナイトライトと反応し，ニトロ基をポリエン部の15位や11位などに付加したニトロアスタキサンチンを生成することを見出した（図5）[11]。アスタキサンチンをはじめとするカロテノイドはポリエン部で様々な活性分子種をトラップすることができる。

4 アスタキサンチンの安定化技術

アスタキサンチンは抽出，製品化する際や製品の保管中に3節で述べた要因により分解して退色していくことがある。これを防ぐためアスタキサンチンの安定化についてそれぞれの企業で様々な研究開発がなされ独自の技術を持っている。それらの技術の詳細は企業独自のノウハウであり詳細は公開されてはいない。ここでは文献や特許に公開されたアスタキサンチンの安定化技

術のいくつかを紹介する。
　アスタキサンチンは前述したように熱や光および空気（酸素）への暴露により分解するので，製品の製造過程ではできるだけこれらの要因を避けるようにすることが必要である。

4.1　抽出時に熱や酸素への暴露による分解を防ぐための技術
　抽出時の分解を抑制するため炭酸ガスを用いる超臨界抽出が行われている。たとえば富士フイルムでは大気と直接接触しない密閉型フォトバイオリアクターで管理・培養された安全性の高いヘマトコッカス微細藻体から，超臨界抽出法を用いて抽出されたアスタキサンチンを用いた化粧品を作っている。ヘマトコッカス藻類のアスタキサンチンは脂肪酸エステル体であり，またトリグリセライドなどの脂肪酸エステルもアスタキサンチンエステルと共に抽出されるので脂質の過酸化防止も含めて超臨界抽出は有効な方法である。さらに炭酸ガスを用いる亜臨界抽出も検討されている[12]。亜臨界抽出についてはアスタキサンチンの科学と応用技術で静岡大学の衛藤教授が詳述しているので参照されたい[4]。
　培養菌体の乾燥，アスタキサンチン抽出物の乾燥，粉末化にはスプレードライ法がよく用いられるがパラコッカス培養菌体からアスタキサンチンを製造する場合ドライドラムで微細粉砕することにより安定化を図る技術が公開されている[13]。さらにカロテノイド培養液に米糠を混合して乾燥させることにより分解を防ぐことも検討されている[14]。米糠中のフェルラ酸やγ-オリザノールなどのポリフェノール類はアスタキサンチンを活性酸素やフリーラジカルによる分解から防いでいると考えられる。

4.2　製品中のアスタキサンチンの安定化技術
　製品中のアスタキサンチンの安定化はアスタキサンチンを扱うメーカーにとって最も重要な技術の一つであり様々な方法が開発されている。公開特許公報を検索するとポリフェノール類，トコフェロール類，茶抽出物などのフェノール性抗酸化物質とともにアスタキサンチンを製剤化する方法[15,16]，イソデカン，イソヘキサデカンなどの分岐を有する炭素数が8〜16の炭化水素と組み合わせることにより，アスタキサンチンなどのカロテノイドを光による褪色から防ぎ安定化する方法[17]，アスタキサンチンをレスベラトロール類またはその誘導体と混合することで光による分解を抑制する方法[18]などが公開されている。

4.2.1　コーティングやビーズによりアスタキサンチンを酸素暴露から防ぐ方法
　アスタキサンチンなどカロテノイドを大気，特に，湿気や酸素から保護するためレシチン，混合トコフェロールもしくはトコトリエノール，植物スタノールまたは植物ステロールからなる脂質ビーズが考案されている[19]。DSM（元ホフマン・ラロッシュ）の飼料用アスタキサンチン（カロフィールピンク）はゼラチンとスターチでコーティングされており水に懸濁できるとともにアスタキサンチンの空気暴露を防いでいる。

4.2.2 微細化,ナノ化されたアスタキサンチンに対する安定化技術

近年アスタキサンチンは飲料,化粧品にも用いられている。これらに用いるアスタキサンチンは水中に分散されて澄明であることが要求される。アスタキサンチンは脂質中では安定であるが水系溶剤に分散すると不安定になる。そこで水系での安定化のためいろいろな技術開発がなされている。

富士フイルムの田代[20]はアスタキサンチンを化粧品に配合するにあたり皮膚にアスタキサンチンを効果的に浸透するためアスタキサンチンのナノサイズ乳化物(粒系70～100 nm)を作製した。しかしアスタキサンチンを微粒子化すれば酸素や水系溶剤と触れる表面積が増加する。乳化物にした場合のアスタキサンチンの安定性は粒径に相関しており,粒径が1/2になると寿命も1/2になる。そこでナノ乳化物の酸化防止の検討を行った。その結果,一重項酸素補足材よりラジカル補足能を持つ酸化防止剤を共存させるとアスタキサンチンがより安定化することを見出した。油相(内相)中のアスタキサンチンの劣化は大部分の体積を占める水相(外相)からくる酸化種によって促進されるので水相(外相)での酸化防止剤を検討した結果ポリフェノール類やアスコルビン酸,特にリン酸アスコルビルマグネシウム[21]が有効であった。しかしこれらの抗酸化剤はナノ粒子の乳化安定性を大きく損ねたので構造の異なる複数の乳化剤を検索し平均分子量が40,000以上のコラーゲン,平均分子量が200～5,000のコラーゲンペプチドを含有する化粧品組成物を用いる[22]ことにより長期間(2年以上)安定なアスタキサンチンナノ乳化物の作製に成功している。この製剤は60℃で2ヶ月間保存する過酷試験でもアスタキサンチンの分解はほとんど認められず,さらに蛍光灯3,000 LUXを20日間照射しても退色は見られなかった[23,24]。またカロテノイド系色素を平均粒子径が0.1～1 μmの結晶性微細化粒子にすることでアルコール存在下でも安定な赤色に着色することができる方法[25]も開発されている。

4.3 光,紫外線遮断の容器の開発

アスタキサンチン製品を収納する容器についても様々な工夫がなされている。例えば波長535～695 nm領域全体のスペクトル平均透過率が0.01～45.0％の容器体にカロテノイド色素を保存することを特徴とする容器の特許出願がなされている[26]。さらにカロテノイド色素のペットボトル等の容器への付着防止方法のためカロテノイド色素を含む液状食品にガティガム(ガティノキの分泌物から得られた多糖類を主成分とした増粘安定剤)を添加する方法が出願されている[27]。

5 まとめ

本章ではまずアスタキサンチンの活性酸素やフリーラジカルなどの分解因子とその化学的分解機構について述べさらにそれらの防御対策としてアスタキサンチンの安定化技術について各メーカーの取り組みを主に公開特許公報を参照して解説した。健康食品,化粧品に含まれるアスタキサンチンの安定化技術はそれぞれのメーカーで様々な工夫がなされており多岐にわたりその詳細

食品機能性成分の安定化技術

をここに記すことはできない。これらの技術についてさらに詳しく知りたい方は以下の引用文献や公開特許公報を参照して頂きたい。

文　献

1) 矢澤一良編，アスタキサンチンの科学，成山堂書店（2009）
2) 宮下和夫編，カロテノイドの科学と最新応用技術，シーエムシー出版（2009）
3) 眞岡孝至，アンチエイジングをめざした水産物の利用，p.97，恒星社厚生閣（2011）
4) 吉川敏一，内藤祐二監修，アスタキサンチンの機能と応用，シーエムシー出版（2012）
5) C. H. Chen *et al.*, *J. Phys. Chem. B*, **115**, 2082（2011）
6) S. Hama *et al.*, *Biol. Pharm. Bull.*, **35**, 2238（2012）
7) K. Murata *et al.*, *Phytother. Res.*, **26**, 1126（2012）
8) A. Nishino *et al.*, *Tetrahedron Lett.*, **57**, 1967（2016）
9) H. Etoh *et al.*, *J. Oleo Sci.*, **61**, 17（2012）
10) A. Galano *et al.*, *Phys. Chem. Chem. Phys.*, **12**, 193（2010）．
11) R. Yoshioka *et al.*, *Tetrahedron Lett.*, **47**, 3637（2006）
12) 東北大学，宮城県，カロテノイド色素の製造方法，特開 2007-46015（P2007-46015A），2007.2.22
13) JX日鉱日石エネルギー㈱，カロテノイドを含有する乾燥菌体粉末およびその製造方法，特開 P2016-10383（P2016-10383A），2016.1.21
14) 明治製菓㈱，新日本石油㈱，保存安定性に優れたカロテノイド色素含有組成物とその製造方法，並びに該カロテノイド色素含有組成物を配合してなる飼料，特開 2006-101721（P2006-101721A），2006.4.20
15) ロート製薬㈱，カロテノイドの安定化された水性製剤，特開 2008-100991（P2008-100991A），2008.5.1
16) 太陽化学㈱，色素退色防止剤，特開 P2015-119647（P2015-119647A），2015.7.2
17) ㈱コーセー，カロテノイド含有組成物，並びにカロテノイド劣化抑制剤およびカロテノイドの劣化抑制方法，特開特 2015-187101（P2015-187101A），2015.10.29
18) ㈱コーセー，皮膚外用剤及び紫外線によるカロテノイド含有油性成分の分解抑制方法，特開 2013-216650（P2013-216650A），2013.10.24
19) ㈱コーセー，皮膚外用剤及び紫外線によるカロテノイド含有油性成分の分解抑制方法，特開 2013-216650（P2013-216650A），2013.10.24
20) 田代朋子，高分子，**58**, 917（2009）
21) 富士フイルム㈱，分散組成物及びスキンケア用化粧品材料並びに分散組成物の製造方法，特開 2009-007289（P2009-007289A），2009.1.15
22) 富士フイルム㈱，化粧品組成物，特開 2009-013129（P2009-013129A），2009.1.22
23) 富士フイルム㈱，水分散可能なナノ粒子，特開 2008-110926（P2008-110926A），2008.5.15

第19章　アスタキサンチン

24) 川渕達雄ほか，FUJIFILM RESEARCH & DEVELOPMENT（No. 52 2007）
25) 三栄源エフ・エフ・アイ㈱，カロテノイド系色素の安定化方法，特開2010-130903（P2010-130903A），2010.6.17
26) 富士化学工業㈱，カロテノイド色素の退色防止方法およびその容器体，特開2010-132760（P2010-132760A），2010.6.17
27) 三栄源エフ・エフ・アイ㈱，カロテノイド色素の容器への付着防止方法，国際公開番号（WO 2011/155535），発行日 2013.8.1

第20章　イソチオシアネート類とテルペノイド

上野千裕*

1　はじめに

シクロデキストリン（CD）の包接作用を利用することで，揮発性が高い液体化合物を粉末にすることが可能になり，さらに，紫外線・可視光線による分解や酸化・加水分解を防ぐことができる。粉末化は長期の保存に耐えられるだけでなく，利用形態の多様化を促進させる。本章では，食品が美味しいと感じるのに重要な味・香りに関係するファクターのうちイソチオシアネート類とテルペノイドについて，CDを用いた安定化技術を紹介する。

2　イソチオシアネート類

イソチオシアネートは−N＝C＝Sを構造に持つ物質の総称であり，天然にはワサビや大根，キャベツ，ブロッコリーといったアブラナ科野菜の辛味成分が知られている[1]。野菜中ではグルコシノレート（配糖体）として安定に存在しているが，調理や加工の際にすりおろすなどして繊維が壊れると内在酵素ミロシナーゼが接触して糖が加水分解によって外れ，辛味が発現する（図1）[1,2]。ここでは，ワサビと大根の辛味成分に対するCD包接能を利用した安定化技術について

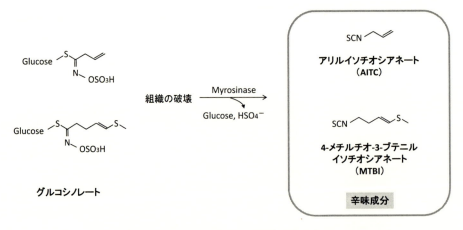

図1　アリルイソチオシアネート（AITC）と4-メチルチオ-3-ブテニルイソチオシアネート（MTBI）の生成[1,2]

* Chihiro Ueno　㈱シクロケムバイオ

第 20 章　イソチオシアネート類とテルペノイド

紹介する。

2.1　ワサビの辛味成分 AITC の安定化

　ワサビの辛味成分はイソチオシアネート類であり，アリルイソチオシアネート（AITC，図1）が主成分として知られている。前述のように，ワサビ中ではグルコシノレート（配糖体）として存在し，調理や加工の際にすりおろすなどすると内在酵素ミロシナーゼによって AITC に変換され，辛味が発現するようになる。しかし，AITC は揮発性物質であり，かつ，水存在下で辛味を消失してニンニク様臭気（dithiocarbamate や diallylpolysulfide）を発することが問題である[1]。

　そこで，CD を用いた AITC の安定化検討が行われている。Yoshii らは，AITC を包接した各種 CD 粉末からの香料徐放過程を，種々の湿度で測定した[3,4]。図2は，AITC の香料徐放性に与える CD の影響を温度 50℃，関係湿度 75％の条件下で測定した結果である。徐放速度は γCD≒βCD＞αCD となった。これは AITC が αCD の分子空洞直径にフィットして比較的強く包接されているので，徐放速度も遅いと考えられる。このように，AITC の安定化技術に CD は有効であることから，現在市場では CD を配合したチューブ入り練りワサビのほか，AITC の抗菌活性を活かしたお弁当用抗菌シートが防腐目的に市販されている。

2.2　大根の辛味成分 MTBI の安定化

　ワサビの辛味成分と同様，大根の辛味成分はイソチオシアネート類であり，そのほとんどが 4-メチルチオ-3-ブテニルイソチオシアネート（MTBI，図1）である[2,5]。MTBI は加水分解されやすい不安定な物質であるため，大根おろしなどの加工品はすぐに辛味を失ってしまう。また，MTBI の分解とともにメタンチオール（腐った玉ねぎのようなにおい）が生成して加工品の品質を落としてしまう。

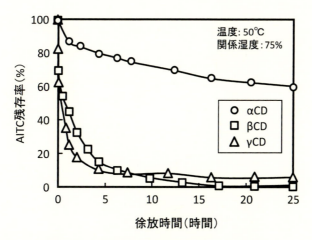

図2　AITC に対する各種 CD の安定化効果[3,4]

MTBI精製物に対するCDの影響について,各種CDを共存させたときの室温におけるMTBIの安定性について図3(a)に示す[4]。CD非共存下およびγCD共存下でMTBIは直線的に減少したが,αCDおよびβCD共存下では安定性が向上した。4℃(冷蔵庫)において,MTBIの加水分解は比較的緩やかだが,αCDおよびβCD共存下で安定性が向上した(図3(b))。

大根おろしにおいても,CDによりMTBIの安定性は向上した。本試験で使用した大根は,広く市販されている青首大根であり,そこに含まれるMTBI量は75〜134 mg/kgであった。図4は,各種CD10 wt%を添加した際の室温におけるMTBI残存率の結果である[4]。CD非共存下では60分後のMTBI残存率は10%程度まで減少し,図3(a)の水中と比べて顕著に低いことから,大根おろし中の成分であるアミノ酸やタンパク質の共存下ではMTBIはさらに不安定であることが推察できる。そこに,αCDを添加することで120分後でも80%のMTBIが残存し,室温で辛味が持続する大根おろしを作製することができた。

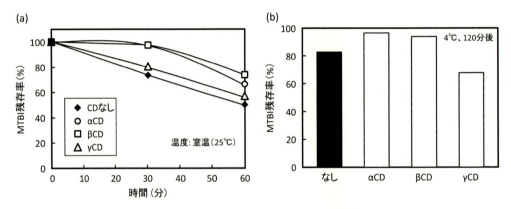

図3　MTBIに対する各種CDの安定化効果[4]

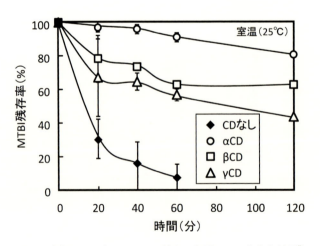

図4　大根おろし中のMTBIに対する各種CDの安定化効果[4]

第 20 章　イソチオシアネート類とテルペノイド

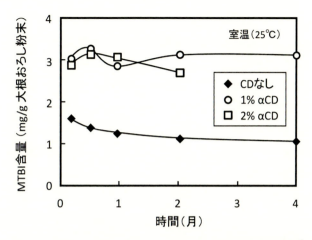

図 5　大根おろし粉末中の MTBI に対する αCD の安定化効果[4]

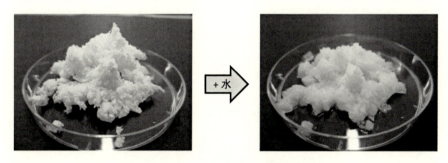

図 6　αCD 入り大根おろし粉末の見た目
水を添加すると，味，食感，辛味は凍結乾燥前とほぼ同等だった。

凍結乾燥により大根おろし粉末を調製した[4]。得られた大根おろし粉末中の MTBI 含量は αCD 非共存下よりも共存下で高かったことから，αCD の包接作用で乾燥工程における分解や揮発を抑制したことを示唆される（図 5）。さらに，水分を除去することで MTBI は安定化し，4ヵ月後も辛味を保持したままだったことがわかった。また，大根おろし粉末は水を添加することで元の大根おろしの食感に戻る（図 6）ので，辛味のある即席大根おろしとしての利用に期待できる。

3　テルペノイド

テルペノイドはイソプレン（$CH_2=C(CH_3)CH=CH_2$）を構造単位とする化合物の総称であり，その特徴的な芳香のため食品用香料（フレーバー）に広く利用されている。ここでは，CD 包接能を利用したフレーバーの安定化，さらに CD 包接体からのフレーバーの徐放特性などの検討について紹介する。

食品機能性成分の安定化技術

3.1 l-メントール

　液体フレーバーを粉末化する手法として噴霧乾燥はよく利用されているが，乾燥過程の熱によるフレーバーの分解や揮散が問題とされる[6]。Liu らはメントールを含むマルトデキストリン水溶液の乾燥過程における CD の影響について検討している（図8）[7]。βCD 共存下において，メントールの損失が著しく抑えられ，3分後に一定値となった。一方で，αCD および γCD はほとんど影響がなかった。メントールの粉末化には βCD の添加が有効であることがいえる。また，Kai らは X 線結晶構造解析の検討から，βCD 2分子が 2-，3-位水酸基側を向かい合せるように 2量体を形成し，その空孔中にメントール 2分子が包接していると考察している[8]。

　Yoshii らはチューインガムからの l-メントールの徐放特性について検討している[4,9]。βCD，γCD，または，修飾デンプン（CAPSUL・HI-CAP）で作製したメントール包接体を含むチューインガムを調製し，人間の咀嚼を模擬した機械で処理した。そのときの，メントールの持続効果は γCD が最も良かった（図9）。Reineccius らの検討において，安定度定数が βCD＞γCD であり，チューインガムのような複数の化合物が混合している系ではメントール以外の物質と CD との相互作用も考慮する必要があることを Yoshii らは指摘している。

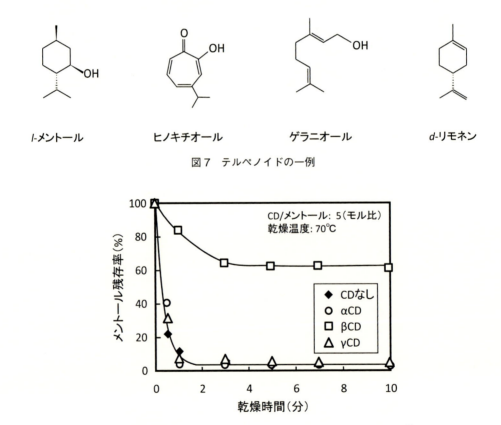

図7　テルペノイドの一例

図8　噴霧乾燥過程でのメントールに対する各種 CD の安定化効果[7]

第20章 イソチオシアネート類とテルペノイド

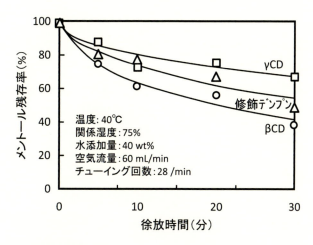

図9　模擬咀嚼下でのl-メントール-CD包接含有チューインガムからのl-メントールの徐放特性[4]

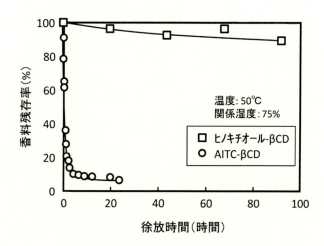

図10　各香料に対するβCDの安定化効果[11]

3.2 ヒノキチオール

　ヒノキチオールはヒノキ科アスナロなどから抽出されるモノテルペンである。幅広い抗菌スペクトルをもつ天然の抗菌物質として知られており[10]、食品添加物（防腐剤）としても認可されている。Yoshii は，ヒノキチオール，および，AITCの徐放性に与えるβCDの影響を温度50℃，関係湿度75％の条件下で測定している（図10）[11]。前述の通り，βCDからのAITCの徐放速度は速いが，一方でヒノキチオールは90％ほど保持したままであり，ヒノキチオールがより強くβCDに包接されていることがわかる。ヒノキチオールの水への溶解度は0.1％程度と微量にしか溶解しない。CDと組み合わせることで溶解性は向上し，それによって抗菌活性が上がったとの報告がある[10,12]。

3.3 ゲラニオール

ゲラニオールは直鎖モノテルペンの一種で，天然にはローズ油，ラベンダー油などの精油に存在し，フレーバーに使用される食品添加物である。Mourtzinos らは，凍結乾燥によりゲラニオール-βCD 包接粉末を調製し，示差走査熱量測定（DSC）で酸化安定性を評価している[13]。図11は，雰囲気ガスを酸素にして 120℃から 420℃の間の熱量変化を示している。ゲラニオールの発熱ピークが 174℃に現れて酸化されていることが観察できるが，ゲラニオール-βCD 包接粉末ではそのピークが消失していることから，βCD によりゲラニオールの酸化が抑えられていることが明らかとなった。また，βCD に包接されることでゲラニオールの水への溶解度は上昇することからも（図12）[13]，βCD を用いることで，揮発性で不安定なゲラニオールを取り扱いやすくさらには高い安定性を持たせることが可能となった。

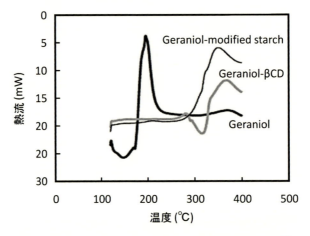

図11　DSC 測定によるゲラニオールの酸化安定性評価[13]

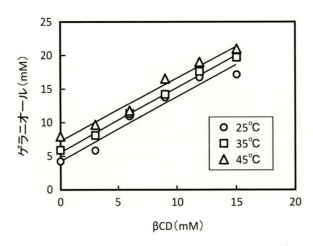

図12　ゲラニオールに対する βCD の溶解度改善効果[13]

第 20 章 イソチオシアネート類とテルペノイド

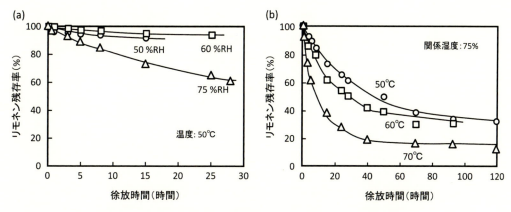

図 13 リモネン-βCD の徐放速度に与える関係湿度と温度の影響[11]

3.4 リモネン

リモネンは柑橘類のピールから抽出される単環式モノテルペンであり，食品香料としてシトラス系のフレーバーに使用されている。Yoshii らは，βCD に包接されたリモネンの徐放速度に与える関係湿度と温度の影響について検討している（図 13）[11]。CD に包接された分子が外れる（徐放）とき，水分子が代わりに包接されるとの分子論的見解が現在主流であるが[14]，リモネン-βCD 包接粉末においても高湿度であるほど徐放速度が速く，水蒸気濃度に依存している。

文　　献

1) S. Kawakishi, *Nippon Shokuhin Kogyo Gakkaishi*, **32** (11), 836 (1985)
2) Y. Uda *et al.*, *Agric. Biol. Chem.*, **54** (3), 613 (1990)
3) H. Shiga *et al.*, Proceeding of the 10th International Symposium on Cyclodextrins, p.564 (2000)
4) 寺尾啓二，池田宰監修，シクロデキストリンの科学と技術，シーエムシー出版（2013）
5) A. Kjær *et al.*, *Agric. Biol. Chem.*, **42** (9), 1715 (1978)
6) T. Furuta, *Nippon Shokuhin Kogyo Gakkaishi.*, **40** (5), 385 (1993)
7) X. Liu *et al.*, *Biosci. Biotechnol. Biochem.*, **64** (8), 1608 (2000)
8) Y. Kai *et al.*, *Memoirs of Fukui University of Technology.*, **41**, 354 (2011)
9) H. Yoshii *et al.*, *J. Incl. Phenom. Macrocycl. Chem.*, **57** (1), 591 (2007)
10) R. Suzuki *et al.*, *J. Incl. Phenom. Macrocycl. Chem.*, **83** (1), 177 (2015)
11) H. Yoshii, *J. Jpn. Soc. Food Sci.*, **51** (12), 647 (2004)
12) T. Momose *et al.*, *Cryobiol. Cryotechnol.*, **41** (1), 2 (1995)
13) I. Mourtzinos *et al.*, *J. Food Sci.*, **73**, 89 (2008)
14) 鈴木哲夫ほか，化学工学会姫路大会講演要旨集，p.205（2000）

〈乳酸菌・ビフィズス菌〉

第21章　プロバイオティクスの先駆け
　　　　　－有胞子性乳酸菌ラクリス™－

渡邉由子*

1　はじめに

　健康の鍵を握る重要な存在として腸内環境，特に腸内細菌叢に対して近年，注目が集まっている。

　腸は，栄養を吸収する一方で不要物を排出する重要な器官であり，そこには数百種，100兆個にも及ぶ腸内細菌が存在していると考えられている。

　これらの菌群は腸内細菌叢や腸内フローラと呼ばれ，従来から，善玉菌，悪玉菌，日和見菌など，おおまかな分類もなされてきた。それらのバランスが適切に保たれているとき，すなわち善いとされる菌が優勢の時，腸は活発に蠕動し，いわゆるお腹の状態が良いと言われるのみならず，さらにはその腸内細菌叢のバランスが腸内代謝に影響することにより，栄養，薬効，生理機能，老化，がん，免疫機能にも影響を及ぼすとされている[1]。

　しかしそのバランスは，個人差を基盤としながら，生活習慣やストレス，年齢などによっても変化する。特に年齢を重ねると，善いとされる菌は減少し，逆に悪いとされる菌が増加する傾向があるとも言われ[2]，何らかの対策が望まれる。

　一方，乳酸菌は，ブドウ糖を分解して50％以上の乳酸を生産する細菌の総称と定義されている。腸内常在菌群の一つであり，乳酸，場合によってはそれに加えて酢酸や酪酸を生産して腸内の蠕動を促し，善玉菌優位の環境を作り，健康維持に重要な役割を果たしている。

　現在，乳酸菌として報告されているものは200～300種にも及ぶ。それぞれの乳酸菌が異なる特長や，異なる制約条件を持っている。食品に対して安全に，その食品の摂取時に至るまで安定に適用できるのはその一部であり，かつ，使用に際しては非常に高度な技術が要求されていた。

　こうした中，1949年，山梨大学の中山大樹博士は，緑麦芽から「胞子を形成し，そのために安定性が良く，耐熱性，耐酸性にも優れ，また，腸管内でも発芽増殖することができ，乳酸生成能力も良い」という乳酸菌を分離した。この乳酸菌は「有胞子性乳酸菌」と呼ばれ，三共㈱（現第一三共㈱）が大量純粋培養に成功し，1966年には工業的に利用可能な製品「ラクリス™-S」として販売を開始した。

　その後，2007年に三菱化学フーズ㈱がその技術と事業を譲り受け，さらなる育成を試み，2016年にはラクリス™-S発売50周年を迎えている。

---

　　*　Yuko Watanabe　三菱化学フーズ㈱　第二事業部　技術グループ　部長

第21章　プロバイオティクスの先駆け－有胞子性乳酸菌ラクリス™－

　この有胞子性乳酸菌は，他の乳酸菌にはない優れた性質を持っていることから，食品原料として長年幅広く活用されてきた。本稿では有胞子性乳酸菌の特長と機能性，ならびにその応用例の一端について紹介する。

2　有胞子性乳酸菌の形成

　菌，すなわち微生物には，環境を認識して適応しようとする能力が備わっている。適応の典型的なケースとして，胞子形成が挙げられる。ラクリス™は，*Bacillus coagulans* であるが，この *Bacillus* 属の菌は比較的，胞子を形成しやすいことが知られている。

　微生物は，生育環境中に栄養分が十分に存在する間は二分裂による栄養増殖を繰り返す。しかし栄養分が枯渇して，増殖に適さない環境下に置かれると，その情報が菌体に伝わり，休眠性で抵抗力の強い胞子を形成すると言われる。

　胞子はこの形成のプロセスの他，成熟，発芽，そして再び形成と，一連のプロセスを経た生活のサイクルを繰り返していく。図1に有胞子性乳酸菌の生活環を示した。前述の栄養分の量に加え，微量の金属イオンの量，窒素源の量，系のpHの程度等が，胞子の形成率や生じた胞子の質に影響することが，経験的に知られている。有胞子性乳酸菌の工業的生産は，これらを含む知見を活かした科学的知見のもとに，構築したものである。

　なお，胞子の生活サイクル一般については，一部で詳細な研究もなされている。増殖に適さない環境下では，二分裂時に大小2種類の細胞に分裂し，大きい方の細胞が小さい方の細胞を飲み込んで，それぞれ母細胞，およびフォアスポアと呼ばれる形態に分化する。母細胞からはフォア

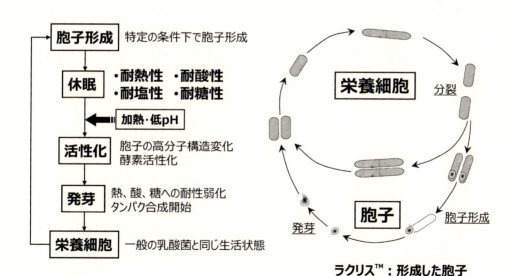

図1　有胞子性乳酸菌の生活環

スポアに向けて多くの物質が送られ，将来フォアスポアが休眠胞子となるよう助ける。コアは水分がきわめて少なく，染色体 DNA は SASP と呼ばれるタンパク質に覆われており，これが熱や放射線に抵抗性を示す要因であると考えられている。コアを取り囲むコルテックスは細菌細胞壁のペプチドグリカンに類似した成分を持ち，コルテックスの発達がコア内の圧力を上昇させ内部の水分を押し出すと考えられている。最外層であるスポアコートは 20 種類以上のタンパク質からなり，細胞分解酵素や化学物質などから胞子を保護するバリアの役割を果たしていると言われている[3,4]。

3 有胞子性乳酸菌の特長

前節で述べたように，栄養分が枯渇した劣悪な環境下に置かれて形成された胞子は，天然の強固なマイクロカプセル構造を持つとも言え，物理的，化学的処理に対して高度耐久性を示す。胞子はこの状態で，代謝活性をほとんど持たない休眠状態にあり長期間にわたり生命を維持するが，ひとたび環境が改善されると直ちに発芽して栄養増殖に復帰する柔軟性を兼ね備えている。

有胞子性乳酸菌は，胞子を形成するため安定性に優れており，特に乾燥粉末状態では非常に安定で，通常の室温環境下では一定の有胞子性乳酸菌数を長期に保つことができる。ラクリス™-S の賞味期限は 2 年に及ぶ。

さらに，食品加工での加熱や加圧の工程や摂取時の胃酸でも死滅せず，生きたまま腸まで届くことが大きな特長である。ラクリス™-S とビフィズス菌との比較を表 1 に示す。

また，熱安定性，および耐酸性の測定結果を図 2, 3 に，有胞子性乳酸菌入りの錠剤の打錠前後の菌数と保存安定性を図 4 に示す。なお，図 4 の錠剤の水分活性値は，打錠圧と保存期間とによらず，概ね 0.3 であった。

一般的な乳酸菌や善玉菌の代表と言われるビフィズス菌等は，栄養増殖を繰り返すタイプがほとんどで，マイクロカプセル構造を持たず，乾燥や熱，酸に弱いものが多い。これに対して，胞子の構造を持つことを背景に，ラクリス™ は加熱工程を含む加工食品への応用が可能で，人に

表 1 ラクリス™ とビフィズス菌

	ラクリス	ビフィズス菌
発酵型	ホモ型 （乳酸のみを生成）	ヘテロ型 （乳酸以外に酢酸生成）
酸素要求	通性嫌気性	偏性嫌気性
腸内菌叢における 位置付けと定着性	一過性 （約 1〜2 週間）	主要常在菌 （但し，外来菌は定着性なし）
胞子形成能	有	無
腸内到達率と増殖率	高い	低い
食品へ添加した時の 安定性	安定性大	酸素，温度，酸 （pH4.2 以下で死滅）に弱い

第21章 プロバイオティクスの先駆け−有胞子性乳酸菌ラクリス™−

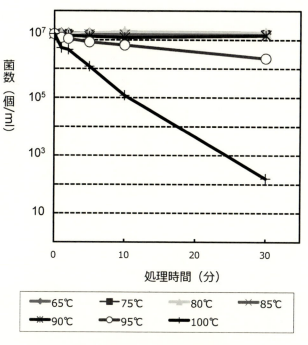

図2 有胞子性乳酸菌耐熱性試験

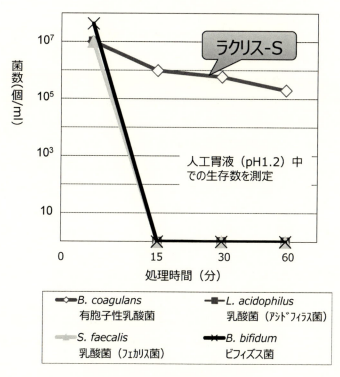

図3 有胞子性乳酸菌耐酸性試験

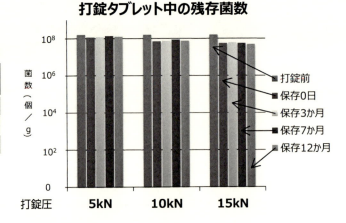

図4 有胞子性乳酸菌打錠圧耐性と保存安定性

よる経口摂取後も胃酸や胆汁で他の乳酸菌のように死滅することなく,ほとんどが腸管内にまで到達することが予想される。

4 有胞子性乳酸菌の腸管内での増殖と影響

本稿のはじめに述べた通り,腸内細菌叢のバランスは,宿主側の諸条件によって変動し,そのバランスがさらに薬効,生理機能,老化,がん,免疫機能にまで影響を及ぼす。

一方,有胞子性乳酸菌の胞子は,胃内の酸や水分などによって活性化され,腸管(十二指腸,回腸,直腸)で発芽し,活発な生活細胞となり増殖後,一定期間,腸管に定着する。発芽した有胞子性乳酸菌は,長時間に渡って増加し続けるのが特長であり,結果として,図5に示すように,常在菌であるビフィズス菌を始めとする乳酸菌が増殖しやすい環境となる。

飯野らは,有胞子性乳酸菌を摂取することによる健常人の腸内菌叢を調査し,栄養素の合成,消化吸収の補強,免疫機能への刺激に関与するとされている *Bifidobacterium* の割合が優位に増加する一方,腸内でのアンモニア生産や発がん物質生産に関与するとされている *Bacteroidaceae*,および毒素生産に関与するとされている *Clostoridia* の割合が減少していることを確認した。これらの変化を図6に示す。その結果実際に便中アンモニアが減少し,また,腸内醗酵や水分の含有量が適切に保たれた[5]。さらに,便の性状(色,形,におい)が明らかに改善し,回数も有意に増加した[6]。

Araらもまた,有胞子乳酸菌は胞子を形成することから耐熱性,耐酸性に優れ,胃酸や胆汁酸による影響を受けずに十分量を大腸に到達させることが可能で,有胞子性乳酸菌による腸内環境改善効果をヒトおよびラットにおいて確認している[7]。

第21章 プロバイオティクスの先駆け－有胞子性乳酸菌ラクリス™－

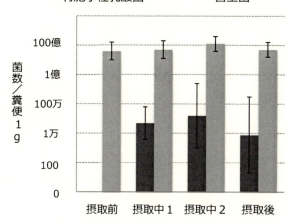

Progress in Medicine Vol.17 No.12 page3303-3308 (1997)

図5 有胞子性乳酸菌摂取と腸内ビフィズス菌の変化[5]
（成人女性 1億個／日 摂取）

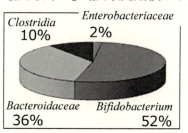

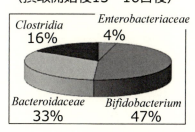

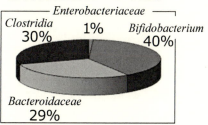

図6 有胞子性乳酸菌の腸内菌叢改善効果[5, 6]
糞便菌叢割合の変化：成人女性2億個／日 摂取
（各菌の菌数÷測定対象菌の合計菌数×100（糞便1gあたり））
善玉菌：*Bifidobacterium*，悪玉菌：*Clostridia*，
日和見菌：*Enterobacteriaceae* および *Bacteroidaceae*

5 有胞子性乳酸菌の食品への利用

前節で述べた通り,有胞子性乳酸菌は腸内環境や便性を改善することが知られており,他の乳酸菌にはない耐熱性,耐酸性等の特長を持つため,幅広い食品に利用することができる。例としては,タブレット,カプセル,顆粒などの形態の健康食品,キャンデー,チョコレート,ビスケット,グミ等の菓子,パンや焼き菓子,粉末飲料,乳酸菌飲料,調味料などが適用する食品の例の一部となる。

なお,有胞子性乳酸菌の添加量としては,1食当たり,1億〜2億個の菌数となるよう設計することを推奨する。

有胞子性乳酸菌は食品として位置づけられる素材であり,人体に優れた機能を示すことが知られている。ただし,食品製造時の設備への残留を避けたい場合は,次亜塩素酸,および過酢酸等の薬剤を,設備に合わせて使用することを推奨する。特に,過酢酸は速やかに有胞子性乳酸菌を除去することを助ける。ラクリス™のより適切な活用に向けての洗浄や殺菌ついても,その個別の状況に応じて,我々は情報を提供させて戴く予定である。

6 有胞子性乳酸菌の安全性と位置づけ

ラクリス™は,健康食品,一般食品,そして医薬品の一部において,国内外での長い使用実績がある。近年,本品に関する90日間動物反復投与試験を改めて行ったところ,投与量に関わらず,動物の生理状態は変わらず,何ら悪影響を受けないことが確認された[8]。

一方で,ラクリス™は,米国において,GRAS物質(Substances Generally Recognized as Safe)の自己認証を取得している。科学的なデータ群を,専門家によって審査した結果であり,米国の制度においても,ラクリス™の食品への使用が安全であると評価されたことを意味する。

並行して,機能性に関する国内の新制度,機能性食品表示制度への対応として,ラクリス™に関する機能性の研究レビューを行い,内容を整理しつつある。

7 おわりに

有胞子性乳酸菌が持つ,胞子形態を持つがゆえの耐熱性,耐酸性,高い安定性等の特長により,従来から様々な健康食品あるいは加工食品への利用が行われてきた。また,述べてきたような腸内環境改善や便性改善の他にも,免疫疾患の一種である花粉症に対しての有効性が示されている[9]。

その中,弊社は,千葉大発ベンチャー・㈱サーマス,京葉プラントエンジニアリング㈱,および理化学研究所と,有胞子性乳酸菌ラクリス™の新規生理活性機能の開拓について2015年,共同研究契約書を締結した。改めて先端の技術による機能の解析を試みると共に,他の菌との組み

第 21 章　プロバイオティクスの先駆け－有胞子性乳酸菌ラクリス™－

合わせや，宿主（家畜および人）に対する適合性に関する知見を充実させ，健康・栄養分野におけるラクリス™の貢献を引き続き図っていく方針である。そして 2016 年，ラクリスは発売 50 周年を迎えた。高い安全性と機能を背景に，プロバイオティクスの先駆けとして，今後も豊かで快適な食生活の実現を目指していきたい。

※本稿についてのお問い合わせは下記までご連絡ください。

E-mail：1502074@cc.m-kagaku.co.jp
Web サイト：http://www.mfc.co.jp

文　　献

1) 光岡知足，腸内フローラの生態と役割，学会センター東京出版 (1999)
2) 光岡知足，腸内フローラと健康，健康の科学シリーズ 7，学会センター関西出版 (2003)
3) 渡部一仁，土戸哲明，坂上吉一編，微生物胞子～制御と対策～，サイエンスフォーラム (2011)
4) 摂南大学薬学部微生物学研究室　研究概要，http://www.setsunan.ac.jp/~p-bisei/Research.html
5) 飯野久和ほか，*Prog. Med.*, **17**, 3303 (1997)
6) 飯野久和ほか，*Prog. Med.*, **17**, 3299 (1997)
7) K. Ara *et al.*, *Microb. Ecol. Health Dis.*, **14**, 4 (2002)
8) Y. Akagawa *et al.*, *Fundam. Toxicol. Sci.*, **3**, 243 (2016)
9) 梶本修身ほか，新薬と臨床，**54**, 11 号別冊，1505 (2005)

第22章　森下仁丹シームレスカプセル技術と
ビフィズス菌カプセルへの応用

田川大輔*

1　はじめに

　森下仁丹㈱は，1970年代から独自の同心二重ノズルを用いた滴下法による二層シームレスカプセル化技術の開発を始めた。1980年代に液体仁丹の実用化に目処が立ち，さらに，各種香料精油のカプセルを口中清涼剤，菓子やチューインガムへと展開していった。また，食品素材による耐酸性カプセル皮膜開発にも着手した。同時にその技術を利用する有意性のある内容物を検討し，当時認知度は低かったが，ビフィズス菌のお腹における有用性と酸に弱いという菌の性質に着目した。ビフィズス菌を生きたまま腸まで届けることができると人々の健康に寄与できると考え，製剤研究開発を推進した。その研究により，同心三重ノズルを用いて外側の皮膜，内側の皮膜，さらに内容物という構造の三層カプセルを開発した。この技術は，従来の軟カプセルの製法とは異なり，同心多重ノズルの先端より充填物質と皮膜物質を同時に滴下させて，皮膜液のゾル－ゲル転位により液滴形成と硬化（カプセル化）を同時に行う技術である。同心ノズルを二重から三重にすることで，シームレスカプセルの皮膜を二層にして三層カプセルとすることが可能になり，酸性の胃では溶けず腸で溶けるいわゆる腸溶性カプセルが開発された。この三層の腸溶性カプセルに酸に弱いビフィズス菌を包むことで，胃酸から保護し，高効率で生きたまま腸に運ぶことができるようになり，これまでにない整腸作用を示し，機能性食品や医薬品として用いられている。近年は本技術を用いて非可食分野への応用についても成功している。
　本稿では，森下仁丹シームレスカプセル化の技術を解説し，本技術を応用したビフィズス菌カプセルの内容と効果について紹介する。

2　森下仁丹シームレスカプセル技術について

2.1　森下仁丹シームレスカプセルの製造方法

　医薬品や食品で，一般的に広く用いられるカプセルには，「硬カプセル（ハードカプセル）」や「軟カプセル（ソフトカプセル）」がある。硬カプセルは，医薬品で多く利用されているもので，ボディとキャップを組み合わせる形式であり，主に粉末や顆粒をボディに封入し，キャップをはめ込むように製造される。一方，軟カプセルは，健康食品で多く利用されており，親油性の液体

---

　*　Daisuke Tagawa　森下仁丹㈱　カプセル事業本部　副本部長

第22章 森下仁丹シームレスカプセル技術とビフィズス菌カプセルへの応用

や油脂に懸濁した粉末などをロータリーダイにより打ち抜き製造される継目のあるラグビーボール型（最近は多様な形のものがある）のカプセルである。いずれのカプセルも複数のパーツを組み合わせたあるいはつなぎ合わせた皮膜となっている点に特徴がある。一方，シームレスカプセルは，継ぎ目のない真球状のカプセルであり，継ぎ目から外部の液体などが侵入することがないため，内容物を外部環境から保護する用途に適している。前述のカプセルとは製法が異なり，「液中滴下法」と呼ばれる方法で製造される。「液中滴下法」とは，界面張力を利用した製造方法である。この液中滴下方式では，ノズルを二重から三重にすることによりカプセル中心部の充填物質と最外層の皮膜との間に新たな物質層を介在させることが可能となり，三層構造のシームレスカプセルを量産することが容易である。図1の（A）にカプセル製造機の模式図を，（B）に三重ノズル部の断面拡大図を示す。流下するキャリアー液（冷却液）に同心多重ノズルを挿入し，この多重ノズルの内ノズルから充填内容物質，外側ノズルから皮膜物質をそれぞれ流動状態で同時に吐出し，界面張力を利用し球形のカプセルを形成する。カプセルの粒径は0.5～8 mmの範囲で自由に設定が可能である。また，皮膜の厚さも自由に設定でき，粒径3 mmでは皮膜を30 μm まで薄くしたカプセルを調製している。

皮膜物質としては，温度の違いにより溶液状態（ゾル）から固化（ゲル化）する物質が利用される。例えば食品の場合，ゼラチン，寒天等の水溶性高分子である。この皮膜物質を工夫することで，耐酸性，耐凍性，耐熱性などの対環境性能の向上や，温度やpH応答性などによる崩壊条件の制御を付与した，例えば腸溶性などの機能をもったシームレスカプセルを製造することが可

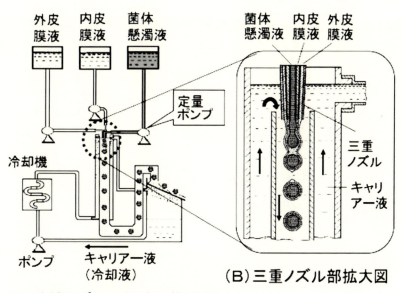

図1　シームレスカプセル製造フロー

能となる。ノズルを多重にすることで，二層，三層，四層のカプセルを形成することが可能であり，各層は界面が形成される物質の組み合わせであればよいので，内容物としては，親油性物質，親水性物質のいずれも包み込むことができる。食品の場合，このような特長を組み合わせることで，内容物の特性，利用率，飲みやすさを考慮したキャリアーとすることができる。また，充填物質や皮膜の重量の均一性にも優れている。このように，シームレスカプセルの液中滴下法は従来のソフトカプセルの製法であるロータリー法に比べて製剤設計の自由度が高く，皮膜に特性を付与することもできる生産性に優れた製法であると言える。

2.2　森下仁丹シームレスカプセルの機能と特性

　多層シームレスカプセルの調製において，層間の境界面を明確に形成することが重要であり，そのためにはエマルジョン形成と同様に二層であればO/W（Oil/Water），三層であればW/O/WまたはO/W/Oのように界面張力が交互に作用する組み合わせにすればよい。例えば外皮膜には水溶性のポリマーを，内皮膜には油性の成膜物質を用いれば水性の内容液のカプセルを形成できる。得られるカプセルの例を図2に示したが，O/W/O/Wにすることで，世界初の四層カプセル（カプセルinカプセル，図2の右端）の調製にも成功している。これは外側の皮膜が口で溶け外の成分を放出し，内部のカプセルの皮膜は胃で溶け内側の成分を放出するような，二成分を別々の場所で作用させる機能を持ったカプセルである。これら多層構造カプセルの機能発現要素には，皮膜層素材と層厚があり，これらの組み合わせにより充填成分の隔離保護あるいは放出の幅広いコントロールが可能である。特に耐酸性を持たせた親水性の外皮膜と油性の内皮膜を用いて胃酸の侵入をブロックするカプセルは，お腹に重要なビフィズス菌を生きたまま腸に届ける用途のカプセルとして用いられている。また，新たな機能として注目されるのは，カプセル内で細胞を培養増殖させることができることであり，ビフィズス菌や植物培養のカプセル内高密度培養に成功し，その用途展開を進めている。

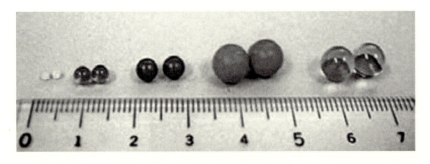

図2　シームレスカプセルの例

第22章　森下仁丹シームレスカプセル技術とビフィズス菌カプセルへの応用

2.3　生きた乾燥ビフィズス菌末のカプセル化

　生きたビフィズス菌カプセルは，三重ノズルを用いた液中滴下法で調製される。外皮膜素材としては，水溶液が加熱により溶液状態になり，冷却することにより固化するゼラチンなどの水溶性高分子が用いられてきたが，現在はデンプンなどの植物性素材が用いられている。その内側のバリアー層となる内皮膜には融点の高い硬化油が用いられ，さらに，凍結乾燥ビフィズス菌末を融点の低い硬化油に懸濁したものが内容液となっている。加温して溶融状態にある内容液および内外の皮膜液は，それぞれのタンクから定量ポンプで同心三重ノズルに送られる。キャリアー液（冷却液）は0～10℃に冷却された液状油が用いられ矢印の方向に沿って循環している。図1（B）の拡大図に示すように三重ノズルの内ノズルから内容液，中間ノズルから内皮膜液，最外層から外皮膜液が三相ジェットとして同時にキャリアー流体中に吐出される。吐出された三相ジェットは界面張力によりビフィズス菌を懸濁した内容液を内包した球となり，形成管中を流下していく過程で各液が冷却され固化する。固化したカプセルは分離器でキャリアー液と分離され，クーリング，脱油，乾燥，選別の各工程を経て製品化される。得られる乾燥ビフィズス菌の三層カプセルの模式図を図3に示す。

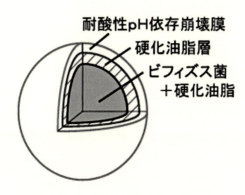

図3　ビフィズス菌カプセルの模式図

2.4　バイオカプセルの開発

　この同心三重ノズルを用いた水系物質をカプセル化できる技術を発展させ，水中で安定な半透性を有するゲルを形成する外皮膜に用い，二層皮膜で生の細菌培養懸濁液を包括することが可能になった。このような生の菌を包括した微小培養槽ともいうべきカプセルを「バイオカプセル」と称しているが，菌のカプセル内培養増殖は皮膜の半透性を利用した一種の透析培養である（図4）。すなわち，カプセルを栄養培地に浸けることで外の培地中から栄養素をカプセル内に供給することができ，老廃物は外部に拡散希釈されるため，カプセル内でビフィズス菌を高密度に培養増殖させ得た。

　さらにはカプセルをカラムに充填し，外部タンクから培地を循環させることによって培養するバイオリアクターシステムを構築した。

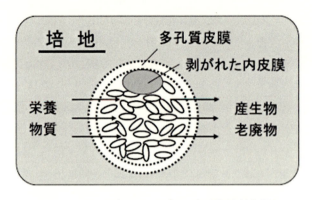

図4 バイオカプセルのカプセル内培養増殖模式図

3 ビフィズス菌カプセルへの応用

3.1 ビフィズス菌カプセル

　ビフィズス菌は，腸内有用菌であり，プロバイオティクス（宿主の腸内細菌叢のバランスを改善することにより，宿主に有益な作用をもたらす生きた微生物）として，ヨーグルトやサプリメントに利用されているが，酸に弱いことが知られている。つまり，ビフィズス菌を経口で摂取した場合，pHの低い胃酸により生存率が低下し，作用部位である腸まで生きたまま届けることが困難であると考えられる。そこで，腸溶性シームレスカプセルのDDSとしての利用による到達率の向上が期待される。ビフィズス菌を配合したシームレスカプセルは，三層で構成される。最外層には，酸性領域では溶解しないが中性領域で溶解する物質（ペクチン等）を使用することでpH応答性により，胃で溶けず腸で溶けるよう設計している。中間層には硬化油脂を使用し，胃酸などの透過に対するバリアー機能の向上を図っている。最も内側の層に内容物（ビフィズス菌乾燥菌末）を封入し，前述の最外層および中間層の2層によるDDSを実現している。ビフィズス菌凍結乾燥菌末のような粉末を内容物にする場合は，油脂等に懸濁することで，液中滴下法により連続してシームレスカプセル内に封入，製造することが可能となる。

　このように作製された腸溶性シームレスカプセル（直径約2mm）は，人工胃液中で高い生存率を示す。日本薬局方溶出試験法に用いられる溶出試験装置を使用し，pH 1.2の人工胃液（日本薬局方溶出試験第1液を使用）中に，ビフィズス菌の凍結乾燥菌末を包含したカプセルを加え，2時間撹拌を行った後の生存率を検証すると，90％という高い生存率を示すことが明らかとなっている。このとき，凍結乾燥菌末のみで検証すると，その生存率は0.000070％以下であり，腸溶性シームレスカプセルにより高い耐酸性を付与できることが示されている（図5）。腸溶性シームレスカプセルは，pHの低い胃を通過した後，腸に届くころ，pHが中性付近に変化することで，pH応答性を有する皮膜が溶解する。その後，中間層が，胆汁酸やリパーゼによる分解を受け，さらに腸管運動による物理的刺激も加わり崩壊し，ビフィズス菌が作用部位である腸まで届くものと考えている。

第22章　森下仁丹シームレスカプセル技術とビフィズス菌カプセルへの応用

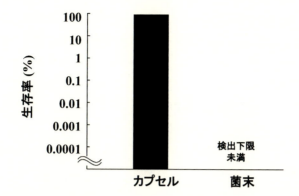

図5　ビフィズス菌（*Bifidobacterium longum* JBL01）の菌末とシームレスカプセルに配合されたビフィズス菌の人工胃液（pH 1.2 溶液）中での生存率
37℃，2時間溶出試験装置で撹拌後の生存率を示す。

3.2　ビフィズス菌カプセル接種効果

　ビフィズス菌カプセルを摂取することで，実際にヒトでも排便回数の増加などの効果が認められている。非腸溶性の硬カプセルあるいは腸溶性シームレスカプセルに配合された同菌数のビフィズス菌を，大学生を対象として，2週間摂取した試験では，腸溶性シームレスカプセル配合ビフィズス菌摂取により，1週間毎の排便回数が，摂取1週目から有意に増加し，摂取2週目（$p<0.05$），摂取中止後の2週間においても有意な増加を維持した。さらに，摂取2週目には，非腸溶性硬カプセルに配合されたビフィズス菌摂取群との比較においても，有意に多い排便日数を示した（$p<0.05$）ことが報告されている[1]（図6）。

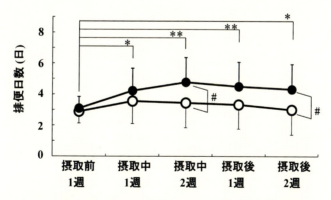

図6　腸溶性シームレスカプセルとハードカプセルの比較検討
データは，平均値±標準偏差で表した。腸溶性シームレスカプセル配合ビフィズス菌摂取群（●，$n=22$），非腸溶性硬カプセル配合ビフィズス菌摂取群（○，$n=9$）。
腸溶性シームレスカプセル群と非腸溶性硬カプセル群との比較　#$p<0.05$，
腸溶性シームレスカプセル群の摂取前の排便回数との比較　*$p<0.05$，**$p<0.01$

食品機能性成分の安定化技術

　また，ビフィズス菌の生菌と死菌を摂取した際の比較検証も，健常成人10名（平均年齢56.8歳）を対象として，行われている。腸溶性シームレスカプセル配合生菌を2週間摂取したところ，摂取前に比べ，糞便中総菌数に占めるビフィズス菌の割合（占有率）が9.1％から35.7％へ増加するが，同菌数の死菌を配合した腸溶性シームレスカプセルを摂取した場合，摂取後のビフィズス菌占有率は15.9％であり，生菌配合の腸溶性シームレスカプセルの方が，効率的に腸内ビフィズス菌を増加させることが示されている[2]（図7）。

　これらはいずれも，腸溶性シームレスカプセルがDDSとして効果を発揮し，ビフィズス菌を生きたまま腸まで届けることで，効率的な腸内環境，便通改善につながることを示す結果と考えられる。

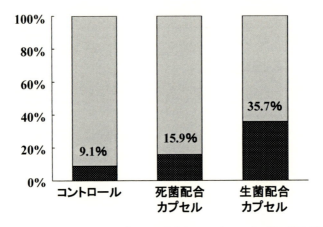

図7　腸溶性シームレスカプセルに配合されたビフィズス菌の摂取効果
　　　腸溶性シームレスカプセル配合ビフィズス菌を2週間摂取した後のビフィズス菌占有率を示す。

文　　献

1) 浅田雅宜，第60回日本栄養改善学会学術総会要旨集（2013）
2) 李雪駝ほか，第16回日本食品微生物学会学術総会講演要旨集，p.90（1995）

食品機能性成分の安定化技術

2016年11月25日　第1刷発行

監　修	寺尾 啓二	(T1032)
発行者	辻　賢司	
発行所	株式会社シーエムシー出版	
	東京都千代田区神田錦町1-17-1	
	電話 03(3293)7066	
	大阪市中央区内平野町1-3-12	
	電話 06(4794)8234	
	http://www.cmcbooks.co.jp/	
編集担当	渡邊 翔／町田 博	

〔印刷　倉敷印刷株式会社〕　　　　　　　　　　　Ⓒ K. Terao, 2016

落丁・乱丁本はお取替えいたします。

本書の内容の一部あるいは全部を無断で複写(コピー)することは，法律で認められた場合を除き，著作者および出版社の権利の侵害になります。

ISBN978-4-7813-1228-6　C3047　¥74000E